Dr. h. c. Peter Jentschura • Josef Lohkämper

Gesundheit durch Entschlackung

Schlackenlösung
Neutralisierung
von Giften und Säuren
Organstärkung
Ausscheidung

Jtb

Die Ratschläge in diesem Buch sind von den Autoren und dem Verlag sorgfältig erwogen und geprüft. Dennoch kann eine Garantie nicht übernommen werden. Sie sollen bei bestehenden Krankheiten auch nicht den Besuch eines Arztes oder Heilpraktikers ersetzen.

Eine Haftung der Autoren bzw. des Verlages und seiner Beauftragten für Personen-, Sach- und Vermögensschäden ist ausgeschlossen.

Die Deutsche Bibliothek – CIP-Einheitsaufnahme
Jentschura, Peter:
Gesundheit durch Entschlackung:
[Schlackenlösung, Neutralisierung von Giften und Säuren, Ausscheidung] /
Peter Jentschura; Josef Lohkämper. Münster: Verlag Peter Jentschura, 1998

1. Auflage 1998
2. erweiterte Auflage März 1999
3. unveränderte Auflage August 1999
4. erweiterte Auflage Dezember 1999
5. erweiterte Auflage Mai 2000
6. Auflage Oktober 2000
7. Auflage März 2001
8. erweiterte Auflage Dezember 2001
9. Auflage März 2002
10. Auflage Februar 2003
11. erweiterte Auflage Februar 2004
12. Auflage September 2004
13. Auflage Oktober 2005
14. Auflage Oktober 2006
15. erweiterte Auflage Mai 2007
16. Auflage Februar 2009
17. Auflage Mai 2010
18. Auflage Oktober 2011
19. Auflage April 2013
20. Auflage September 2014 / Taschenbuchformat
21. überarbeitete Auflage Mai 2019 / Taschenbuchformat

ISBN: 978-3-933874-37-5

Dieses Buch ist in folgenden Sprachen erhältlich:
Spanisch, Französisch, Italienisch, Russisch, Niederländisch, Englisch, Slowenisch, Tschechisch, Polnisch

Auch als Hörbuch in Deutsch erhältlich.
9 CDs in Klapp-Box ISBN: 978-3-933874-03-0

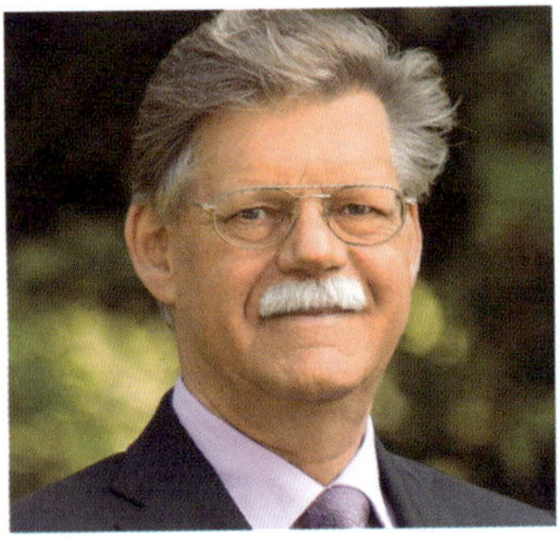 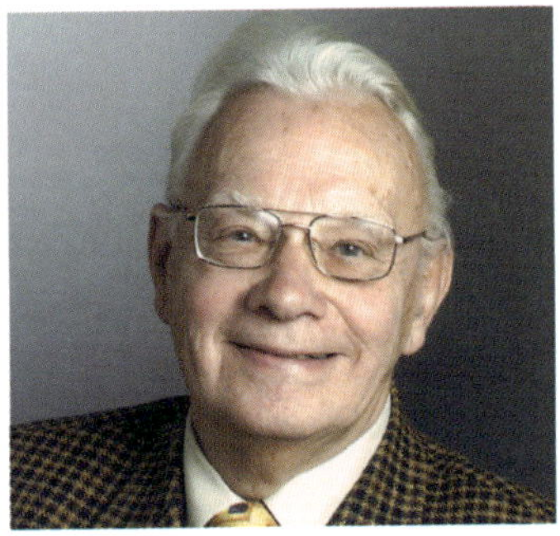

Liebe Leserin, lieber Leser,

wie lesen Sie ein Sachbuch? Lesen Sie es, ohne abzusetzen schnell von vorne bis hinten durch? Das wird in den seltensten Fällen gelingen. Ganz sicher finden Sie immer verschiedene Kapitel, vielleicht in diesem Buch diejenigen über den Haarwuchs, über die Cellulite, über den Genuss oder über andere Themen besonders interessant und lesen diese zuerst.

Wir haben deshalb jedes einzelne Kapitel so gestaltet, dass es, für sich gelesen, möglichst schlüssig und umfassend dargestellt ist und auch dann verstanden wird, wenn man nicht sämtliche vorherigen Kapitel bereits gelesen hat oder alle folgenden noch lesen muss.

Insofern wiederholen sich verschiedene Aussagen öfter, was wir für den Fall zu entschuldigen bitten, dass gerade Sie dieses Buch ohne abzusetzen von der ersten bis zur letzten Seite durchlesen sollten. Seien Sie hiermit zu Beginn Ihrer Lektüre ganz herzlich begrüßt.

Sie wollen, ebenso wie wir, die beiden Autoren dieses Buches, möglichst lange leben, das Leben genießen und dabei gesund bleiben. Gelänge einem beides, bliebe man mit Sicherheit gleichzeitig lange jung und schön, voll von Kräften des Körpers und des Geistes, der Seele und der Sexualität. Dieses Gottesgeschenk wünschen wir Ihnen, sind wir doch zu keinem anderen Zweck als Menschen auf die Erde gekommen, auf den Planeten der Aufmerksamkeit, um als ursprünglich geistige Wesen auf dem Planeten Erde die Verbindung von Geist und Materie zu erleben. Diese Einfleischung, diese Inkarnation von Geist in Materie macht LEBEN aus, – ob bei Pflanze, Tier oder Mensch!

Wir sind sicher, dass alle Menschen ihre Inkarnation gewünscht haben, weil sie ihren Geist in der Materie erleben wollten. Dieses Erleben kann ein hoher und lange anhaltender Genuss sein. Möglicherweise wird es aber auch ein kurzer und heftiger, gefolgt von jahrzehntelangen Qualen. Diese werden umso schmerzhafter sein, je weniger das Haus gepflegt wurde, in welches der Geist während seiner Menschwerdung einzog, in seinen Körper.

Leider gibt es die unbestreitbare Tatsache, dass viele Menschen jahrelang „auf Teufel komm heraus" leben, ohne dass körperliche Probleme auftreten. Sie können sich aufgrund ihrer Veranlagung und ihres Erbgutes als Kinder verantwortungsvoller Eltern alle Genüsse unserer Zeit scheinbar ungestraft leisten. Allerdings zeugen sie kranke und schwache Kinder, die sich den fröhlichen Lebenswandel ihrer Eltern nicht mehr werden leisten können. Wir Menschen müssen aufpassen, dass wir unser körperliches Startkapital hüten und nicht unnötig schnell verspielen oder sogar verlieren.

Wir leben auf dem „Planeten der Aufmerksamkeit". Hier gilt es, jeden Tag und jeden Augenblick auf der Hut zu sein, dass weder der eigene Körper noch unser Geist von uns oder von anderen wissentlich oder unwissentlich beschädigt werden. Ist das der Fall, senden sowohl der Körper als auch der Geist sofort Warnsignale. Wir sollten sie kennen und auf sie hören! Tun wir das, werden wir mit einer langen, glücklichen und gesunden Inkarnation belohnt werden.

Dieses ist ein Buch des gesunden Menschenverstandes und der mutigen Hypothesen für eine neue Zeit und Gesundheit, weniger ein Buch der akademischen Wissenschaftlichkeit. Diese hat nach dem offenkundigen Scheitern der Raumfahrt, nach dem gefahrvollen Experimentieren mit der Atomtechnologie und jüngstens mit ihrem Schritt in die Genmanipulation viel von ihrem alten Ansehen eingebüßt. Nachdem dann noch neueste soziologische Studien gezeigt haben, dass die immer wieder postulierten „neuesten wissenschaftlichen Erkenntnisse" nur noch eine durchschnittliche Halbwertszeit von lediglich zweieinhalb Jahren haben, bis „allerneueste wissenschaftliche Erkenntnisse" exakt das Gegenteil der nunmehr überholten Erkenntnisse beweisen, erfreuen wir uns an der brandneuen These: „Wissenschaftlichkeit ist Irrtum auf dem neuesten Stand."

Diese Verfallszeit wissenschaftlicher Erkenntnisse und Dogmen betrug in der Antike Jahrtausende, im Mittelalter Jahrhunderte, in der Moderne Jahrzehnte und jetzt noch wenige Jahre. Das Ende der jetzigen Zivilisation ist dann gekommen, wenn die Halbwerts- oder Verfallszeit gegen Null geht. Das ist gleichzeitig der Zeitpunkt der Erkenntnis, dass alle bisherigen Forschungsergebnisse falsch waren. Nach Adam Riese sind es bis dahin noch sechs bis maximal zwölf Jahre.

> **Viele wollen nicht über 80 werden**
>
> **Hamburg** (dpa). Viele Deutsche (44 Prozent) wollen nicht älter als 80 Jahre alt werden. Das ergab eine Forsa-Umfrage für die Hamburger Zeitung „Die Woche". Nur 18 Prozent der Deutschen wollen 100 Jahre alt werden.

Korrekterweise bezeichnet sich z. B. die Medizin nicht als Wissenschaft, sondern als KUNST. Das sollte sie auch sein, ist doch in der Natur kein Mensch wie der andere. Selbst keine einzige Schneeflocke sieht so aus wie die nächste. In der Medizin bzw. in der medizinischen Behandlung von Mensch und Tier ist nichts mit gleichem Erfolg exakt wiederholbar.

Jedes lebendige Wesen, ob Pflanze, Tier oder Mensch, ist ein unverwechselbares so geistiges wie körperliches Individuum.

So wird es bleiben, solange es Wissenschaftlern nicht gelingt, diese gottgewollte Individualität außer Kraft und an ihre Stelle eine homogene und immer wieder reproduzierbare Masse gleichartiger Pflanzen, Tiere und Menschen zu setzen. Davor bewahre uns der allmächtige Gott, unser eigener gesunder Menschenverstand und eine gehörige Portion Mut oder Zivilcourage!

Zu welchem Zweck werden jetzt Tiere geklont? Sinn und Zweck kann nur die problemlose wie hemmungslose „Massenproduktion" mit anschließendem „Verbrauch" sein. Ob wir es wahrhaben wollen oder nicht, – uns Menschen droht ein gleichartiges Schicksal, wenn wir in den nächsten Jahren nicht auf der Hut sind!

Wir Menschen vom „alten Schlage" wollen jedoch weder als Verbraucher noch als Arbeitnehmer, Rentner, Pensionäre oder sonst wie „verbraucht" werden! Wir wollen unser Leben mit seinen vier Abschnitten in eigener Selbstbestimmung gestalten: Unsere Kindheit, unsere Jugend, unser Erwachsensein und unser Alter.

Dafür brauchen wir einen gesunden Körper mit einem neuen Körperverständnis, wie es uns bereits die alten Griechen lehrten. Diese betrachteten ihren Körper als den „Tempel ihrer Seele". Dieses Körperverständnis gilt es zu erneuern. Dafür brauchen wir vor allen Dingen viel Wissen um die täglichen wie lebenslangen stofflichen Abläufe in unserem Körper, damit wir während eines langen Lebens stets gesund an Körper und Geist bleiben.

Folgt man einer Pressemitteilung vom 07. August 1997, dann wollen 44 Prozent der Deutschen nicht älter als 80 Jahre alt werden. Diese Mitteilung erfreut sicherlich die Rentenversicherer und die Regierenden. Wir jedoch freuen uns über die 18 Prozent der Befragten, die gerne 100 Jahre alt werden möchten. Dabei ist unsere Vermutung diejenige, dass lediglich 18 Prozent unserer Bevölkerung so gesundheitsbewußt leben, dass sie für sich einen beschwerdefreien Lebensabend erwarten.

Die mehrheitlichen 82 Prozent sind sicherlich von einem Leben über 80 voller Krankheiten und Schmerzen überzeugt. Sie müssen der Meinung sein, dass die Jahre über das achtzigste Lebensjahr hinaus nur noch körperliche Leiden, jedoch keine Freuden mehr für sie bereithalten. Ganz sicher leben sie so, essen sie so und verhalten sich so, dass sie recht behalten würden.

Ihre Ansicht vom Altern als schneller und schmerzhafter Verfall des Körpers ist jedoch weder richtig, noch ist dieser Prozess zwangsläufig, wie wir noch sehen werden. Das zentrale Anliegen dieses Buches ist die Darstellung der zurzeit zu beobachtenden lebenslangen Vergiftung, Versauerung und Verschlackung des Menschen und die Aufzeigung von Möglichkeiten, entweder säure- und schlackenfrei zu leben oder sich bereits abgelagerter Schlacken sinnvoll und problemlos zu entledigen. Aber auch einige andere Bereiche und auch Krankheiten, die wir in jahrzehntelanger Gesundheitsberatung kennengelernt und erforscht haben, werden in diesem Buch besprochen.

Das gilt sowohl für den unterschiedlichen Stoffwechsel von Mann und Frau, für die Einsatzmöglichkeiten basischer statt saurer Körperpflege und für andere Themen wie z. B. für die Definitionen von Gesundheit, Krankheit und Genuss. Dabei sind wir, die Autoren Peter Jentschura und Josef Lohkämper, keineswegs das, was man heutzutage als „Forscher" bezeichnet, auch wenn wir uns selbst als Naturforscher sehen. Wir sind keine akademischen Naturwissenschaftler, sondern von Beruf beide Drogisten vom alten Schlage, die sich gern als die „letzten Druiden" bezeichnen.

Energiereiche, neutralisierungsfähige Elemente in den Gemüsen

(nach Leisen/Lohkämper)

Rote Beete:	Elemente As, Ca, Co, Cs, Er, Fe, Ge, J, Li, Mg, Na, P, S, Si, Sm, Sr, Te, Zn
Sauerkraut:	Elemente Ag, Al, Au, Br, Ca, Cu, Fe, Ge, Hf, K, Mg, O, S, Sb, Sr, Zn
Zwiebeln:	Elemente Cd, Cr, Cs, Cu, K, Li, Mg, P, Pt, S, Sr, Zn
Rettich, weiß:	Elemente F, H, Hf, J, Mn, Os, S, Sm, Sr
Spargel:	Elemente C, Cl, Fe, Ge, H, K, Mg, O, P, S, Se, Si, Zr

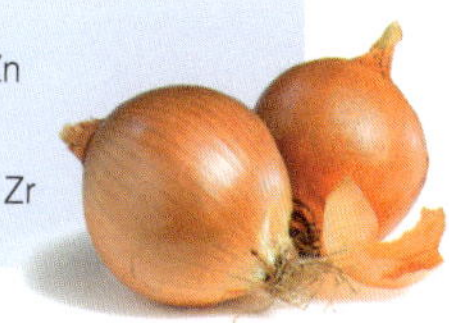

Von diesen lebens-, krankheits- und gesundheitserfahrenen Männern und Frauen gab es früher in Deutschland viele Tausend. Heute ist dieser frühere Heilberuf praktisch ausgestorben, und nur noch die Älteren unter uns können sich daran erinnern. Zu ihnen kamen oft in letzter Verzweiflung die Austherapierten, die absolut Hoffnungslosen, die Todgeweihten. Zu ihnen kamen alle die Ratsuchenden, die schon alle Stufen des etablierten Gesundheitssystems durchlaufen hatten, denen jedoch niemand hatte helfen können. Heute hat diese Position der Heilpraktiker oder der Arzt für Naturheilkunde übernommen.

Besonders haben wir uns bei einer Heilpraktikerfamilie zu bedanken, der Familie Leisen aus Sinzig am Rhein. Diese Familie, insonderheit der verstorbene Vater Matthias Leisen, aber auch seine Tochter, Frau Vanselow-Leisen, haben in über siebzigjähriger Forschungsarbeit Grundlegendes über die Körperchemie, oder anders ausgedrückt, über den Stoffwechsel des Menschen, erforscht. Noch heute sind wir unserem früheren Kollegen Joachim Wedhorn aus Münster dafür dankbar, dass er uns Anfang der 80er Jahre auf das so wichtige Buch „DIE LEISENKUR" aufmerksam gemacht hat.

In diesem Buch weist Frau Vanselow-Leisen nach, welche chemischen Elemente an welchen Krankheitsgeschehen beteiligt sind. Das sind nach Leisen z. B. die sieben Schlacken von Arsen, Eisen, Germanium, Blei, Samarium, Zinn und Zink beim Krebs. Insofern macht es einen Sinn, wenn Heilpraktiker bei Krebs Pb D20 verschreiben, um die Bleischlacken aufzulösen. Mit diesem Mittel treffen sie allerdings nur eine von insgesamt neun Krebsschlacken. Wir haben nämlich weitergeforscht und festgestellt, dass am Krebsgeschehen neben den von Vater und Tochter Leisen erforschten Elementen auch noch diejenigen von Strontium und Titan beteiligt sind.

Die Elementeschlacken und Elementedefizite sind von Krankheit zu Krankheit verschieden

Aids:	Elemente Au, Ca, Cd, Cl, Co, Cu, Fe, Ge, Hf, Hg, Ir, K, La, Mg, N, Na, Ni, O, Os, P, Rb, Se, Si, Sr, Te, Ti, Zn
Amalgam-vergiftung:	Elemente As, Bi, Br, Ca, Cl, Co, F, Hg, Ni, O, Pb, Sn, V
Diabetes mellitus:	Elemente Au, Cr, Hf, J, La, Pt, S, Zn
Krebs:	Elemente As, Fe, Ge, Pb, Sm, Sn, Sr, Ti, Zn
Rheuma:	Elemente Br, Ce, Cr, Cs, Hg, Li, Mg, Sn, Sr

Diese Schlacken sind keine Krebsursachen, sondern lediglich Krebsbegleiter, die sich im Kampf des Organismus um sein Überleben „geopfert" bzw. in ein Salz verwandelt haben.

Gleichzeitig hatten Vater und Tochter Leisen erforscht, welche Elemente in welchen Pflanzen, Gemüsen, Salaten, Gewürzen usw. heilwirksam enthalten sind. Die Forschungen und Erkenntnisse dieser Familie waren für uns Grundlage und Anstoß zu eigenen Forschungen. In Abstimmung mit Frau Vanselow-Leisen und mit ihrem Segen haben wir die Forschungen fortgesetzt, die sie und ihr Vater begonnen haben.

So waren wir in der Lage, sowohl Rezepturen für einen Tee als auch für ein Lebensmittel und ein Körperpflegemittel zu entwickeln, welche sämtliche Elemente enthalten, die an unserem menschlichen Stoffwechsel beteiligt sind. Dadurch kann jeder Körper mit einem solchen Tee alle möglichen Schlacken aller möglichen chemischen Zusammensetzungen auflösen, Säuren und Schlacken über die Haut ausscheiden und sich aus den angebotenen Mineralstoffen entsprechend zusammengestellter Lebensmittel alle die Elemente entnehmen, derer er gerade bedarf.

Bei Tee und Lebensmitteln spielt die Forderung nach der Anwesenheit aller Elemente, Mineralstoffe und Spurenelemente, aus denen unser menschlicher Stoffwechsel besteht, eine besondere Rolle. Unsere Forderung ist diejenige der Omnimolekularität, was die Versorgung unseres Organismus mit Essen und Trinken angeht. Diese Forderung lautet bei Hippokrates wie auch bei Paracelsus: „Eure Lebensmittel seien Eure Heilmittel, und Eure Heilmittel seien Eure Lebensmittel!"

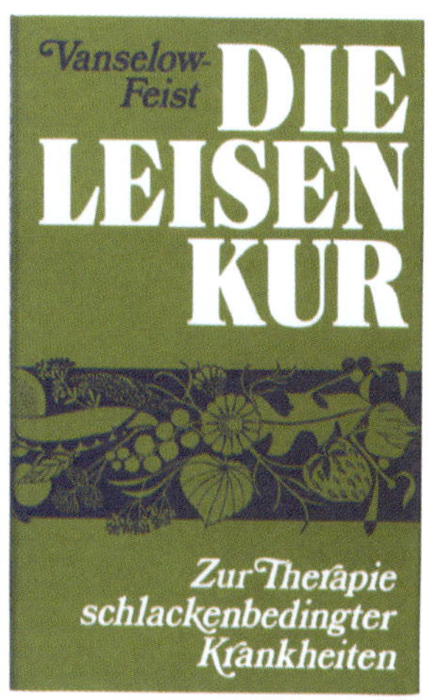

Bei der Körperpflege spielt diese besondere Rolle die Forderung, dass Körperpflege, die der Entschlackung und Entsäuerung dienen soll, basisch sein muss. Sie sollte nicht chemisch sauer sein, wie es im Augenblick von der Mehrzahl der Wissenschaftler empfohlen wird, die unsere moderne Körperpflege zu verantworten haben. Insofern empfehlen wir Ihnen unbedingt die Lektüre des im Turm Verlag erschienenen preiswerten Buches **DIE LEISENKUR**.

Die Forschungsergebnisse der Familie Leisen beruhen auf über siebzigjähriger bewährter Empirik. Sie entsprechen mithin einem Höchstmaß an Wissenschaftlichkeit. Natürlich reklamieren auch wir Wissenschaftlichkeit für uns. Es ist dies unsere jahrzehntelange Beratungs- und Forschungserfahrung, die „Wissen schafft“, basierend auf jahrhunderte- oder sogar jahrtausendealter Überlieferung unserer eigenen und anderer Kulturen.

Jahrzehntelang haben wir liebe Kunden, Freunde, Bekannte und Verwandte erlebt, wie sie verblühten, erkrankten oder starben, ohne dass wir oder sonstwer ihnen hätte helfen können. Bis wir vor etwa zwanzig Jahren den Entschluss zu dem Versuch gefasst haben, das Wesen der sog. „modernen Zivilisationskrankheiten“ zu ergründen und aus den gewonnenen Erkenntnissen Therapien, Ernährungsformen, Produkte und Geräte zu entwickeln, die bei diesen Krankheiten hilfreich sein sollten.

In diesen zwanzig Jahren ist uns klargeworden, dass es weder dieses Buches bedürfte, noch der Heerscharen von Therapeuten, noch der Flut von Krankenhäusern und Arzneimitteln unserer Zeit, wenn es denn eine an der Gesundheit der Menschen orientierte Politik, Wissensvermittlung und Erziehung gäbe. Das Gegenteil ist leider der Fall.

Die EG-Gesundheitsminister unterschreiben sogar weiterhin großflächige Zigarettenwerbung, anstatt sie zu verbieten. Dabei haben sie einen Eid darauf geleistet, gesundheitlichen Schaden von den ihnen anvertrauten Völkern und Menschen abzuwenden! Einzig und allein aus dem Fehlen einer offiziellen wirklichen Gesundheitspolitik resultiert der individuelle Zwang, dass sich jeder von uns selbst um seine eigene Gesundheit kümmert. Außer ihm selbst und denen, die ihn lieben, ist zurzeit kaum jemand daran interessiert. Dabei ist oder wäre es so unendlich einfach, gesund zu sein und lange zu bleiben! Ganz bestimmt werden Sie sich im Verlaufe der Lektüre immer wieder fragen: „So einfach soll das alles sein?!“

Wir wollten es vor Jahren auch nicht glauben, als uns die Schuppen von den Augen fielen. Den meisten Zivilisationskrankheiten liegt ein einziger gemeinsamer Nenner oder Sockel zugrunde. Es ist ein Phänomen namens GENUSS. Mit der Erkenntnis dieses Phänomens, seiner Ursachen und Verschiedenartigkeit, seiner Folgen von Versauerung, Verätzung, Verschlackung und Degenerierung und deren Überwindung liegt plötzlich das ganze Feld der modernen Zivilisationskrankheiten so leicht lösbar vor einem, wie wenn man einen gestrickten Pullover von der letzten bis zur ersten Masche aufribbelt.

Dr. h.c. Peter Jentschura · Josef Lohkämper

Vorwort zur 20. Auflage

Liebe Leserin, lieber Leser,

wir schreiben das Jahr 2014, und wir befinden uns mitten in der Phase der „Zeitverdichtung". Früher wussten wir nie, was wir mit diesem Begriff anfangen sollten, als dieses Phänomen für das Ende der Neuzeit und als Ankündigung der Neuen Zeit vorausgesagt wurde. Jetzt erleben wir jeden Tag die unbeschreibliche Hektik politischer und soziologischer, wirtschaftlicher und vor allen Dingen finanzieller Entwicklungen, leider auch immer mehr militärischer.

Denken Sie daran: Wir leben hier auf dem „Planeten der Aufmerksamkeit". Ein Höchstmaß an Aufmerksamkeit wird uns in den vor uns liegenden Jahren abverlangt werden, wenn die Neue Zeit endet und eine Neue Zeit über die Erde kommt. Diese Neue Zeit ist angekündigt als eine Menschheitsepoche ohne Krankheit und ohne Hektik. Es wird eine Zeit voller Wissen und nicht voller Glauben und Müssen. Es wird eine Zeit der Qualität und nicht mehr der minderen Quantität. Es wird und kommt eine Zeit der Hege und Pflege von Natur, Pflanze, Tier und Mensch. Sind wir ehrlich, hilfreich und gut zueinander. Hören wir auf, Schund in großen Mengen zu konsumieren und auch zu produzieren!

Treten wir vor allen Dingen heraus aus dem Gefängnis von Angst und Schuld, in welches man uns jetzt seit Jahrtausenden gesperrt hat. Denken wir aber von Anfang an daran, dass das Maß von Disziplin und Eigenverantwortung desto größer ist, je höher das Maß unserer Freiheit sein wird. Mit diesem Maß an Freiheit werden wir problemlos umgehen können, je höher das uns vermittelte Wissen politischer und soziologischer, wirtschaftlicher, finanzieller, gesundheitlicher u. a. Hintergründe und Komplexe sein wird. Mit diesem Buch wollen wir einen Beitrag zur Vermittlung von Gesundheitswissen in Eigenverantwortung leisten, damit wir und natürlich erst recht unsere Kinder und Enkel ein Lebensalter von 120 bis 140 Jahren erreichen, wofür die menschliche Zelle angelegt ist.

Leider verschenken viele Zeitgenossen zurzeit die Hälfte ihrer möglichen Inkarnationszeit und wollen gar nicht älter werden als 70 oder 80 Jahre. Zukünftige Generationen werden mit 100 Jahren noch so gesund und vital sein, wie es heute für 40- und 50-Jährige gilt.

Freuen wir uns also auf die Zukunft unserer Spezies und auf die Genesung von Mutter Erde, für die wir alle verantwortlich sind. Was gibt es Schöneres, als auf unserem paradiesischen Planeten mit unserer Inkarnation belohnt worden zu sein, für die Erhaltung unserer Spezies zu arbeiten

und die Natur unseres Planeten in das Paradies zurück zu verwandeln, als welches die Natur den Planeten Erde vorgesehen hat?
Arbeiten Sie daran gerne mit!

Dr. h.c. Peter Jentschura · Josef Lohkämper

Vorwort zur 21. Auflage

Liebe koninkarnierte Leserin, lieber koninkarnierter Leser,

am 09. Januar 2018 ist im Alter von 87 Jahren mein lieber Freund und jahrzehntelanger Mitforscher und Co-Autor Josef Lohkämper verstorben. Wir beide haben über 35 Jahre so freundschaftlich wie intensiv und auch erfolgreich zusammengearbeitet. Während unserer ganzen Schaffenszeit haben wir insgesamt für die von uns geschriebenen Bücher und für die von uns herausgegebenen Gesundheitszeitschriften ca. 4.000 Seiten Papier bedruckt.

Wir haben zusammen drei Bücher geschrieben und einige Jahre lang zwei Gesundheitszeitschriften herausgegeben. Von unserer aktuellen Zeitschrift „Unser Wissen“ wird es bald eine weitere Sonderausgabe zum Thema „Regenerierung“ geben. Das Konzept für diese Ausgabe hatten wir noch gedanklich zusammen erarbeitet.

Josef Lohkämper war mein geistiger Begleiter und mein und unser Mittler in höhere Dimensionen, zu welchen er einen besonderen Zutritt hatte. Kurz nach seinem Tode ist ihm seine Ehefrau Goldis gefolgt. Sie hat uns während der langen Zeit von 1990 bis 2010 immer wieder auf Messen und Tagungen begleitet und uns aktiv auf unseren Messeständen so engagiert wie erfolgreich unterstützt.

Das war eine schöne Zeit, als wir das ganze Jahr über, die beiden Ehepaare Goldis und Jupp Lohkämper und Gertrud und Peter Jentschura, in vielen Städten Europas unterwegs waren und dort Seminare und Vorträge veranstaltet und auf Messen ausgestellt haben.

Insofern gilt mein herzlicher Dank für diese vielen schönen Jahre sowohl dem Ehepaar Lohkämper als auch meiner lieben Frau Gertrud. Sie hält mir seit über 50 Jahren den Rücken frei, wie das ebenso für Goldis und Jupp Lohkämper galt, was uns die erfolgreiche schriftstellerische Arbeit als auch intensive Forschungen ermöglicht hat.

Liebe Goldis, lieber Jupp, Gertrud und ich wünschen Euch eine gute Zeit der Regenerierung in der Dimension der Inanimation, nachdem Ihr mit

Eurer Exkarnation in eben diese Dimension der Inanimation übergetreten seid. Habt herzlichen Dank, Ihr Lieben. Wir freuen uns auf ein Wiedersehen mit Euch in der Phase unserer dann gemeinsamen Inanimation.

Mit lieben Grüßen

Eure Gertrud und Peter Jentschura

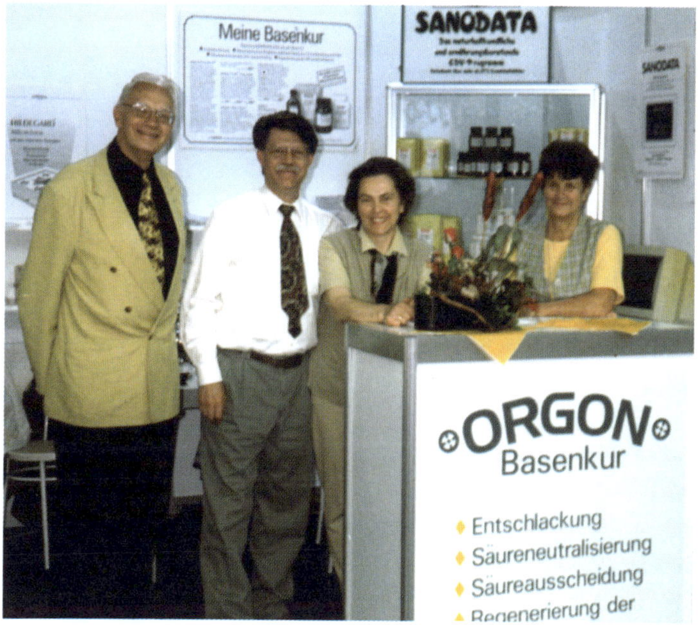

Von links nach rechts: *Josef Lohkämper, Dr. h. c. Peter Jentschura, Gertrud Jentschura und Goldis Lohkämper*

MEDIZINGESCHICHTE

Am Anfang des 21. Jahrhunderts unserer Zeitrechnung hat die Menschheit den Punkt ihrer Entwicklung erreicht, an welchem sie sich am weitesten vom verlorenen Paradiese entfernt hat. Waren dort und damals alle Lebewesen, den Menschen eingeschlossen, gesund und lebten in Harmonie zusammen, sind jetzt alle krank, und das Leben wird von Disharmonie, Ausbeutung und von Krankheiten bestimmt. Die herrschenden Zustände lassen einen drastischen Umbruch aller Lebensbereiche erwarten.

Viele Menschen erwarten innerhalb der nächsten Jahrzehnte den Übergang in ein neues Zeitalter. Es heißt, dass wir jetzt das sog. Fischezeitalter verlassen und in das sog. Wassermannzeitalter eintreten. Blicken wir zurück, dann wissen wir auf alle Fälle, was wir vom Fischezeitalter gehabt haben. Es ist das Zeitalter von Blut, Schweiß und Tränen gewesen, vor allen Dingen das Zeitalter der Disharmonie, ein Zeitalter der Dualität, der Kriege und der Krankheiten. Derartiges wird aus der Antike nicht berichtet. Ganz im Gegenteil leuchten uns aus dieser Epoche der Menschheit strahlend schöne Skulpturen herüber, die von einer blendenden Gesundheit der damaligen Menschen zeugen. Das alte Griechenland betrieb für viele Jahrhunderte vorbildliche Körperkultur. Diese reichte von einer naturgemäßen Ernährung über sinnvolle und nicht übertriebene Gymnastik im Freien bis zu einer zeitaufwendigen und effektiven Körperpflege. Aus noch ferneren Vergangenheiten dringt der Mythos vom legendären Paradiese zu uns.

Scheinbar sind wir am finstersten Ende eines finsteren Zeitalters angelangt, richten sich doch die Erwartungen an das kommende Neue Zeitalter wieder auf die Rückgewinnung des verlorengegangenen Besitzes von Gesundheit, Frieden, Harmonie und Schönheit.

Vor Kurzem hatten wir Besuch von zwei Herren der Universität Peking, die uns im Verlaufe des Gespräches die augenblickliche gesundheitliche Lage des europäischen Menschen recht drastisch verdeutlichten. Sie suchten einen Importeur, der für Europa ein Energiepapier vertreiben sollte, welches sie in ihrer Universität entwickelt hatten. Es fühlte sich weich und samtig an wie ein Löschpapier. Auf unsere Frage, welche die hauptsächliche therapeutische Anwendung für dieses Papier sei, erhielten wir die Antwort, dass es in China bei Krebs, in der Hauptsache beim Brustkrebs der Frauen, mit gutem Erfolg eingesetzt würde. Dieses Papier tragen krebskranke Frauen in China wie eine Stilleinlage.

Uns leuchtete die Argumentation sofort ein, betrachten wir selbst den Krebs doch primär als energiedefizitäres Geschehen, welches der Körper exakt im Verhältnis des erlittenen Energieverlustes mit Materiebildung kompensativ beantwortet. Aber wir sahen vor dem gesetzlichen Hintergrund der augenblicklichen Organisation unseres Landes keine Möglichkeit, dieses Papier mit seiner Wirksamkeitsaussage in den Markt einzuführen.

Die beiden Herren waren recht enttäuscht und gaben uns vor ihrem Abschied folgendes zu bedenken: Wenn man in ihrem Lande tausend Menschen wahllos zusammensuche, dann träfe man fast nur gesunde und lächelnde Frauen, Männer und Kinder. Nur sehr wenige benötigten einen Arzt oder Medikamente. Suche man bei uns in Europa tausend Personen wahllos zusammen, lächele kaum jemand, und mehr oder weniger alle seien in ärztlicher und medikamentöser Behandlung. Da hatten wir unser Fett! Mittlerweile bedauern wir sehr, diesen Kontakt nach Peking nicht weitergepflegt, sondern die Verbindung dorthin verloren zu haben. Nach Möglichkeit werden wir versuchen, den damaligen Zufallskontakt wieder neu zu knüpfen.

Bliebe noch anzumerken, dass in China der Arzt jahrtausendelang dafür und so lange entlohnt wurde, wie der Auftraggeber gesund blieb. Diese Honorierung ist ganz bestimmt sinnvoller als unser zurzeit an Krankheit, an Maladierung und Krankheitschronifizierung orientiertes System. Auf alle Fälle war der Besuch aus China für uns Anlass, über die Medizingeschichte der Menschen und Völker nachzudenken.

Der Gesundheitsmarkt „Alle sind krank“

Sprichwort aus dem Alten Rom: ***„Je mehr Ärzte, desto mehr Kranke“***

- 22.000 Apotheken
- 375.000 Ärzte (anno 2014)
- 300.000.000.000 Euro Umsatz

Immer neue „Gesundheitsreformen“ sind lediglich Krankheitsfinanzierungsreformen. Das etablierte System beseitigt nicht die Krankheitsursachen, erforscht sie auch nicht, sondern es liefert lediglich immer neue „Therapieformen“ für immer „neue“ Krankheiten.

Das augenblickliche **„Gesundheitswesen“** ist in Wirklichkeit ein Krankheitswesen, gekennzeichnet von:

- Maladierung und Chronifizierung
- ergebnisloser Krebsforschung
- symptomunterdrückenden Medikamenten
- Diagnosekult
- Therapienotstand
- Heilungsversagen

Krankheit ist immer ein individuelles und soziales Problem. Die Gesundheit des Einzelnen lässt sich vom allgemeinen Wohl nicht trennen. Medizin ist eine soziale Wissenschaft, und der Kampf um Gesundheit muss individuelle Veränderungen mit sozialer Reform verknüpfen.

Neues Deutschland, Februar 97

Medizingeschichte

Zeitalter	Stadium	Stand der Medizin	Charakteristica	Gesundheitszustand	Krankheitszustand	Krankenstand in % der Bevölkerung
Vorgeschichte	Instinkt	es gibt keine	„Paradies“	alle Menschen sind gesund (oder tot)	niemand ist krank	**0 %**
Urgeschichte	Erfahrung	Beschwörung	erste medizinische „Hilfen“	hohe körperliche Widerstandskraft	Krankenpflege wird möglich	**0,01 %**
Atlantis 30000 – 10000 v. Chr.	Erprobung und göttliche Belehrung	Behandlungen, Ärzte, Medikamente	erste „Behandlungen“	Schwächung der Widerstandskräfte durch die „erste Zivilisation“	die ersten Kranken	**1 %**
Vorzeit 10000 – 5000 v. Chr.	Überlieferung	Behandlung und Pflege	Verfall	Rückfall ins Stadium „Urgeschichte“	weniger Kranke	**0,01 %**
Antike 5000 v. – 1000 n. Chr.	Vertiefung	Behandlung, Pflege, Operationen	„Je mehr Ärzte, desto mehr Kranke“ (Rom)	Auftreten von „Zivilisationskrankheiten“ u. a. Krebs	mehr Kranke und mehr Pflege in den reichen Familien	**0,3 %**
Mittelalter 1000 – 1500 d.C.	göttliche Belehrung	Behandlung, Pflege, Operationen und Ernährung (smedizin)	göttliche Offenbarungen der heiligen Hildegard	erneuter „Verfall“, gesund oder tot Seuchen, Spitäler	Zeitalter der Seuchen und der Toten – nicht der Kranken	**0,2 %**
Spätmittelalter 1500 – 1700 n. Chr.	Erforschung	Behandlung, Pflege, Operationen, Ernährung und chemische Medikamente	Alchimie - Paracelsus, Flegeljahre der Medizin	mehr Ärzte und Behandlungen und mehr Kranke	Beginn der „Experimente“ mit den ersten iatrogenen Toten und Kranken/Krankheiten	**0,3 %**
Moderne 18. Jahrhundert	„zurück zur Natur“-Heilung	Naturheilverfahren, Volksheil-kunde, Erfahrungsmedizin	Kneipp, Rademacher, Hannemann, „Klassik“	einsetzendes Bevölkerungs-wachstum; immer mehr „Schwache“ überleben	klassische Epoche der Medizin Höchststand der Moral	**1 %**
Moderne 19. Jahrhundert	Verwissenschaftlichung	Labors, Chirurgie, Analysen, Krankenhäuser	Virchow, Röntgen, Siemens, Koch; – die großen „Siege“	mehr Krankenhäuser mehr Kranke	Erweiterung des Krankheitsbegriffes	**3 %**
Moderne 19./20. Jahrhundert	Materialisierung	operative Medizin, Kranken-häuser, -kassen	Praxen, Fach-Ärzte, besonders Zahnarzt-Praxen	mehr Praxen, noch mehr Kranke, sinkende Sterblichkeit bei längerer Krankheit	das „Jahrhundert der Kranken“ beginnt	**5 %**
Moderne 1955	Kommerzialisierung	Kuren, Medikamenten-schwemme, Tierversuche	Kurorte, Sanatorien, KlinikKomplexe	Beginn der Ära der Zivilisations-krankheiten, Beginn der Bevölkerungsexplosion	immer mehr Medizin-Kranke und Missgeburten	**25 %**
Moderne 1975	Ausbeutung	Ärzte-, Apotheken-und Krankenhausschwemme	der Arzt als Spitzenverdiener	Allergien treten vermehrt auf, die Lebenserwartung sinkt wieder	gigantischer Arzneimittel-konsum mit Krankheitsfolge	**50 %**
Moderne 1985	Ausplünderung	Krebs-/ Zahn- und andere „Vorsorge“-Untersuchungen	immer stärker steigende Beitragssätze der Kranken-kassen	Alkohol-, Nikotin-, Koffein-, Zucker- und Medikamentensüchte, Abusus von Antibiotika und Analgetika	die Mehrzahl der Krankheiten resultiert aus der Zivilisation, Medizin und Pharmazie	**75 %**
Moderne 2000	Zusammenbruch	Diktatur der Schulmedizin und Schulpharmazie	Unterdrückung von Volks-, Natur-und Erfah-rungsheilkunde und deren Präparaten (geplant)	Kollaps der körpereigenen Wider-standskräfte, Rückkehr für „besiegt“ gehaltener Krankheiten, 95% aller Krankheiten iatrogen	alle sind krank; große verdeckte Koalition zwischen Pharma, Medizin, Industrie, Krankenkassem und Politik	**100 %**

Zu Ihrem Amüsement drucken wir die von dem Umsatz Verlag im Jahre 1987 entwickelte MEDIZINGESCHICHTE Europas ab. Natürlich ist sie uneingeschränkt unwissenschaftlich, rein hypothetisch und mit der blanken Absicht erstellt, zum Nachdenken und zum Schmunzeln anzuregen.

Der Schrecken der Moderne

Alle sind krank.

Der Körper, eine Müllhalde voll: Schlacken, Medikamenten, Chemikalien, Speicherfett und Fett

Heute betrachtet sich der Arzt als „Gott in Weiß". Es ist sogar einmal ein Buch aus der Feder eines Arztes erschienen mit dem bezeichnenden Titel „Hinter uns steht nur der liebe Gott". Das behaupteten Jahrhunderte vorher die Päpste. Heute sieht sich der Arzt in dieser Position auf einer Leiter der Hierarchie zwischen uns profanen Menschen und Gott.

Im Jahre 1998 hat der führende deutsche Ärztefunktionär seinem bislang hochangesehenen Berufsstand schweren Schaden zugefügt. Er prägte mit dem „sozialverträglichen Frühableben" das Unwort des Jahres 1998. Der Mann gab der verblüfften Öffentlichkeit zu verstehen, dass die bislang von der Ärzteschaft geübte Sorgfalt und liebevolle Lebenserhaltung dem kranken Menschen gegenüber nur solange Gültigkeit hat, wie die Gelder für seinen Berufsstand so reichlich weitersprudeln wie seit Jahrzehnten. Herr Dr. Vilmar muss aufpassen, dass er mit derartigen Sprüchen aus den bisherigen „Göttern in Weiß" nicht „Götzen in Weiß" macht.

In vielerlei Hinsicht ist die moderne Medizin in die mittlerweile überwundenen Ansprüche und Verhaltensweisen der früheren „Kirche" geschlüpft. Logischerweise sind heute nicht mehr Kirchen die größten Gebäude, die gebaut werden, sondern riesige Klinikpaläste! Traditionell baut die jeweils herrschende und reichste Klasse die größten Gebäude. Gleichfalls logischerweise bewegt der sog. „Gesundheitsmarkt" mit einem Gesamtvolumen von über 300 Milliarden Euro pro Jahr mehr Geld als der deutsche Finanzminister in Berlin. Die größte Krankenkasse in Deutschland, die AOK, macht den gleichen Umsatz von ca. 50 Milliarden Euro wie eines der größten deutschen Industrieunternehmen, die Daimler-Benz AG in Stuttgart.

Die Alten Römer würden sich über die 2000 Jahre nach ihnen eingetretenen Zustände verwundert die Augen reiben. Sie hatten eine ganz und gar andere Meinung von Gesunderhaltung und fassten diese in den knappen Satz: „Je mehr Ärzte – desto mehr Kranke!" Sie bewältigten 1000 Jahre lang ihre ganze Medizin so simpel und drastisch wie erfolgreich. Alles Ungemach oberhalb des Bauchnabels wurde nach oben per Erbrechen

„abgeführt". Alles Ungemach darunter wurde nach unten bzw. hinten abgeführt. Rom kannte zwei Heilmittel, den Salbei für die innerliche und das Kohlblatt für die äußerliche Anwendung. Damit war im Großen und Ganzen die römische Medizin nicht am Ende, sondern hinreichend ausgestattet und obendrein erfolgreich; und Rom hatte Zeit, sich um wichtigere Dinge zu kümmern. Ganz offensichtlich befleißigte man sich damals einer Lebensführung, welche die Menschen gesund erhielt. Ganz im Gegensatz zu heute.

Vilmar schuf das Unwort '98

Das Unwort des Jahres 1998 ist „Sozialverträgliches Frühableben!". Die polemische Äußerung des Ärztekammerpräsidenten Vilmar zu den Folgen der Bonner Gesundheitsreform habe das Rennen gemacht, weil es „blanken Zynismus" und „kalten Standesegoismus" zum Ausdruck bringe, erläuterte der Jury-Vorsitzende Schlosser gestern in Frankfurt am Main. Wer auch nur einen Anklang an das Euthanasierungsprogramm der NS-Zeit wecke, dürfe sich nicht wundern, „wenn das Aufjaulen in der Republik groß ist", betonte der Germanistikprofessor. Auf den Plätzen zwei bis vier der Negativliste platzierte das Gremium „Belegschaftsaltlasten", „Humankapital" und „Moralkeule".

Frankfurt/Main (AP).

Phasen, in denen viele Menschen krank sind, treten grundsätzlich immer an den von materiellem Reichtum geprägten Enden großer Kulturen auf, die dann regelmäßig zu „Zivilisationen" verkümmern oder verkommen. In diesen Phasen treten dann auch die „großen Ärzte" auf. Das war Hippokrates in Griechenland und Galen in Rom. Heute sind es Männer wie Sauerbruch, Virchow oder Hackethal. Bezeichnenderweise warnte schon Hippokrates vor den schlechten Säften, besonders vor den giftigen Säuren. Auch diese sind samt Zivilisation, Genüssen und Ärzten zurückgekehrt.

Ganz sicher verdankt die Menschheit all diesen Männern wichtige medizinische Erkenntnisse. Jedoch ist zu hoffen, dass wir daran im nächsten Zeitalter keinen Bedarf mehr haben, wenn mit der augenblicklichen, durch und durch kranken Zivilisation auch deren Krankheiten verschwunden sein werden.

Es ist gerade hundert bis maximal zweihundert Jahre her, da erlebte der nordamerikanische Kontinent eine gigantische so genannte „ethnische Säuberung". Von den vorher dort beheimateten Indianern ist überliefert, dass sie für zwanzigtausend Stammesangehörige einen einzigen Medizinmann benötigten, um gesund zu bleiben. Der Mann war Arzt und

Priester in einer Person. Heute benötigen zweihundertfünfundsiebzig Angehörige der sogenannten westlichen Wertegemeinschaft einen Arzt.

Mit der Krankheit geht es bei den jungen Frauen in der Schwangerschaft los, die nicht mehr als Höchstmaß von Gesundheit verstanden wird, sondern als regelmäßig per Ultraschall oder sonstwie zu beobachtende Krankheit. Selbstverständlich muss dann auch das Neugeborene zu regelmäßigen „Vorsorgeuntersuchungen", zum Impfen usw. usw. Das moderne sog. „Gesundheitswesen" vermittelt den Eindruck, als gäbe es in der ganzen ansonsten gelungenen Schöpfung eine einzige misslungene Ausnahme, den Menschen.

- Halten Sie das Gerät und das Netzkabel fern von Hitze, direkter Sonneneinstrahlung, Feuchtigkeit, scharfen Kanten und ähnlichem, um Beschädigungen zu vermeiden.

WARNUNG vor Verletzungen und Gesundheitsschäden

- Verwenden Sie keine brennbaren Reinigungsflüssigkeiten (z.B. Ethanol (Brennspiritus), Isopropanol, Waschbenzin etc.) in dem Gerät. Es besteht Explosionsgefahr! Nehmen Sie nur spezielle Reinigungslösungen für Ultraschallreinigungsgeräte oder einige Tropfen mildes Spülmittel.
- Greifen Sie nicht während des Betriebs in das Gerät und kommen Sie nicht mit der Reinigungsflüssigkeit in Berührung. Ultraschall ist schädlich für Haut und Knochen!
- Achten Sie darauf, dass das Netzkabel nicht zur Stolperfalle wird.

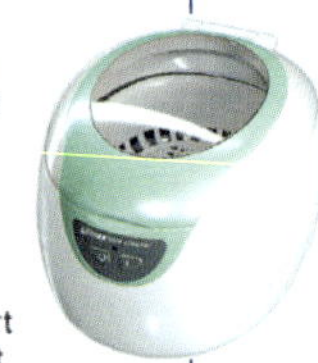

VORSICHT - Sachschäden

- Das Gerät eignet sich nicht zum Reinigen von Kontaktlinsen.
- Beachten Sie die Hinweise im Kapitel „Welche Gegenstände darf ich reinigen?". Dort finden Sie eine Auflistung der Materialien, die mit diesem Gerät gereinigt bzw. nicht gereinigt werden können. Falls Sie sich nicht sicher sind, ob Ihr Schmuckstück mit diesem

Logischerweise deutet die moderne Medizin aufgrund dieser irrigen Annahme alle Symptome nicht als Heilungsversuche, sondern als zu bekämpfende Irrwege des Organismus und chronifiziert damit bestehende und schafft unablässig neue Krankheiten.

Der modernen Symptomunterdrückung liegt ein sehr despektierliches Naturverständnis zu Grunde. Es ist das Stadium der Naturverachtung, in welchem wir uns zurzeit befinden. Dieses gegen natürliche Zustände und Prozesse gerichtete Verständnis und Verhalten bringt unablässig neu Anti-Arzneimittel hervor wie Antibiotika und Analgetika, wie Antihistaminika, Antiphlogistika usw. Wenig wohlmeinende Zungen bezeichnen mittlerweile alle gegen natürliche und hilfreiche Symptome gerichteten Arzneimittel als „Blasphemika".

Die überdimensionierte medizinische „Betreuung" setzt sich fort mit allen möglichen Vorsorgeuntersuchungen in der Schule, über die Untersuchungen zur „Krebsvorsorge", zur Prostatavorsorge bis in den nicht mehr bezahlbaren Diagnosekult unserer Tage. Diagnosekult und scheinbar sinnvolle oder gutgemeinte „Vorsorgemaßnahmen“ oder -untersuchungen haben sich jedoch als nichts anderes herausgestellt, denn als Marketingmaßnahmen des größten Industriezweiges der modernen Welt, der Krankheitsindustrie.

Mit der Diagnose konnte die Therapie leider nicht Schritt halten. Deren Möglichkeiten sind in den letzten Jahrzehnten eher verkümmert. Deshalb verpuffen die riesigen Aufwendungen für viele teure Diagnosen wirkungslos. Oftmals wird mittlerweile von Therapeuten wie von Patienten Diagnose sogar mit Therapie verwechselt. Oder die nicht endenden Diagnose-maßnahmen werden für die Therapie gehalten.

Logischerweise bleiben Heilungsversuche aus, während chronische Krankheiten bzw. die Zahl der chronisch Kranken unablässig steigen. Beides lässt sich vermeiden, wenn in Zukunft die drei von uns formulierten Grundgesetze menschlicher Gesundheit, bzw. die Drei Gebote der Gesundheit überhaupt, beachtet würden. Sie lauten:

Meide Schädliches!
Iss, trink‘ und tue Nützliches!
Scheide Schädliches aus!

Diese Medizingeschichte beginnt für uns in der Vorgeschichte, also vor Jahrzehntausenden, ggf. sogar vor Hunderttausenden von Jahren, mit einem Krankenstand von 0 % und mit einem prozentualen Anteil der Gesunden von 100 %. Sie setzt sich fort über die Urgeschichte, über die Zeiten von Atlantis mit einem Krankenstand von 1 %. Es geht weiter in die Antike, ins späte Mittelalter mit Krankenständen von bis zu 3 %, setzt sich fort bis in die Moderne, bis in die Zeiten um die Wende vom 18. zum 19. Jahrhundert mit Krankenständen von 25 % und endet in unserer heutigen Zeit mit einem Krankenstand von annähernd 100 % und einem prozentualen Anteil der Gesunden, der sich gegen Null entwickelt.

Gesundheit

Artikel „Reform-Schicksal steht auf dem Spiel“

Es ist eine simple Lebensweisheit, dass eine Fehlerquelle nur dann bereinigt werden kann, wenn die Ursache, die dazu geführt hat, erkannt und bewußt gemacht wird. So können dann künftig jene Fehler vermieden werden, die die Fehlentwicklung einleiten und dann zu einem Mißstand werden lassen. Allerdings, wie im obigen Artikel nochmals herausgestellt wurde, hat diese Vorgehensweise in der Gesundheitspolitik bei den großen Volksparteien, der CDU/CSU und der SPD sowie dem Koalitionspartner in der Regierung, der FDP, keine Gültigkeit. Ursächliche Fragen werden nicht gestellt. Man beschäftigt sich mit dem, was das System hervorbringt. Also mit der Kostenflut, und dies mit so einer Akribie, dass das Wesentliche verdeckt wird.

Ein System, welches auf der Verpackung zwar Gesundheitswesen stehen hat, deren inhaltlicher Mittelpunkt aber die Reparaturen von Krankheiten sind, täuscht nicht nur etwas vor, sondern das System ist schon im Denkansatz falsch. Die Gesundheit ist zuerst da, und man sollte den jungen Menschen ein Gesundheitswissen vermitteln, welches sie in die Lage versetzt, verantwortungsvoll mit ihrer Gesundheit umzugehen. Erwachsene Menschen werden durch Aufklärung und gesundheitsfördernde Maßnahmen in die Lage versetzt, dass sie durch Eigeninitiative die Gesundheit möglichst lange bewahren können.

Bernd Their, Münster

Herr Their hat recht: In keinem der sog. Westlichen Länder gibt es Gesundheitsunterricht in den Schulen. Wir wollen daher versuchen, für die Zeit vom Kindergarten bis zum Abitur entsprechende Lehrpläne zu erstellen.

NATURVERSTÄNDNIS

Unsere Epoche sieht Gott, den Menschen und die Natur als begrenzte und voneinander getrennte Sphären. Jede jeweils übergeordnete Sphäre geht nach eigenem Gutdünken mit der untergeordneten um. Deshalb unterliegt zurzeit die Natur der ungehinderten Ausbeutung durch den Menschen. Er betrachtet jede Erscheinungsform von Materie und Energie als Natur, damit als Sache, die er sich ungestraft in jedem Umfang und mit jeder Methode nutzbar machen darf.

Das ganzheitliche Naturverständnis der Zukunft sieht Gott, den Menschen und die Natur als eine große Einheit. In dieser sind alle Sphären füreinander verantwortlich.

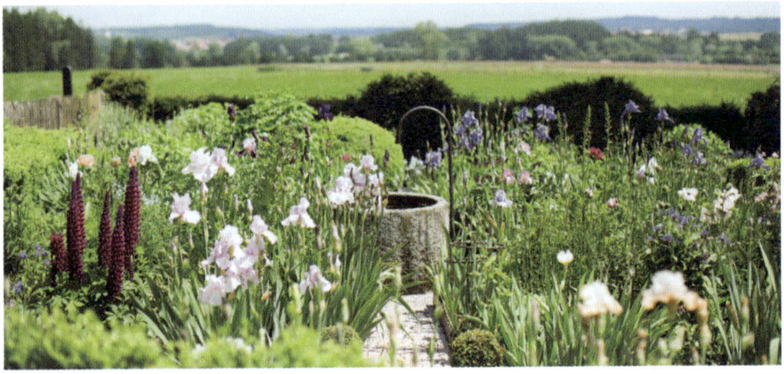

Es ist das Naturverständnis unserer Zeit, welches uns in die augenblicklichen Zustände gestürzt hat, die von Krankheit, Verbrechen, Krieg, Lügen, Ausbeutung und jeglicher Art von Verunstaltung gekennzeichnet sind. Es ist die atheistisch-materialistische Weltanschauung, die Virchow beim Sezieren einer Leiche einmal die an seine Studenten gerichtete Bemerkung entlockte: „Hier finden wir keine Seele!“ Ein Studiosus soll so geistreich wie süffisant gekontert haben: „Aber auch keinen Verstand!“

Was Virchow sagen wollte, war, dass der Mensch Materie ist und nichts als Materie. Wir sehen das anders und glauben, dass jegliches Leben die Verbindung von Geist und Materie ist. Dabei ist für uns auch Materie nicht „tot“. Wir sind der Meinung, dass selbst jedes Atom ein Universum für sich darstellt, voll organisierter Energie und höchster, verantwortungsvoller Intelligenz.

Für die Anwesenheit oder Abwesenheit von Intelligenz gilt im Übrigen das von uns formulierte Gesetz der umgekehrten Proportionalität betreffend Intelligenzgrad und Organisationsgrad. Die von uns erforschte Gesetzmäßigkeit lautet, dass der Intelligenzgrad jeglicher Organisationsformen desto höher ist, je niedriger ihr Organisationsgrad ist. Demzufolge finden wir den höchsten Intelligenzgrad im Atom, die nächsthöheren Intelligenzgrade im Molekül und dann in der Organelle, der Zelle, dem Organ und dann, relativ schwach ausgeprägt in der Intelligenzleistung des Menschen.

Außerhalb des Menschen gibt es noch höhere Organisationsgrade mit immer niedrigeren Intelligenzgraden, als da sind die Familie, der Stamm, das Volk und am Ende der niedrigen Intelligenzquotienten die sog. Weltgemeinschaft. Wen nimmt es angesichts dieser Erkenntnis nicht wunder, dass Pflanze, Tier und normalerweise auch unser menschlicher Organismus so wunderbar funktionieren, ganz im Gegenteil zu Familien, Stämmen, Staaten und den Völkern dieser Erde.

Beide Phänomene, Energie und Intelligenz, sind im Atom nicht nur in einem Höchstmaß von Disziplin organisiert und obendrein in einem exakten Gleichgewicht der Kräfte zwischen expansiver und impansiver Energie, sondern auch in einem exakten Gleichgewicht der Kräfte. Im Gleichgewicht dieser beiden Energien existiert Materie. Diese ist nichts anderes als organisierte Energie. Die expansive Energie hat alles Männliche hervorgebracht. Die impansive Energie hat alles Weibliche geprägt. Dabei ist die expansive Energie stets rechtsdrehend und die impansive Energie linksdrehend. Die Radiästhesie bezeichnet rechtsdrehend als positiv und linksdrehend als negativ.

Nach diesem Naturverständnis schläft Gott im Stein und ruht in der Pflanze. Nach diesem Naturverständnis träumt Gott im Tier und erwacht im Menschen. Gott ist alles und in allem. Die Gesamtheit der Welt, der Natur, des Kosmos ist Gott; und wir sind ein Teil von ihm bzw. von ihr, ein winziger „Fetzen" der großen Weltenseele, wie Babylon schon vor Jahrtausenden formuliert hat.

Leider hat das Christentum seinem Gott nur die Herrschaft über eine Hälfte des Naturreiches zuerkannt. In der anderen regiert Satan, der Teufel. Selbstverständlich bringt diese Dualität Konflikte.

Diese Konflikte erleben wir jetzt seit zweitausend Jahren mit sich steigernder Tendenz. Unser Naturverständnis ist ein ganzheitliches, ein holistisches. Es sieht alle sichtbaren und unsichtbaren Erscheinungsformen der Welt in einem einzigen großen Naturgeschehen vereint: Gott, den Kosmos, den Menschen, das Naturreich, das Mineralreich, das Pflanzenreich und Menschenreich ebenso wie alle Erscheinungsformen der sichtbaren und unsichtbaren Energien. Wir folgen Max Planck in seiner Erkenntnis, dass Materie ohnedies nichts weiter ist als organisierte Energie.

Unser Naturverständnis

- Gott schläft im Stein.
- Gott atmet in der Pflanze.
- Gott träumt im Tier.
- Gott erwacht im Menschen.
- Gott ist allgegenwärtig.

Gebot: Lebe in Harmonie mit Gott, der Natur, den Menschen! Und Dir selbst!

Verbot: Du sollst nicht töten! Du Sollst nicht in das Atom und nicht in die Gene eingreifen!

Innerhalb eines solchen allumfassenden Weltbildes ist jede Erscheinungsform göttliche Energie oder von göttlicher Energie aufgebaut und durchströmt. In einem solchen Weltbild trägt jedes Atom Verantwortung für die höher organisierte Materieform, in welche es eingebunden ist. In diesem Weltbild ist jeder Mensch für seine Spezies genauso verantwortlich wie für das Mineralreich, für das Pflanzen- und Naturreich, wie natürlich erst recht für seinen Heimatplaneten und damit für einen Teil des Kosmos.

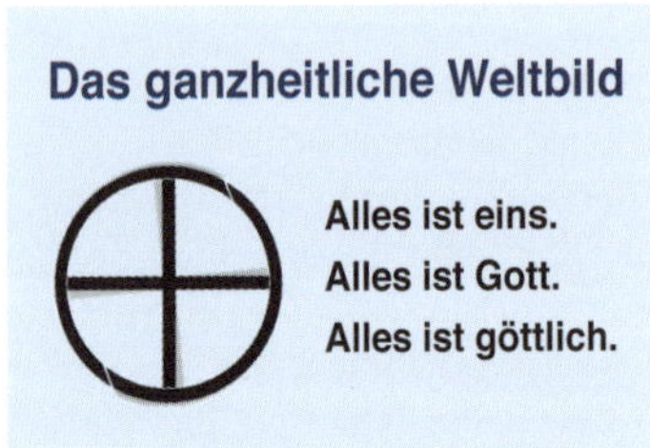

Ganz offensichtlich ist unser zurzeit herrschendes Weltbild diesem Verantwortungsbewusstsein wenig förderlich. Der Mensch sieht sich außerhalb des Naturreiches. So kommt schwerlich Verantwortung auf. Die sowohl größte „wissenschaftliche“ Torheit als auch Verantwortungslosigkeit gegenüber Natur und Gott stellt der Tierversuch dar.

Einzig aus dem Tierversuch jedoch leitet jedes moderne Medikament seine „Wissenschaftlichkeit“ ab. Aber nichts ist weniger tauglich, einen auf den Menschen übertragenen Wirksamkeitsnachweis zu erbringen als gerade der Tierversuch. So wie der Tierversuch eine Vergewaltigung von Wissenschaft und Wissenschaftlichkeit ist, so ist die Massentierhaltung ein unzulässige Vergewaltigung der betroffenen Tiere, eine regelrecht abartige Entgleisung des Verhaltens unserer Spezies gegenüber der Schöpfung und ihren Geschöpfen.

Der Mensch bedient sich zur Erlangung eines möglichst hohen Maßes von „Wohlstand“ aller belebten und unbelebten Erscheinungsformen der Natur. Geht er dabei allzu rücksichtlos vor, nennt man das „Sünde“. Diese wird jedoch gegen entsprechende Zahlung an Kirchen, Parteien, Behörden o.ä. „vergeben“. Die großen Weltkirchen sollten sich zusammen mit Philosophen und Moralisten in das holistische Konzept integrieren und sich nicht länger zwischen dem Menschen und Gott angesiedelt sehen. Es gibt ohnedies unzählige Menschen, die jeder für ihr Leben höhere kritische und moralische Maßstäbe anlegen als die Philosophen, Moralisten, Parteien oder Kirchen predigen oder praktizieren.

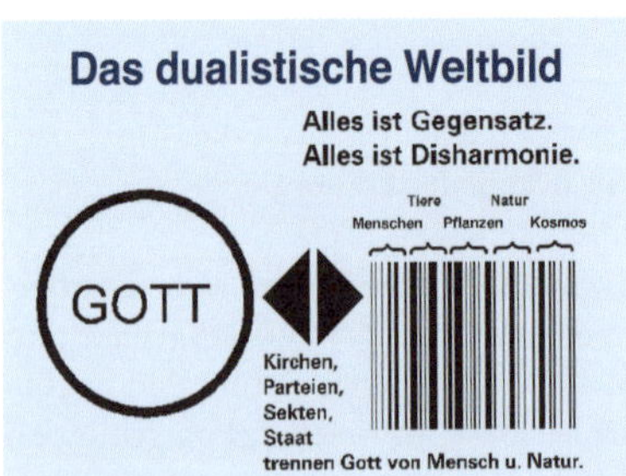
Das dualistische Weltbild
Alles ist Gegensatz.
Alles ist Disharmonie.
Tiere Natur
Menschen Pflanzen Kosmos
GOTT
Kirchen,
Parteien,
Sekten,
Staat
trennen Gott von Mensch u. Natur.

Die Kirchen haben eine Entkernung des Menschen vorgenommen. Sie haben ihn seiner Göttlichkeit beraubt und ihm dadurch den Maßstab für seine Entscheidungen und für sein Handeln genommen. Seither weiß er nicht mehr selber, was gut und was böse ist. Das muss er sich deshalb ununterbrochen

Die Hierarchie von Intelligenz und Skrupel

Intelligenzgrad und Skrupel organisierter Materie sinken mit steigendem Organisationsgrad.

Gott (höchster IQ und SQ*)
▼
Energiequant
▼
Atom
▼
Molekül
▼
Zelle
▼
Organ
▼
Mensch
▼
Familie
▼
Stamm
▼
Staat
▼
Weltstaat (niedrigster IQ und SQ)

*SQ = Skrupelquotient

von selbsternannten Autoritäten vorgeben lassen, die sich selbstverständlich auch anmaßen, über ihn zu richten. Schauen Sie unsere beiden Grafiken an, dann können Sie sich ein wirkliches Bild von dem machen, wie wir uns Naturverständnis denken.

Sicher wird uns das Neue Zeitalter auch ein neues Gott- und Naturverständnis bringen. Dann wird das oberste Gebot lauten: „Lebe in Harmonie mit der Natur!" Dann werden als oberste Verbote gelten: „Du sollst nicht töten! Du sollst nicht in das Atom eingreifen! Du sollst nicht in die Gene eingreifen!" Wenn der Mensch unserer Zeit nicht davon ablässt, alle diese Gebote und Verbote zu missachten, wird er sehr bald in eine ungeheure Katastrophe steuern. Seine Hilflosigkeit im Umgang mit dem Atommüll lässt Schlimmes befürchten.

Die Wissenschaftler wissen überhaupt nicht, was sie vor sich haben mit den sogenannten „abgebrannten Brennelementen". Es sind, was die atomare Struktur angeht, ihrer männlich-expansiven Energie beraubte „weibliche" Uranatome. Diese zehren in wahrhaft entsetzlicher Intensität jegliches Leben aus bestehender, gesunder Materie in sich hinein und schwächen damit die Materiestruktur im weitesten Umkreis dort, wo sie gerade lagern. Sie entziehen gleichermaßen der belebten wie der angeblich toten Materie die ihnen im Atomkraftwerk geraubte, d.h. die aus ihnen „gewonnene", rechtsdrehende und deshalb logischerweise thermisch heiße Expansionsenergie.

Es gibt keine nukleare Strahlung! Es gibt nur eine nukleare Zehrung!! Es ist diese inverse Zehrung, die dickste Rohre in den Atomkraftwerken porös werden und dicksten und härtesten Beton zerbröseln lässt. Die atomare Struktur ganzer Gegenden und Landstriche wird noch porös werden und zu Rissen und großen Einbrüchen der Erdkruste führen. Das alles wird und kann nur geschehen, weil unsere Wissenschaftler alles Mögliche verstehen, nur nicht das wirkliche Wesen der Natur und der Materie.

Big Brother's System

statt energiereicher Lebensmittel gibt es:
- energielose Nahrungsmittel
- vergiftete Körperpflege (Fluor, usw.)
- süchtig machende Genussmittel
- krank machende Medikamente

unser Soll-Lebenslauf
- 0 – 20 Jahre: *dumm – frech – schwach*
- 20 – 50 Jahre: *süchtig*
- 50 – 65 Jahre: *krank*
- ab 65 Jahre: *tot*

In deren Werdegang hat sich nach uns bisher unbekannten Vorstufen zuerst das Atom gebildet, welches sich Moleküle schuf. Diese bauten Zellen und diese wiederum Organe. Es entstanden Pflanzen, Tiere und Menschen. Diese wiederum formten Familien, dann Staaten, und diese schicken sich jetzt an, den Weltstaat zu schaffen. Selbstredend ist in der eben aufgezeigten Entstehungskette das Atom sowohl mit dem höchsten Grad an Energie als auch mit dem höchsten Grad an Intelligenz und Verantwortungsbewusstsein ausgestattet. Diese drei Komponenten nehmen, wie wir gesehen haben, mit zunehmendem Organisierungsgrad drastisch ab.

Der Mensch ist also mitnichten die „Krone der Schöpfung“. Er steht zwar nicht ganz am Ende der Intelligenz- und Energiekette, sondern er behauptet eine Mittelposition. Er ist jedoch so dumm, dass bei seinen vielen törichten Entscheidungen und Lebensgewohnheiten immer wieder seine Organe, Zellen, Moleküle und Atome mit der ihnen innewohnenden höheren Intelligenz sein Überleben sicherstellen müssen. Dieses, und überhaupt seine Gesundheit, gefährdet er selbst immer wieder mit seiner schwachen Gehirnleistung. Leider war diese Selbstgefährdung niemals so ausgeprägt wie in den letzten Jahrzehnten.

Kein Wunder, dass immer weniger Menschen an das glauben, was in den letzten Jahrhunderten als angeblicher „Fortschritt“ die Herzen und Gemüter der Menschen bewegte. Sie wähnten sich in dem direkten Aufstieg in das vor Urzeiten verlorene Paradies, als sie unbeirrt auf dem Wege zunehmender Technisierung und Industrialisierung voranschritten. Es sollte ein Paradies des Reichtums, der Bequemlichkeit und der Gesundheit werden. Es wurde ein Weg in immer hektischere Arbeit, in Existenzangst, Ausbeutung, Krankheit und immer neue Kriege.

Plötzlich bekommt der Begriff „Fortschritt“ eine ganz andere als die bisher geglaubte Bedeutung. Wir merken, dass all der uns suggerierte Fortschritt keine Verbesserung der Lebensverhältnisse für Pflanze, Tier,

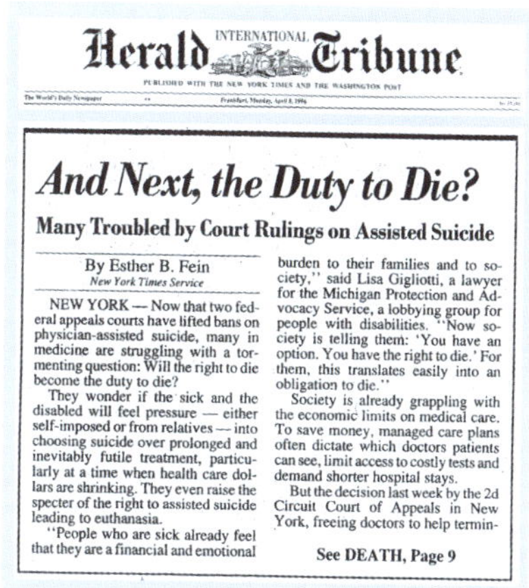

Herald INTERNATIONAL Tribune

PUBLISHED WITH THE NEW YORK TIMES AND THE WASHINGTON POST

The World's Daily Newspaper — Frankfurt, Monday, April 8, 1996

And Next, the Duty to Die?

Many Troubled by Court Rulings on Assisted Suicide

By Esther B. Fein
New York Times Service

NEW YORK — Now that two federal appeals courts have lifted bans on physician-assisted suicide, many in medicine are struggling with a tormenting question: Will the right to die become the duty to die?

They wonder if the sick and the disabled will feel pressure — either self-imposed or from relatives — into choosing suicide over prolonged and inevitably futile treatment, particularly at a time when health care dollars are shrinking. They even raise the specter of the right to assisted suicide leading to euthanasia.

"People who are sick already feel that they are a financial and emotional burden to their families and to society," said Lisa Gigliotti, a lawyer for the Michigan Protection and Advocacy Service, a lobbying group for people with disabilities. "Now society is telling them: 'You have an option. You have the right to die.' For them, this translates easily into an obligation to die."

Society is already grappling with the economic limits on medical care. To save money, managed care plans often dictate which doctors patients can see, limit access to costly tests and demand shorter hospital stays.

But the decision last week by the 2d Circuit Court of Appeals in New York, freeing doctors to help termin-

See DEATH, Page 9

Mensch und unseren Planeten gebracht hat, sondern es ein Rückschritt war, ein weiterer Schritt fort aus dem Paradies.

Glaubten in unserem Lande im Jahre 1972 noch 60 % der Befragten an das, was sie damals unter „Fortschritt" verstanden, so waren es im Jahre 1993 noch 31 % und im Jahr 1996 noch 26 %. Wen wundert es?! Die großen Hoffnungsträger, welche in den 50er und 60er Jahren des letzten Jahrhunderts die Menschheit beflügelten, sind gescheitert: Die bemannte Raumfahrt, die Atomtechnologie und die Medizin. Es gibt keine Flüge bemannter Raumfahrzeuge zum Mond mehr.

Die interstellare Raumfahrt ist ins Land Utopia entrückt. Die angeblichen Mondlandungen der Amerikaner waren wohl nichts als so gelungene wie lächerliche Hollywood-Inszenierungen. Mit einer kostenlosen und straffreien Ausbeutung von Mond und Mars hat es deshalb nicht geklappt. Tschernobyl markierte die Wendemarke des seit Jahrhunderten verfolgten technologischen Irrweges, der in trauriger Konsequenz von Isaac Newton über Albert Einstein zu diesem Scheitern geführt hat. Es war der Weg der „Energiegewinnung", der in Wirklichkeit ein Weg des Energieraubes, der Energieverlustung, war. Jetzt dämmert der Menschheit die Erkenntnis, dass Raub sich rächt. Das unerbittliche Gesetz von Ursache und Wirkung fordert in diesen Jahren seinen Preis.

Als nächstes dämmert in Wissenschaftskreisen die Erkenntnis, dass in einigen Jahren viele Infektionskrankheiten zurückkehren, die noch bis vor Kurzem als „besiegt" galten. Das wird dann geschehen, wenn schon in wenigen Jahren die sogenannten Antibiotika, wörtlich „Wirkstoffe gegen das Leben", ihre bisherige Wirksamkeit gegenüber den bald resistenten Erregern verloren haben werden. Schon heute gibt es in Krankenhäusern Populationen von Bakterien, die sich von Antibiotika regelrecht ernähren.

Gehen wir deshalb schon jetzt konsequent den Weg zur Stärkung der körpereigenen Abwehrkräfte!! Erinnern wir uns auch an ein altbewährtes Desinfiziens, welches immer noch zur Verfügung steht, jedoch in den letzten Jahren regelrecht diskriminiert wird, um nicht zu sagen kriminalisiert, an das Wasserstoffperoxid mit der chemischen Formel H_2O_2.

The Duty to Die (Die Pflicht zu sterben)		**Das Recht zu leben**
Jung (dumm, frech, schwach)	Alter	Jung (artig, fleißig, gescheit)
	25	
Genuss - süchtig	**35**	schön intelligent
verbraucht	**50**	
krank	**75**	stark klug
tot	**100**	
	125	alt
	140	weise
		tot

Voller Skepsis blickt der Zeitgenosse in die Zukunft. Nachdem weder Wissenschaft noch Politik in der Lage sind, die Probleme der Menschheit zu lösen, gehen beide ans Werk, den Menschen zu entsorgen. „Assisted Suicide" (Sterbehilfe) scheint zur Devise für die Zeit nach der Jahrtausendwende zu werden. Gibt es zu viele Menschen auf der Erde? Oder verhalten sich nur zu viele falsch?

Die Krankheiten der Menschen können von der modernen Medizin nicht geheilt werden, und die Pflege der chronisch Kranken, der Behinderten und der Alten wird zu teuer. Obendrein belegen neueste statistische Erhebungen auf deutschen Friedhöfen, dass das durchschnittliche Lebensalter der Frau von früher einmal 86 Jahren auf nur noch 72 Jahre und das erreichte Lebensalter der deutschen Männer von früher 72 Jahren auf nur noch 61 Jahre steil abgestürzt ist. Quintessenz der Erhebungen ist, dass zurzeit die Alten noch sehr alt werden, die Jungen aber immer früher sterben.

Die sozialen Systeme krachen und die Kartenhäuser der Staatsschulden obendrein. Da nimmt es nicht Wunder, wenn die International Herald Tribune am 8. April 1996 „Assisted Suicide" reklamiert, und dass in Holland mittlerweile 20 – 25 % der Todesfälle vom Arzt besorgt werden. Das sind düstere Perspektiven am Ausgang des Fischezeitalters! Fast meint man, „Big Brother" hinter unserem angeblichen Gesundheitsbetrieb zu erkennen. Statt energiereicher Lebensmittel bekommen wir in den Supermärkten energielose Nahrungsmittel und uns vergiftende Genussmittel zu kaufen, die Massenvernichtungswaffen unserer Zeit. Sie heißen ehrlicherweise auch nicht mehr Lebensmittel.

Misst man all diese Konserven, Chips und Süßwaren energetisch, sind es samt und sonders Energieverzehrer, obendrein Mineralstoffverzehrer, wie wir in unseren Betrachtungen über die Alterung und Verschlackung des Menschen noch sehen werden. Geschäfte und Tankstellen sind voll von süchtig machenden Genussmitteln, die Apotheken voll von Krankheiten chronifizierenden und süchtig machenden Medikamenten. Deren beigefügte Auflistung von möglichen Nebenwirkungen sind oft zweimal und dreimal so lang wie die Aufzählung der behaupteten Heilwirkungen. Es sind sogar Arzneimittel auf dem Markt zugelassen, bei denen als mögliche Nebenwirkung der TOD aufgelistet ist.

„Europa gegen Euthanasie“, so lautet der Veranstaltungstitel einer Versammlung im Bonner Universitätsclub. Der Vorsitzende der Selbsthilfegruppe „Schädel-Hirnpatienten in Not e.V.“, Armin Nentwig, war dazu vom Verband der Ärzte Deutschlands „Hartmannbund“ und dem niederländischen Ärzteverband „Nederlands Artsenverbond Eemnes“ eingeladen worden. „Wir Ärzte müssen alles daran setzen, daß die Patienten sicher sein können, daß wir ihre Gesundheit wiederherstellen, Leiden lindern und daß wir ihnen helfen, wenn der Tod unvermeidbar ist. Eine Tolerierung aktiver Sterbehilfe müssen wir verhindern“, so der Verbandsvorsitzende Dr. Hans-Jürgen Thomas, der hinzufügte, daß Ärzte nur Helfer beim Sterben, nicht aber Helfer zum Sterben sein dürften.

Dr. K. Haasnoot, Vorsitzender des holländischen Verbandes, zeichnete ein erschreckendes Bild der niederländischen Wirklichkeit: „Bei jährlich 130 000 Todesfällen... schätze ich die Euthanasiefälle in einem Jahr auf 20 000.“ Euthanasie sei billiger als Pflege, so Haasnoot, der sogar vom „Tod auf Bestellung“ im Nachbarland sprach. Inzwischen stünden sogar schon Ärzten, die sich weigerten, auf Verlangen Euthanasie durchzuführen, „Strafandrohungen ins Haus“.

Körperpflege ist oftmals mehr Vergiftung als Pflege des Körpers, ob es sich um chemisch saure Pflegelotionen handelt, die gescheiterweise basisch sein sollten, oder um fluoridierte Zahncremes. Letztere sind dann noch mit Himbeergeschmack ausgestattet, sodass kleine Kinder das giftige Gebräu von Fluoriden und Schaumbildnern hinunterschlucken. Frühzeitiger körperlicher Verfall, Aggressivität und schwache Intelligenz sind oftmals die Folgen.

Ist unser Soll-Lebenslauf vielleicht derjenige, dass wir von unserer Geburt bis zu unserem 20. Lebensjahr dumm, frech und schwach sein sollen, dann von 20 bis 50 Jahren süchtig und von 50 bis 65 Jahren krank?! Und sollen wir uns vielleicht pünktlich beim Erreichen der Altersgrenze per Sterbehilfe von dieser schönen Welt verabschieden und uns gefälligst ins angeblich viel schönere Jenseits begeben?!

Ob wir heute Nahrungsmittel oder Körperpflegemittel kaufen, ob Genussmittel oder Arzneimittel, – angefangen von der industriell hergestellten Babymilch bis zu den unzähligen Konserven lassen sie alle keine schönen, starken, intelligenten und liebenswerten jungen Menschen heranwachsen, sondern die gerade schon erwähnte dumme, freche und schwache bzw. kranke Generation. Die stürzt sich dann begierig ab ihrem 10. bis 20. Lebensjahr auf all die vielen angebotenen „Genüsse" unserer Zeit. Jungen und Mädchen konsumieren Sex und Sensationen, Süßwaren, Colagetränke und Kaffee, Fleisch, Zigaretten, Alkohol und Drogen.

Diese Lebensführung halten sie mit Mühe und Not bis zum 50. Lebensjahr durch. Bis dahin haben sie zwei bis drei Jahrzehnte Beiträge in die Krankenkassen und Lebensversicherungen eingezahlt und sich vielleicht noch ein paar Euro verdient, die sie in Wertpapieren oder im Häuschen angelegt haben. Dieses Geld wird zwangsläufig und restlos in der verbleibenden Lebensspanne bis zum 65. oder 70. Lebensjahr für die erfolglosen Versuche zur Wiedergewinnung der zuvor verspielten Gesundheit aufgezehrt.

Trösten wir uns damit, dass es im avisierten Wassermannzeitalter besser wird. Ein Himmelszeichen soll es ankündigen. Geht es nach alten Weissagungen, dann war dieser Verkünder möglicherweise Hale-Bopp, der Komet des Frühjahres 1997. Wir werden ihn möglicherweise in den nächsten Jahren noch „näher“ kennen lernen.

Droht uns jetzt zum Ausgang des Fischezeitalters der „Assisted Suicide", so werden wir im Wassermannzeitalter „das Recht zu leben" haben. Dann wird es wieder energiereiche Lebensmittel geben, dafür keine energielosen und mit „Rückständen" belasteten Nahrungsmittel mehr, keine saure Körperpflege, keine süchtig machenden Genussmittel und keine krank und süchtig machenden Medikamente.

Dann werden wir bis zu unserem 25. Lebensjahr Kind und bis zu unserem 50. Lebensjahr jung sein, bis zu unserem 100. stark und bis zu unserem 125. alt. Dann werden wir weise und körperlich schwächer und beenden unsere Inkarnation im gesegneten Alter von ca. 140 Jahren. Für dieses Alter hat Gott der Herr die menschliche Zelle und damit uns Menschen erschaffen. Dann werden wir statt in der augenblicklichen

„kapitalistischen Schadensgesellschaft", in der möglichst viele Menschen von Schäden, Unfällen oder Krankheiten anderer leben, Mitglieder der zukünftigen „naturgemäßen Nutzengesellschaft" sein. In dieser leben möglichst viele Menschen vom größtmöglichen Nutzen und Gesundsein ihrer Mitmenschen. Es wird eine Zeit der bescheidenen, klugen und weisen Lehrer werden, eine Zeit der verantwortungsvollen Heger und Pfleger.

Gesundung durch Befreiung

Ebene	Krankheit	Gesundheit
Karma	Schuld	Schuldfreiheit
Konto	Schulden	Schuldenfreiheit
Körper	Schlacken	Schlackenfreiheit
Ethik	Naturverachtung	Naturverehrung

DIE KÖRPERCHEMISCHE GRUNDREGULATION

Die körperchemische Grundregulation wird entscheidend von dem Zusammenspiel von Säuren und Basen bestimmt. Diese durchfluten in wechselndem Rhythmus den Organismus des Menschen.

Der Mensch ist mit einem pH-Wert von pH 7,35 seines Blutes ein basisches Lebewesen.

Stoffwechsel spielt sich auf der atomaren Ebene ab. Jedes unserer Atome entscheidet in höchster Intelligenz, ausgestattet mit dem Allwissen unseres Kosmos, in Nullzeit über die für unseren Gesamtorganismus optimale Reaktion.

Schauen wir nach draußen in die Natur! Ein großes Problem unserer Erde ist zurzeit die Übersäuerung der Grün- und Ackerflächen durch den sauren Regen. Eine möglicherweise noch größere Belastung geht von den Pestiziden, den augenblicklichen Pflanzenschutzmitteln, aus. Dabei handelt es sich um sog. Organo-Chlor-Verbindungen, mit denen unsere Böden bis ins Grundwasser hinunter vergiftet werden. Das Element Chlor ist der größte Feind unseres Organismus, überhaupt der vom Element Sauerstoff abhängigen belebten Natur. Chlor ist der aggressive Antagonist des Sauerstoffes!! Bei Flüssen und Seen sehen wir, dass ab einem Säuregrad von pH 5 die Fische sterben.

Was heißt „pH-Wert“? Mit dieser wichtigen Messzahl sind wir mittendrin im Säure-Basen-Haushalt, der nicht nur für die Natur draußen, sondern auch für die Grundregulation des menschlichen Lebens von entscheidender Bedeutung ist. Dieser Säure-Basen-Haushalt regelt wie ein strenger Buchhalter Atmung, Kreislauf, Verdauung, Ausscheidung, Abwehrkraft, Hormonproduktion und vieles andere. Fast alle biologischen Vorgänge laufen nur dann korrekt ab, wenn ein bestimmter pH-Wert gewährleistet ist.

Der Säure-Basen-Haushalt spielt sich ständig in unserem Körper, in unseren Flüssigkeiten und Sekreten, in unseren Geweben und in unseren ungefähr hundert Billionen Körperzellen ab. In jeder dieser Zellen entsteht ständig bei der Energiegewinnung Kohlensäure. Dazu kommen weitere Säuren, die durch die Nahrung aufgenommen bzw. bei ihrer Verstoffwechselung gebildet werden.

Es gibt eine pH-Wert-Skala, auf welcher abzulesen ist, wie sauer oder basisch eine Lösung, eine Flüssigkeit, das Blut oder der Urin ist. PH Werte werden immer, resp. nur in wässrigen Lösungen gemessen.

Die Skala reicht von pH 0 bis pH 14. Bei pH 7 ist der Punkt der Neutralität. Dieses bedeutet, dass eine wässerige Lösung gleichviel positiv geladene Wasserprotonen enthält wie negativ geladene OH-Ionen, die sog. Hydroxyl-Gruppe. Bei pH-Wert 0 haben wir es mit der höchstmöglichen Konzentration von Wasserstoff in einer Säure zu tun, während bei pH-Wert 14 kaum noch Wasserstoffionen anzutreffen sind. Mit den OH-Ionen verhält es sich genau umgekehrt. Reines, neutrales Wasser enthält gleichviele Ionen beider Gruppen, nämlich 10 hoch minus 7 oder ein Zehnmillionstel. Das bedeutet, dass auf 10.000 l Wasser 1g geladene Ionen kommen. Oberhalb von dem pH-Wert 7 überwiegt die Zahl der OH-Ionen. Unterhalb von pH-Wert 7 überwiegt die Zahl der Wasserstoffionen. Je höher also ein pH-Wert über 7 liegt, desto alkalischer, d. h. basischer ist die Flüssigkeit. Je weiter ein pH-Wert unter dem Wert 7 liegt, desto stärker ist die vorliegende Säure.

pH-Werte der Natur

OH⁻ — Die basische Oberwelt — OH⁻

WERDEN ↑		KULTUR ↑		GESUNDHEIT ↑	LEBENSERFOLGE ↑
Gott/ewiges Leben	14,0	Liebe, Sauerstoff	14,0	Glaube	14,0
Engel/Götter/weiß	12,0	Demut/Harmonie	12,0	Genie (Mozart)/SQ*	12,0
Fruchtwasser	8,5	Edelmut, Na, K, Ca, Mg...	8,5	Elite/Priester/Güte	8,5
basische Körperpflege	8,5	Strenge/Wahrheit	8,2	Meditation/Gebet	8,2
Wohlgeruch	8,1	hohe Gedanken	8,1	Fürsorge/„bittere" Arznei	8,1
Yogi/ant. Griechenland	8,1	Schönheit/Licht	8,1	Fasten/Mut/Pflege	8,1
Kräutertee	7,5	Bescheidenheit	7,5	Vegetarier/Kraft/Fruchtbarkeit	7,5
menschl. Blut/Gesundheit	7,4	Toleranz/Ruhe	7,4	Teetrinken/Freude	7,4
Bindegewebe	7,2	Sympathie	7,2		
Wasser (-scheide)	**7,0**	**Leben (-sscheide)**	**7,0**	**Freiheit (-sscheide)**	**7,0**
Reptilienblut	6,9	Abneigung/Hässlichkeit	6,9	Fleischkonsum/Ängste/Trauer	6,9
Krebszelle	6,4	Intoleranz/Frust	6,4	Genüsse/Süchte/Schwäche	6,4
Herzinfarkt/Schmerzen	6,3	Maßlosigkeit/Lärm	6,3	„Reichtum"/Ausbeutung	6,3
Krankheiten	5,9	Aggressivität CL, P, S...	5,9	Materialismus/Naturwissensch.	5,9
moderne Körperpflege	5,0	Lügen/Dunkelheit	5,0	Kriege/Flüche/Medien	5,0
Gestank/Götzen/schwarz	3,0	Hochmut/Grausamkeit	3,0	Genie/Atombombe/IQ**	3,0
Satan/plötzlicher Tod	1,0	Hass/Wasserstoff	1,0	Nihilismus	1,0
VERGEHEN ↓		ZIVILISATION ↓		KRANKHEITEN ↓	MISSERFOLGE ↓

OH⁻ / H⁺

*SQ=Skrupelquotient **IQ=Intelligenzquotient

H⁺ — Die saure Unterwelt — H⁺

pH = potentia hydrogenii
pondus hydrogenii
Kraft des Wasserstoffes (H)

14 – 0.000 000 000 000 01
13 – 0.000 000 000 000 1
12 – 0.000 000 000 001
11 – 0.000 000 000 01
10 – 0.000 000 000 1
9 – 0.000 000 001
8 – 0.000 000 01
7 – 0.000 0001
6 – 0.000 001
5 – 0.000 01
4 – 0.000 1
3 – 0.001
2 – 0.01
1 – 0.1
0 – 1

pH 1 = auf 1 Liter Flüssigkeit $6{,}022 \times 10^{-23}$ H^{+}-Ionen

Unser Blut hat einen pH-Wert von 7,35 bis 7,45 und ist damit leicht basisch. Der Säuregrad des Urins kann schwanken zwischen pH-Werten von 4,4 bei Kranken und pH 8 bei Babies. Bei denen liegt er teilweise sogar über dem pH-Wert von 8. Der Grund für diese vorübergehende hohe Alkalität des Babyurins ist der neunmonatige Aufenthalt des Fötus im alkalischen Fruchtwasser mit dessen pH-Wert von ca. 8,5.

Von seiner Geburt an lebt das Baby zurzeit nach dem Motto: „Von nun an geht's bergab", was die pH-Werte seiner Zellen und seines Urins angeht. Beide werden von Jahr zu Jahr saurer.

Ein Baby hat neun Monate lang im basischen Fruchtwasser der Mutter gelegen, dort bei pH-Werten über 8! Das hindert die offizielle Wissenschaft jedoch nicht daran, basische Körperpflege als hautschädigend anzusehen. Der Unverstand kennt keine Grenzen! Als wenn die Natur schon im Mutterleib Fehler machen würde, die es alsbald mit chemisch saurer Körperpflege auszubügeln gelte! Was haben wir prompt bei immer mehr Kindern zu beobachten? Hautallergien, Schuppenflechte, Akne, Neurodermitis. Über die Ursachen darf nachgedacht werden!

Krankheit ist mit Säure vergesellschaftet, Gesundheit mit Base. Base hat im Deutschen noch einen zweiten Namen: Lauge, oder einen wissenschaftlichen: Alkalität. Säuren und Basen bzw. Laugen stehen im Körper zueinander im Verhältnis wie Tag und Nacht. Sie sollen im Fließgleichgewicht sein, wobei der Pendel aber auf der basischen Seite ausschlagen muss, weil wir Menschen zur „basischen Hälfte des Naturreiches" gehören, zu seiner „Oberwelt".

Lebenskraft und Gesundheit des Menschen liegen in den Basen, genauer gesagt in den Basenbildnern, den Mineralstoffen und Spurenelementen, sonst läge der normale pH-Wert des Blutes nicht in dem genannten Bereich von 7,35 bis 7,45. Dieser Bereich darf auch nur unwesentlich verlassen werden, sonst drohen kritische, lebensbedrohliche Zustände.

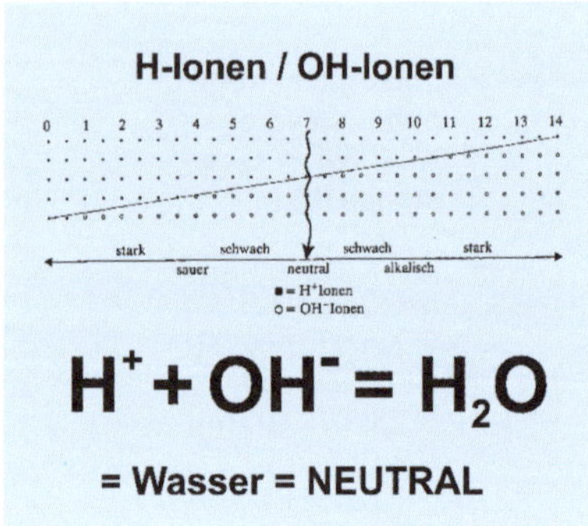

Um ein starkes Schwanken dieses pH-Wertes zu verhindern, verfügt der menschliche Stoffwechsel über verschiedene Puffersysteme. Eines davon ist der Hämoglobinpuffer. Dieser sinkt sofort ab, wenn z. B. eine Blutarmut eintritt. Die Nieren sind unsere wichtigsten Organe zur Ausscheidung überschüssiger Säuren. Die „Basenpflege" dieses wichtigen Organs kann lebensentscheidend sein. Die Lunge reguliert im Säure-Basen-Haushalt durch Abatmen den Anteil der Kohlensäure. Deshalb ist eine bewusste Ausatmung wichtig, die durch Atemübungen unterstützt werden sollte. Hierin liegt die besondere Bedeutung verschiedenster Atemtechniken. Nach neueren Erkenntnissen ist aber auch die Leber ein wichtiges Organ der pH-Regulation. Ihre volle biochemische Stärke liegt ebenfalls im basischen Bereich. Das sollte bei allen Lebererkrankungen berücksichtigt werden!

Was tut der Organismus, wenn trotz der Tätigkeit dieser Organe Säuren aus dem Stoffwechsel im Körper zurückbleiben? Diese können in unseren Fetten und Fettgeweben, auch in unserem Bindegewebe nach ihrer Neutralisierung durch Mineralstoffe in Form von Schlacken „zwischengelagert" werden. Leider wird aus dem Zwischenlager oft ein Endlager, und Verschlackungs-, sprich VERGIFTUNGSPROZESSE, sowie Alterung und Alterskrankheiten beginnen. Im Grunde ist das Altern nichts anderes als kontinuierliche Vergiftung durch säure-lastige Schlacken mit den daraus entstehenden Schädigungen, Mangelzuständen, Ausscheidungen oder Ablagerungen.

Für den Körperchemiker ist der Vorgang unserer stofflichen Alterung nichts als kontinuierlicher Mineralstoffverzehr zwecks Säureneutralisierung. Besonders betroffen von einer möglichen Entgleisung des Säure-Basen-Haushaltes ist unser wichtigstes Organ, das Herz. Es ist ein überaus kräftiger Muskel, der natürlich für seine ständige Arbeit sehr viel Energie verbraucht. Also ist eine hohe Stoffwechselumsetzung notwendig. Die dabei entstehende Kohlensäure und Milchsäure müssen abtransportiert werden. Ist aber das Transportmittel Blut in seinem Säurefassungsvermögen erschöpft, so kann es zu einem Rückstau von Säuren auch im Herzmuskel kommen. Die schlimmste mögliche Folge davon ist der Herzinfarkt.

Bei einem Arbeitsmuskel in den Armen und Beinen verspüren wir bei Überlastung einen Muskelkater. Ähnliches kann auch im Herzmuskel geschehen. Fehlen dann basische Puffersalze, so werden bald Herzschmerzen, unklarer Pulsdruck, Stolperreaktion und andere Beschwerden auftreten. Nach Dr. Berthold Kern, einem bekannten Internisten, ist der Herzinfarkt nichts anderes als eine der großen Säurekatastrophen, die dem Körper zustoßen können. Dazu zählen außerdem: Schlaganfall, Beinnekrosen, das Raucherbein, und alle Arten von Durchblutungsstörungen.

Neben dem Hämoglobinpuffer verfügt unser Stoffwechsel noch über einen weiteren Puffer, den Natriumbicarbonat-Puffer. Natriumbicarbonat, oder volkstümlich Natron, ist eine chemische Verbindung, die in bestimmten Magenzellen aus Kochsalz, Kohlensäure und Wasser gebildet wird. Dabei entsteht zusätzlich aus chemischen Gleichgewichtsgründen die Salzsäure, die ggf. als Sodbrennen spürbar werden kann. In den meisten Fällen wird nur von dieser Salzsäure gesprochen. Das fast noch wichtigere Natriumbicarbonat ($NaHCO_3$) wird gleichsam übersehen.

Sind im Herzen Schmerzen aufgetreten, die wir jetzt als Übersäuerungsschmerzen deuten können, so brauchen wir beispielsweise dieses Natriumbicarbonat, um rasch Säuren abpuffern zu können. Es kann geschluckt werden, am besten als Tablette oder Pulver, als BASENTRUNK in Wasser aufgelöst. Als schnell hilfreich haben sich auch basische Wickel, Waschungen und basische Bäder erwiesen.

Mit solch einfachen Mitteln könnte vielen Kranken oder Gefährdeten geholfen werden. Davon gibt es viele in unserem Land. Noch zu Zeiten der alten Bundesrepublik hat eine Repräsentativbefragung von 2 000 Personen durch das Allensbacher Institut für Demoskopie hochgerechnet folgende Ergebnisse gebracht:

- Von 49 Millionen Bundesbürgern im Alter von über 16 Jahren haben sich 8,54 Millionen als übergewichtig bezeichnet.
- 16,5 Millionen leiden an Bluthochdruck oder an Herz-Kreislauf-Beschwerden.
- Über chronische Verstopfung klagen 9,8 Millionen Menschen.
- Leber-, Nieren- und Gallenbeschwerden haben 6,3 Millionen.
- An Gicht sind 1,8 Millionen erkrankt.
- 2,25 Millionen sind zuckerkrank, leiden also an Diabetes mellitus und unterliegen dauernder ärztlicher und medikamentöser Behandlung.
- 3,5 Millionen befinden sich im Vorstadium der Zuckerkrankheit.
- 6 - 12 Millionen haben einen gestörten Fettstoffwechsel.
- Weitere Millionen leiden an Rheuma und Allergien.

- 1,5 Millionen sind krebskrank, wovon jedes Jahr 225 000 sterben. Die Todesrate der Krebskranken steigt seit Jahrzehnten jedes Jahr ungebremst um 5000 Menschen, auch heute noch!

Heute gibt es sechsmal soviel chronisch kranke Menschen wie vor 50 Jahren. Dabei sind die zurzeit vorherrschenden Krankheiten chronisch-degenerativer Art und in der Mehrzahl der Fälle ernährungsbedingt. Eine dpa-Meldung, die in allen deutschen Tageszeitungen Ende Juni 1994 zu lesen war, lautete wie folgt: „Durch ernährungsbedingte Krankheiten entsteht in Deutschland jährlich ein volkswirtschaftlicher Schaden von über 80 Milliarden Mark. Das berichtete gestern das Deutsche Institut für Ernährungsforschung in Potsdam."

Bei der Nahrungsmittelerzeugung herrscht Überproduktion. Nahrungsmittel gibt es überreichlich, was von LEBENSMITTELN nicht behauptet werden kann. Daher ist die richtige Ernährung bei den sich oft einander widersprechenden Empfehlungen zu einem der wichtigsten Gesundheitsprobleme geworden. Deren erste Spuren sind in der Regel chemischer oder biochemischer Art. Sie benötigen für ihre Entstehung eine bestimmte Stoffwechsellage, einen günstigen Nährboden, ein im Ungleichgewicht befindliches inneres chemisches Milieu. Eine Umstimmung leistet in vielen Fällen ganz Erstaunliches, wirkt zudem ausgesprochen schonend und entlastend, steigert die Reaktionsfähigkeit und damit die Selbstregulation des Körpers.

Die Prozesse der Grundfunktionen unseres menschlichen Stoffwechsels bilden die Basis, wenn die Gesundheit bewahrt oder bei bereits eingetretener Erkrankung wiederhergestellt werden soll. Es gilt, sich auf die persönliche Verantwortung zu besinnen und seine Umwelt und erst recht die eigene Gesundheit selbst zu gestalten. Dafür ist Sachwissen erforderlich, das Wissen um die Lebensprozesse und die ursächlichen Wirkungszusammenhänge.

Die Grundfunktionen des menschlichen Stoffwechsels müssen sich im Gleichgewicht befinden. Diese Grundfunktionen sind der Wasser-, der Elektrolyt- und der Säure-Basen-Haushalt. Entwicklungsgeschichtlich gesehen, sind dies die ältesten Regulationssysteme, die schon bei der Entstehung des Lebens wirksam waren. Wir sehen das heute noch bei dem Urtier, der einzelligen Amöbe, und bei anderen Einzellern. Zellen sind die lebendigen Bausteine aller Lebewesen, also auch des Menschen. Alles Leben geht auf die Grundfunktionen zurück.

Das autonome Nervensystem und schließlich die Drüsen und die von ihnen erzeugten Hormone sind erst eine spätere Entwicklung bei der Entstehung von Mehrzellern und wirken nicht auf die einzelne Zelle, sondern auf die Organe und deren Funktionen. Eine intakte Hormonproduktion ist beispielsweise chemisch nur auf der Basis eines intakten Säure-Basen-Haushaltes möglich. Die Hormondrüsen sind im Übrigen zweigliedrige chemische Fabriken. Man kann sie auch als zweischichtig bezeichnen. Die chemische Fabrik namens Hormondrüse wird von einer übergeordneten hierarchischen Struktur geleitet. Diese hierarchische Ebene ist eine energetische, die gleichfalls als zweischichtig zu betrachten ist.

Die oberste energetische Ebene ist eine solche, die Botschaften empfängt, während die nachgeordnete zweite energetisch-hierarchische Schicht die empfangenen Botschaften verarbeitet und in Befehle zur Produktion von Hormonen umsetzt. Diese Produktionsbefehle werden dann in der unteren, der materiellen Ebene der Drüsen umgesetzt. Dort werden Hormone produziert und zwecks Organ- und Funktionssteuerung in den Blutkreislauf eingespeist.

Logischerweise hat man mit Drüsen besonders vorsichtig umzugehen, was deren mögliche energetische Schädigung angeht. Diese Vorsicht bezieht sich vor allen Dingen auf die Benutzung von Handys wegen der Empfindlichkeit der zentralen Steuerungsdrüsen im Kopf und auch auf die Mammographie wegen der Empfindlichkeit der Brustdrüsen der Frau.

Gleichfalls sollten unsere jungen Leute mit den Handys vorsichtig sein und sie wegen der Nähe von Ovarien und Hoden nicht an den Gürteln oder in den Hosentaschen tragen. Auch die Benutzung von Laptops auf den Knien sollte mit äußerster Zurückhaltung betrieben werden. Die Wahrnehmung der Drüsen als eine Kombination von Rechner und chemischer Fabrik sollte im Übrigen zu einem verantwortungsvollen und zurückhaltenden Gebrauch von CT, MRT und Röntgen führen.

Unser Organismus muss als Einheit gesehen werden! Auch die Regulation des Wasser- und des Elektrolythaushaltes sowie des Säure-Basen-Gleichgewichtes bilden eine komplexe Einheit. Die drei Grundregulationen sind im lebenden Organismus dynamische, d. h. rhythmische und lebendig wirksame Bewegungs- bzw. Fließvorgänge. Diese Fließvorgänge takten ein Leben lang als physikalische, chemische, seelische u. a. Prozesse. Sie verbinden und harmonisieren die verschiedenen hierarchischen Strukturen und Ebenen unseres Organismus.

Sie sind erforderlich zur Erhaltung des lebensnotwendigen Fließgleichgewichtes, das kennzeichnend ist für jeden gesunden Organismus. Diese Fließvorgänge finden ständig über das Blut zwischen dem Bindegewebe und den Nieren statt. Dabei soll die Funktion des Magens als Säurespender nicht geringgeschätzt werden. Diese Funktion entscheidet beispielsweise über die wichtige Verwertung von Eisen und über die chemische Abwehr von Viren, Bakterien und Pilzen durch die starke Magensäure.

Das Bindegewebe bleibt nur dann funktionstüchtig, wenn es in Intervallen mit Säuren und Laugen gefüllt und wechselseitig von diesen entleert wird. Der Vater der Säure-Basen-Theorie, Prof. em. Friedrich Sander, spricht deshalb von Säure- und von Basen-Fluten. Fehlt diese rhythmische Stoffwechselpumpe, so wird das Bindegewebe geschädigt oder gar blockiert. Die Zellen und damit die Organe können dann aus dem Blut über das Bindegewebe nicht mehr ausreichend mit Sauerstoff und Nährstoffen versorgt werden.

Der ganze Körper wird dadurch in Mitleidenschaft gezogen, so dass eigentlich alle Organe betroffen sein können. Bei allen chronischen Krankheiten findet sich eine Beeinträchtigung der Fließvorgänge, die zwischen den Nieren und dem Bindegewebe über das Blut stattfinden. Dabei zeigt sich eine deutliche Wechselwirkung zwischen Organismus und dem Angebot von Wasser und Nahrung. Hier müssen vor allen Dingen chemische Reaktionen berücksichtigt werden. Es genügt nicht, die Nahrung nur als Kalorienspender und Vitalstoffträger zu betrachten, da sie immer zugleich ein Wasserstoffionen-„Spender" ist. Der Gehalt an Wasserstoffionen macht den Grad der Säure, die Potentia Hydrogenii, den pH-Wert, aus!

Wichtig ist, dass neben den aufgenommenen Nähr- und Wirkstoffen gleichzeitig der Wasser-, der Elektrolyt- und der Säure-Basen-Haushalt in der Nahrungswahl entsprechend ihren Bedürfnissen berücksichtigt werden. Ist das der Fall, so kann die dadurch bewirkte Umstimmung in vielen Fällen die Selbstheilungskräfte des Körpers stärken. Dieser ist dadurch weniger auf die Anwendung aggressiver Methoden angewiesen. In der Regel können dann auch stark wirkende Medikamente, die oftmals Nebenwirkungen haben, eingespart werden. Arzneimittel sind ohnehin kein Ersatz für richtig gewählte Ernährung, wirken sie doch in aller Regel selbst chemisch sauer.

Die Wiederherstellung eines gestörten Stoffwechsels ist nicht ohne intakte Grundfunktionen möglich. Bisher kam dieses Wissen nur in der Intensivmedizin zur Anwendung. Deren Aufgabe besteht darin, die Körperfunktionen aufrechtzuerhalten, wenn die körpereigenen Regulationssysteme bereits vollständig zusammengebrochen sind. Durch Substitution, d. h. durch künstliche Zufuhr von Infusionslösungen, versucht man beispielsweise, die vom Körper selbst ausgeübten Funktionen auf rein symptomatischem Wege zu ersetzen.

Wir können uns aber nicht damit begnügen, nur die Symptome zu bekämpfen. Denn diese Behandlungsweise ist schließlich nur darauf gerichtet, die Folgen einer Krankheit zu lindern und Gefahr abzuwenden, statt krankheitsverursachende Umweltfaktoren auszuschalten. Darum sollte dieses Wissen nicht länger auf die Intensiv- und Akutmedizin beschränkt bleiben, sondern auch in der Langzeittherapie und vor allen Dingen in der Gesundheitsvorsorge angewendet werden. Es ist dazu erforderlich, die grundsätzlichen Vorbedingungen der Gesundheit zu verstehen.

Wasser ist das wichtigste Lösungsmittel für die Körperstoffe, die nur im gelösten Zustand die notwendigen chemischen Umsetzungen miteinander eingehen. Stoffwechselreaktionen sind für den Chemiker typische „Reaktionen in wässriger Lösung“. Deshalb ist bei Stoffwechselprozessen grundsätzlich eine Abhängigkeit des Reaktionsablaufes vom pH-Wert zu unterstellen.

Die Stärke einer Säure hängt von der Wasserstoffionenkonzentration (H^+-Ionen) und die Stärke einer Base von der Hydroxyl-Ionenkonzentration (OH^--Ionen) ab. Reines Wasser enthält gleichviele Wasserstoff- wie Hydroxyl-Ionen. Daher liegt ein ausgeglichener Zustand vor. Das Wasser ist chemisch und energetisch neutral.

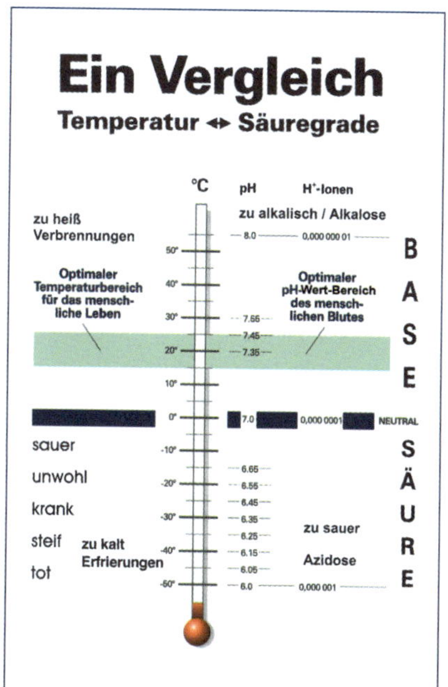

Heutzutage wird für die Wasserstoffionenkonzentration lediglich der sog. pH-Wert angegeben. Diese Bezeichnung ist aus dem lateinischen (Potentia Hydrogenii = die Wirksamkeit des Wasserstoffes) abgeleitet. Um die Schreibweise noch mehr zu vereinfachen, wird hierbei lediglich der negative Exponent der Basis 10 angegeben, wobei man auch noch das negative Vorzeichen weglässt. Wir bezeichnen die Konzentration der Wasserstoffionen (H^+), die in einem Liter Lösung enthalten ist, demnach mit dem pH-Wert. Für den Nichtchemiker verständlicher ausgedrückt, ist es einfach die Stärke der Säure. Diese Stärke ist nicht zu verwechseln mit der Aggressivität einer Säure gegenüber unserem Organismus. Für die Aggressivität sind die Halogene, die sog. Säurebildner, verantwortlich. Besonders aggressive Halogene sind das Chlor und das Fluor, die logischerweise die aggressivsten Säuren bilden. Die Messskala für den pH-Wert geht von 0 bis 14. Man könnte sie mit der Thermometerskala vergleichen. Hier entspricht der Nullpunkt dem Neutralpunkt, denn wir registrieren dann weder Kälte noch Wärme. Nach oben weist die Thermometerskala die Wärmegrade, nach unten die Kältegrade aus.

Bei der von 0 bis 14 reichenden pH-Skala kennzeichnet der mittlere Wert 7 den Neutralpunkt. Die pH-Werte von Säuren liegen unter pH 7, diejenigen von Basen über pH 7. Die Wertfolge ist logarithmisch. Das bedeutet z. B., dass der pH-Wert 5 eine zehnmal so große Säurestärke aufweist wie der pH-Wert 6!

Wir stellen fest, dass der zentrale pH-Wert des Menschen mit demjenigen seines Blutes von etwa 7,35 im schwach basischen Bereich liegt. Genauso fühlen wir uns bei schwach warmen Temperaturen um etwa plus 20° C am wohlsten. Beide Dinge sind absolut gleichwertig und parallel zu sehen!

Unser Stoffwechsel funktioniert in einem Fließgleichgewicht zwischen Säuren und Basen. Dieses Gleichgewicht gilt auch für die verschiedenen Organe. Nehmen wir unseren Verdauungstrakt. Der vom Mund bis zum After reichende Verdauungsschlauch ist im Wechsel alkalisch/ basisch und sauer. Ist der Mundspeichel schwach basisch bis neutral, so ist der Magensaft sauer. Sind Galle und Bauchspeichel wieder alkalisch, so ist das Milieu im Dünndarm logischerweise basisch, um dann im Dickdarm eine fast neutrale Balance zu finden, – wenn der Mensch denn nur gesund isst bzw. lebt!

Das Haar gilt als Barometer der Gesundheit. Wer ist heute aber noch ganz gesund?! Immer mehr Männer und Frauen leiden an so starkem Haarschwund, dass sie sich zum Tragen eines Haarersatzes veranlasst sehen. Haarersatz ist aber eine Belastung für die Kopfhaut und für die noch verbliebenen Haare, da eine gut sitzende Perücke fest und unauffällig haften muss. Haarersatz sollte daher aus gesundheitlichen Gründen

Säuren und Basen im Wechsel	
Mund	neutral
Magen	sauer
Dünndarm	basisch
Dickdarm	schwach basisch
Ampulla recti	neutral

nicht ununterbrochen getragen werden, sondern mehrmals am Tage für mindestens eine Stunde gelüftet werden.

Der von Nahrung und Darmfunktion abhängige Allgemeinzustand zeigt sich oftmals an ausfallendem und immer dünner werdendem Haar. Eine Regelung der Verdauung und der Nahrungsumstellung kann sich als hilfreich erweisen. Jedes Haarwürzelchen wird schließlich über das Blut ernährt. Das Haar speichert sogar Gifte. Das können Chemiker selbst nach Ablauf vieler Jahre durch chemische Untersuchungen nachweisen. Auf alle Fälle liegt bei der Mehrzahl der Personen mit Haarausfall, bei Frauen wie bei Männern, eine leichte Erhöhung der Blutsäurewerte vor, dazu eine Entkalzinierung bzw. Entmineralisierung des Haarbodens zum Zwecke von Säureneutralisierung via Salzbildung.

Das Blut kann seine lebenswichtigen Aufgaben nur erfüllen, solange sich die Grundregulationen im Fließgleichgewicht befinden. Eine Schlüsselstellung nimmt dabei das Säure-Basen-Gleichgewicht ein. Das Blut hat normalerweise einen pH-Wert von ca. 7,35. Dieser Wert wird äußerst genau eingehalten. Die normale Schwankungsbreite liegt höchstens zwischen pH 7,25 und pH 7,45. PH-Werte des Blutes unter pH 7,2 und über 7,8 lassen sich mit dem Leben nicht mehr vereinbaren. Bei derartigen Werten besteht Lebensgefahr!

Bei Senkung des pH-Wertes des Blutes unter 7,35, also bei Säureüberschuss, sprechen wir von einer AZIDOSE (lat. acidus = sauer). Eine Erhöhung des pH-Wertes des Blutes über 7,45 durch Basenüberschuss oder Säuremangel (Säuredefizit) wird als Alkalose bezeichnet. Obwohl aus dem Stoffwechsel ständig saure Stoffwechselprodukte (Wasserstoff-Ionen, H+-Ionen) an das Blut abgegeben werden, bleibt der pH-Wert des Blutes beim Gesunden konstant. Dieser Zustand einer konstanten Wasserstoffionenkonzentration im Blut wird als Isohydrie bezeichnet.

Wichtig für eine Aufrechterhaltung des ausgeglichenen Säure-Basen-Haushaltes sind auch Atmung und Nieren. Die Nieren scheiden Stoffwechselprodukte (Metabolite) aus, die nicht gasförmig ausgeschieden werden können. Man bezeichnet diese daher als „nicht flüchtige“ oder „fixe“ Säuren. Ebenso wichtig ist natürlich die kontinuierliche Ausscheidung der flüchtigen, gasförmigen Stoffwechselgifte. Die „Winde“ müssen zwingend und sofort hinaus, bevor sie sich mit den Körpersäften zu giftigen Säuren verbinden!

Auch eine verminderte Atmung bzw. unvollständige Abatmung der Kohlensäure bzw. von Kohlenstoffdioxid, CO_2, führt zu (respiratorischer) Azidose. Selbstredend versucht der Organismus, respiratorische

Störungen, also solche der mangelhaften Kohlensäureabatmung, durch sinnvolle Stoffwechselreaktionen zu beheben. Gleichfalls wird er versuchen, Stoffwechselstörungen über eine beschleunigte Atmung auszugleichen.

pH-Werte	
Magensaft	1,5 – 1,8
Nierensperre	4,0 – 4,4
Kristallsalz (Himalaja u. a.)	6,3
Herzinfarkt	6,4 – 6,2
Totes Meer-Salz	6,75
Herzmuskel	6,9
Morgenurin	5,0/5,5 – 7,0
Bindegewebe	7,1 – 7,25
Speichel	6,5 – 7,0
Meersalz	7,35
Blut	7,35 – 7,45
Bauchspeichel	8,3
Fruchtwasser	8,5
basische Körperpflege	8,5

Verschiebungen nach der sauren Seite, zur Azidose hin, sind bei der heutigen Lebens- und Ernährungsweise häufiger als Alkalosen und rufen die meisten und stärkeren Störungen hervor. Sie führen mit der Zeit zu einer eingeschränkten Nierenfunktion, die umso schlechter behoben werden kann, je weiter die Stoffwechselentgleisung fortgeschritten ist. Man darf aber durch eine übertriebene Furcht vor Übersäuerung nicht ins andere Extrem verfallen und durch ein fortgesetzt einseitiges Überangebot von basischen Substanzen, z. B. von Natron, eine Alkalose hervorrufen. Nur bei einem annähernden Gleichgewicht zwischen Säuren und Basen ist ein geregelter Stoffwechsel im Körper möglich. Nur so bestehen im inneren Milieu die Möglichkeiten zum optimalen Ablauf der Vitalfunktionen.

Zwischen dem Säure-Basen-Haushalt, dem Wasser- und dem Elektrolyt-Haushalt bestehen enge Beziehungen. Diese Wechselwirkung ist entscheidend für den gesamten Stoffwechsel und für die Zelltätigkeit. Außerdem arbeiten die Enzyme pH-Wert-abhängig, die das ganze stoffliche Geschehen in der Zelle steuern. Die gleiche Abhängigkeit dürfte auch für die Hormone gelten.

Die **GRUNDREGULATION** unterscheidet drei wichtige Teilbereiche:

1. **Die Regulation des Säure-Basen-Haushaltes**
   Der Säure-Basen-Haushalt hat u.a. die wichtige Aufgabenstellung des Abfilterns und Ausscheidens von Stoffwechselschlacken aus dem zirkulierenden Blut. Es sind vor allem die beim Eiweißabbau anfallenden stickstoffhaltigen Stoffwechselschlacken, wie Harnstoff und Harnsäure, die ausgeschieden werden müssen. Dazu kommen aus Gärungs- und Fäulnisprozessen im Darm zahlreiche weitere Säuren

hinzu, weiterhin körperfremde und giftige Substanzen, die zum Teil aus dem eigenen Stoffwechsel stammen, aber auch solche, die über die Nahrung und durch Medikamente in den Körper gelangt sind.

2. **Die Regulation des Wasserhaushaltes**
   Rund 60 % – 70 % des Körperinhaltes eines erwachsenen Menschen bestehen aus Wasser. Ohne Wasser gibt es kein Leben! Schon ein Verlust von nur 11 % des Körperwassers lässt sich mit dem Leben nicht mehr vereinbaren. Wasser ist das natürliche Lösungsmittel für den menschlichen Stoffwechsel. Es steht auch für den Transport der Nahrungsstoffe, für den Zellstoffwechsel und für die Ausscheidung von Stoffwechselprodukten durch die Nieren zur Verfügung. Diese sind die entscheidenden Organe bei der Regulation des Wassershaushaltes. Pro Tag sollte der Mensch 1 bis 1,5 Liter reines, möglichst weiches also mineralstoffarmes Wasser trinken.

3. **Die Regulation des Mineralhaushaltes (Elektrolythaushalt)**
   Durch die in den Körperflüssigkeiten gelösten Mineralstoffe sind diese für elektrische Ströme leitfähig. Die Mineralstoffe liegen in den Körperflüssigkeiten in Form elektrisch geladener Teilchen, den Ionen (positiv geladene Kationen und negativ geladene Anionen) vor. In der Fachsprache wird daher auch allgemein nicht vom Mineralstoff- sondern vom Elektrolythaushalt gesprochen. Die Elektrolyte beeinflussen den gesamten Stoffwechsel. Die Körperflüssigkeiten beim gesunden Menschen haben einen ganz bestimmten charakteristischen und konstanten Gehalt an Elektrolyten. Leider werden diese zur Neutralisierung der heutzutage im Übermaß anfallenden Säuren im menschlichen Stoffwechsel gebraucht bzw. verbraucht. Dieser vorzeitige Verlust ist gleichbedeutend mit vor- bzw. frühzeitigem Altern. Die Regulation der Elektrolyte steht in engem Zusammenhang mit dem Wasser- und mit dem Säure-Basen-Haushalt.

Einer der ersten, der auf die Säurewirkung, beispielsweise auf das Herz, und exakt auf die Entstehung des Herzinfarktes, aufmerksam gemacht hat, war der Stuttgarter Arzt Dr. Berthold Kern. Er hat sich intensiv mit der Entstehung von beispielsweise Angina pectoris und Schlaganfall beschäftigt und diese als Azidosen erkannt. Nach seinen Erkenntnissen wird das Kapillarblut, das durch chemisch sauer gewordenes Gewebe fließt, dort gesäuert.

Dadurch werden die Erythrozyten, die Roten Blutkörperchen, zuerst steif und später bei besonders niedrigen pH-Werten starr. Sie konnten die feinen Gefäße passieren, unsere Kapillare, obwohl sie vom Durchmesser her größer sind als diese feinsten Gefäße, solange sie sich bei normalen pH-Werten zwecks Passage entsprechend verformen konnten. Ab einem pH-Wert von 6,5 - 6,4 werden sie jedoch steif und starr, können sich nicht mehr verformen, klemmen sich fest, und die Kapillare ist gesperrt. Wenn es nur bei einer Kapillare passiert, ist das nicht weiter schlimm, denn es gibt diese ja massenhafte im Gewebe. Wenn es aber in einem größeren Gebiet erfolgt, dann ist die Versorgung abgeschnitten und die Entsorgung gleichermaßen, und das Gewebe geht dort zugrunde. DAS ist der Herzinfarkt. DAS ist der Schlaganfall. DAS ist die Beinnekrose. Es sind also Kapillarschäden, Säureschäden der Kapillaren, der feinen Blutgefäße. Und das hat nichts mit Arterien, den großen Hauptschlagadern zu tun!

Nach Dr. Kern beträgt der pH-Wert des arbeitenden Herzmuskels etwa pH 6,9 im Normalzustand, also leicht sauer wegen der dort kontinuierlich anfallenden Kohlen- und Milchsäure. Bereits bei Werten von 6,5 bis 6,4 ist die Infarktgefahr da. Der Spielraum im Gewebe ist also außerordentlich gering. Schon ein halber bis ganzer pH-Wert Unterschied führt zum Gewebeuntergang durch Azidose. Nach Dr. Kern gehen dem Herzinfarkt drei Stufen bestimmter Herzmuskelsymptome voraus. Die üblichen Symptome bei Azidose sind:

1. Herzbeschwerden aller Art: Stechen, Drücken, Ziehen, Klemmen, Schmerzen, usw.
2. Die charakteristischen Herz-Schlaf-Störungen, dass man in der Nacht aufwacht, ein bis zwei Stunden wachliegt und erst gegen Morgen wieder einschlafen kann.
3. Missgefühle beim Liegen auf der linken Seite, dass es irgendwie drückt oder beengt, Herzschmerzen, Herzrhythmusstörungen usw. Dr. Kern empfiehlt bei Infarktgefährdung eine generelle Entsäuerung als Azidosevorsorge. Nach seinen Ausführungen ist Schlaganfall genauso eine Säurekatastrophe im Gehirn, wie der Herzinfarkt eine Säurekatastrophe des Herzmuskels ist.

Wenn jemand jung und gesund ist, dann machen ihm die anfallenden Säuren aus den zu viel gegessenen säurebildenden Lebensmitteln wenig aus. Aber mit dem Älterwerden sehen wir das anders. Säuglinge haben bekanntermaßen einen Urinwert zwischen pH 8 oder sogar 8,5. Das kann man nachprüfen, wenn man nasse Windeln mit einem pH-Streifen testet. Aber mit dem Älterwerden wird man immer saurer. Vor allen Dingen schwinden die Vorräte an neutralisierungsfähigen Mineralstoffen! Das Alter versauert im chemischen Sinne. Gleichzeitig wird das alternde Gehirn, oder auch ein vorgeschädigtes Gehirn, empfindlicher gegen diese Säureschäden. Naturgemäß hat man diese Vorboten und auch die Schlaganfälle selbst vorwiegend bei alten Menschen und eben nicht bei Kindern und Jugendlichen.

Vorboten, die auf eine Säureschädigung hindeuten und eine gewisse Gefahr im Hintergrund aufzeigen, sind Hirnsymptome wie z. B. Schwindel, Benommenheit, „Mattscheibe", Dumpfheit im Kopf oder Kopfdruck. Auch das Denken ist ein bisschen mühsam an solchen Tagen. Die Zustände wechseln. Es gibt gute und schlechte Tage. An schlechten Tagen hat man Mühe, sich auf etwas zu besinnen, einen Gedanken fortzuspinnen.

Solche Symptome sind also verdächtig oder vielmehr hinweisend, dass da jemand stark übersäuert ist bzw. im eigenen Gehirn empfindlich gegen Säure ist. Dann muss dringend entsäuert werden.

Dazu kann man drei Wochen lang dreimal täglich 1 Messerspitze Natron (Natriumbikarbonat), in Wasser gelöst, um 10:00 Uhr, 16:00 Uhr und um 22:00 Uhr einnehmen oder sich eine Zeitlang mit Mineralstoffen überversorgen. Das Gleiche erreicht man mit dem regelmäßigen Trinken geeigneter Kräutertees, einer sinnvollen, an einem hohen Mineralstoffbedarf orientierten Ernährung und mit einer regelmäßigen Entsäuerung in basischen Bädern. Gleichzeitig werden pro Tag 1 bis 1,5 Liter reines, weiches Wasser getrunken. Es wird empfohlen, sich solange zu entsäuern und zu remineralisieren, bis am Morgen der erste Urin pH-Wert ca. pH 6,0 – 6,7 anzeigt. Das entspricht dem erforderlichen Gleichgewichtssollwert des Blutes, welches einen pH-Wert von 7,35 hat, und zeigt an, dass die Nieren jetzt weder einen Säuren- noch einen Basenüberschuss aus den Geweben auszuscheiden haben.

Eine ernährungsbedingte Übersäuerung kann natürlich auch durch Ändern der Kostgewohnheiten behoben werden. Das ist natürlich richtiger und ideal. Doch praktisch sündigt der Zeitgenosse natürlich weiter, was sowohl den Genuss von Fleisch und Käse als auch natürlich erst recht von Süßwaren, Colagetränken und Limonaden betrifft. Vielen anderen „säuernden Stressfaktoren" wie Aufregung, Anstrengung und Lärm können wir uns alle ohnehin nicht entziehen. Dagegen reagieren basisch hauptsächlich Kartoffeln und Gemüse und süßes, sonnenreifes Obst, Datteln, Feigen und Bananen. Aber natürlich auch unsere Kräutertees. Bei denen sind die bittersten die basischsten wie beispielsweise Wermut, Schafgarbe, Salbei und Tausendgüldenkraut.

Logischerweise denkt man bei der Beschäftigung mit den modernen Säurekrankheiten sofort an den Sauerstoff. Dabei hat die Bezeichnung „Sauerstoff" nichts mit einer sauren Reaktion zu tun, sondern ist lediglich historisch bedingt. Vor 200 Jahren hatte der Chemiker Antoine de Lavoisier die Theorie aufgestellt, dass sämtliche Säuren Sauerstoff enthalten sollen. So entstand der „wissenschaftliche" Name OXYGENIUM, d. h. Säurebildner, auf deutsch Sauerstoff. Erst 100 Jahre später fand Justus von Liebig, dass Säuren keine Sauerstoff-, sondern dass sie Wasserstoffverbindungen sind. Da lag das Kind aber schon im Brunnen. Die Elemente Wasserstoff und Sauerstoff waren beide auf den bzw. auf die falschen Namen getauft worden, und diese falschen Namen bzw. Begriffe führen die Menschheit bis auf den heutigen Tag in die Irre.

Säuren bestehen also aus Wasserstoff (Hydrogenium, H^+) und dem sog. Säurerest. Das sind entweder Sauerstoffverbindungen vor allem der Nichtmetalle Phosphor, Schwefel und Kohlenstoff. Oder es sind Chlor, Fluor oder andere Halogene ohne Sauerstoffverbindung in ihrer elementaren, atomaren Form.

Metalle wie Natrium, Kalium, Kalzium, Magnesium usw. können den Wasserstoff der Säure ersetzen und mit dem Säurerest Verbindungen eingehen. Diese Verbindungen nennt man Salze. Sie reagieren nicht mehr sauer. Derartige Salze, neutralisierte Säuren, nennt der Volksmund „Schlacken". Für den Chemiker ist das Gegenteil von sauer nicht süß, sondern basisch bzw. alkalisch. Denn die Erd- und Alkalimetalle können auch die Stelle des Wasserstoffes im normalen Wasser einnehmen. Es bilden sich basisch reagierende wässrige Lösungen, die sog. Alkalien oder Laugen. Als bezeichnenden Rest enthalten Basen nicht einfach nur Sauerstoff, sondern eine Gruppe aus Sauerstoff und Wasserstoff, die sog. Hydroxyl- oder OH-Gruppe.

Basen und Säuren verbinden sich unter Wärmeentwicklung zu Wasser, das nicht mehr basisch oder sauer reagiert, und zu einem Salz. Wir sprechen jetzt von der Neutralisation. Beispielsweise neutralisieren sich so gefährliche Chemikalien wie Natronlauge und Salzsäure zu dem harmlosen Kochsalz und dem gleichfalls harmlosen Wasser. Selbstverständlich benötigt der Organismus auch Säuren. Sie tragen durch Verbrennung zur Energiegewinnung bei. Daher ist ursprünglich in der Natur auch keine Substanz absolut sauer oder basisch. Säuren und Basen sind aber nicht nur gegensätzlich. Sie ergänzen sich auch. Wir sprechen deshalb ja auch beim gesunden Menschen von dem Säure-Basen-Gleichgewicht. Beim gesunden Stoffwechsel entstehen jedoch hauptsächlich saure Endprodukte, besonders beim Abbau der Proteine, und Kohlendioxyd beim Abbau der Fette und Kohlenhydrate. Unter gewissen Bedingungen bilden sich spezielle Säuren, beispielsweise Milchsäure bei der Muskelkontraktion.

> **Schlacken**
> sind neutralisierte und dann abgelagerte Säuren und Gifte

Der gesunde Körper scheidet die überschüssigen Säuren über die Nieren und die Lunge, auch über die Haut, aus. Auf diese Weise wird ein Säure-Basen-Gleichgewicht mit dem schwach basischen und möglichst konstanten pH-Wert des Blutes von 7,35 beibehalten. Dieser Vorgang wird durch eine basenüberschüssige, besser gesagt mineralstoffüberschüssige, Ernährungsweise unterstützt. Bei Störungen des Stoffwechselgeschehens, auch bei Erkrankungen der Ausscheidungsorgane oder der Lunge kann es zu Übersäuerungen kommen. Je mehr Säuren in den Blutstrom gelangen, umso mehr werden die basenbildenden Mineralstoffbestände zwecks Neutralisierung via Salzbildung im Körper abgebaut. In erster Linie wird zum Abpuffern das Kalzium dem Gewebe und den Knochen, auch dem Haarboden, entzogen.

Sind mit fortschreitender Übersäuerung die letzten Mineralstoffreserven erschöpft, versucht der Stoffwechsel, bevor er Knochensubstanz anzapft, die überschüssigen Säuren als Schlackendepots in für den Blutkreislauf weniger wichtige Körperbereiche abzuschieben. In diesen „Schlackenhalden" werden ebenso alle nicht ausscheidbaren und hinderlichen Stoffwechselschlacken zunächst abgeladen, meist in das tiefere Binde- und Fettgewebe. Bei erstbester Gelegenheit versucht der Körper, diesen Abfall mit Hilfe eines Heilfiebers zwecks Schlackenverbrennung „abzubrennen". Das gelingt ihm dann, wenn er nicht durch Antibiotika an diesem natürlichen Aufräumvorgang gehindert wird. Leider ist das jedoch oft der Fall mit der Folge, dass das gesamte Abwehrsystem geschwächt wird.

So entstehen bald verkapselte Herde, saure Müllhalden, die weiterhin Giftstoffe in die Blutbahn abgeben, die körpereigene Abwehr schwächen, so dass sich natürlich derjenige „abgeschlafft" fühlt, dessen Fieber „besiegt" worden ist. Bei der geringsten Belastungsprobe bricht das Abwehrsystem zusammen, und es kann zu massiven, für alle Organe gefährdenden Infekten kommen. Schauen wir uns nur unsere Kinder an!

Einerseits setzt die Schulmedizin künstlich erzeugtes Fieber (Hyperthermie) zum Verbrennen und Auflösen von Tumorzellen ein, bekämpft jedoch auf der anderen Seite diesen natürlichen Reinigungs- und Heilprozess. Je länger jedoch Azidosefolgeschäden nur mit Symptombehandlung angegangen werden, umso schneller ersticken auch gesunde Zellen in den Gift- und Schlackstoffen, die sich kontinuierlich anhäufen. Alle Medikamente und der Stressfaktor „Sich-krank-fühlen" versauern zusätzlich die Körperflüssigkeiten. Dazu leiden die gesunden Zellen zunehmend an Nährstoff- und Sauerstoffmangel, und die Lebensenergie nimmt weiter ab.

Den Nieren obliegt die Aufgabe, überschüssige Säuren auszuscheiden. Sie werden durch die tägliche Säureflut überlastet, welche durch Stress, falsche Ernährungsweise, Chemie- und Umweltgifte verursacht wird. Die überlasteten und geschwächten Nieren können die durch säuernde Nahrung ständig im Körper entstehenden Säuren wie Harnsäure, Essigsäure, Milchsäure, Zitronensäure, Schwefelsäure usw. nicht mehr ausreichend ausscheiden. Dadurch entsteht ein Rückstau der angesäuerten Körpersäfte in den Lymphbahnen. Der Körper schwemmt auf, ist aufgedunsen (Wasserstau) und zeigt Ödeme, Wasserzurückhaltung zwecks Säureverdünnung. Er versucht nämlich, die Giftstoffe durch Zurückhaltung von Wasser zu verdünnen. Bei Versalzung der Säuren können Lymphknoten anschwellen.

Ödeme sind Wasserzurückhaltungen zwecks Säure- und Giftverdünnung

Die sich immer mehr ausbreitende Pilzerkrankung Candida albicans, eine Begleiterscheinung, – eher eine Folgeerscheinung der Azidose, schädigt durch Stoffwechselgifte (Ammoniak, Aldehyde, Aflatoxine u. a.) massiv die Leber- und Gehirnzellen. Pfortaderrückstau und infolge davon Hämorrhoiden können sich einstellen.

Heute kennt jeder die zerstörenden Auswirkungen des sog. „sauren Regens" auf die Umwelt. Doch über das saure Körpermilieu ist unsere westliche Zivilisation bisher noch wenig aufgeklärt. Die meisten Menschen leben heute mit übersäuerten Körpersäften, die bis zu 70% unseres Körpergewichtes ausmachen! Mit unserer denaturierten Zivilisationskost führen wir unserem Körper täglich 80 – 90 % säurebildende Nahrung und Getränke zu. Davon schmeckt das meiste nicht sauer sondern süß, wird jedoch im Körper chemisch sauer verstoffwechselt.

Alle mit Zucker und Süßstoffen angereicherten Nahrungsmittel und Getränke wirken säurebildend. Hinzu kommen die stark säuernden Hauptnahrungsmittel wie Fleisch, Geflügel, Fisch, Eier, erhitzte Fette, Sauermilchprodukte, Käse, Teig- und Brotwaren. Ein Übermaß an Fett kann der Körper nicht verbrennen und lässt Essigsäure und essigsaure Salze zurück. Der übermäßige Eiweiß- bzw. Fleischkonsum verursacht Harnsäuren und harnsaure Salze. Deren Bildung zwingt den Körper zum Mineralstoffraub zwecks Säureneutralisierung.

Die harntreibende Wirkung all der Säuren bewirkt, dass die Nieren zu viel Wasser ausscheiden. Gleichzeitig werden lebenswichtige Basenbildner wie Kalzium, Natrium, Magnesium und Kalium mit ausgeschwemmt. Gerade diese Mineralien jedoch werden für die Neutralisierung von Säuren und für den Zellaufbau dringend benötigt. Übersäuerte und verschlackte Zellen werden starr in ihrer Struktur. Die erstarrten Roten Blutkörperchen, die Erythrozyten, verlieren ihre Verformbarkeit, und die Fließfähigkeit des Blutes wird schlechter.

Die Durchblutungsstörungen nehmen zu, weil die steifer werdenden Erythrozyten die feinen Kapillargefäße nicht mehr passieren können. Auch können die erstarrten Blutkörperchen nicht mehr ausreichend Sauerstoff aufnehmen. Es kommt zu Atemnot. Es ist unsere Verantwortung unserem Körper gegenüber, das Blut dünnflüssig und die Blutbahnen durch eine sinnvolle Ernährungs- und Lebensweise schlackenfrei zu halten. Dazu müsste unsere Nahrung zu 80 % aus basenbildenden und nur zu 20 % aus säurebildenden Lebensmitteln bestehen.

„Die Gefahr der Übersäuerung der Gewebe ist wesentlich größer als die Möglichkeit einer Überalkalisierung. Basen können bei genügender Trinkmenge gut ausgeschieden werden. Säuren werden dagegen als neutrale Salze im Körper abgelagert", sagt Dr. Sixt Hans von Kampff. Basische und basenbildende Nahrungsmittel und Getränke aus baumreifem Frischobst, Gemüse, Kartoffeln, Keimlingen und Gewürzen, basische Kräutertees und Gemüsesäfte halten das Säure-Basen-Gleichgewicht im Körper aufrecht und neutralisieren den Überhang an schädigenden Säuren.

„Zuviel Säure ist todbringend", stellt Prof. Metschnikoff fest, da das eiweißhaltige Blut bei Säuerung eindickt, regelrecht geliert. Die übliche Müdigkeit nach einem säurebildenden Essen mit vorwiegend Fleisch, Fett, Fisch und gekochtem Getreide ist uns wohlbekannt. Die süße Nachspeise erhöht zusätzlich die Blutazidität. Auch das beliebte Aufputschmittel „schwarzer Kaffee" wirkt säuernd. Der saure Zustand „verdicktes Blut" belastet das Herz und den Kreislauf. Das Übel „Körperübersäuerung" wird als die epidemische Zivilisations-krankheit AZIDOSE bezeichnet mit vorwiegend folgenden Erscheinungsbildern: Ablagerungen von kristallisierten Säuren in Blutgefäßen, Muskeln, Gelenken, Bindegewebe, Fettgewebe und Lymphgefäßen.

Das übersäuerte Blut versucht, die Säuren schnellstmöglich in den am schwächsten durchbluteten Zonen der Peripherie abzuladen wie z. B. in den Beinen, Schultern, im Nacken- und Kopfbereich, entlang der Wirbelsäule bis unter die Kopfhaut und zuletzt sogar in den Gehirnzellen.

Der Selbstheilungsmechanismus des Körpers versucht immer, einen Säureüberschuss durch Salzbildung = Mineralstoffverzehr zu neutralisieren, indem zuerst Knochen, Nägel, Zähne und Haarboden entkalziniert bzw. entmineralisiert werden. Dadurch erklären sich auch die zunehmende Knochenbrüchigkeit, die Osteoporose und die Haarlichtung schon bei jungen Männern.

Noch bevor Organschäden erkennbar sind, machen sich die verhärteten Schlacken als Gelosen im Bindegewebe mit Orangenhaut und zwischen

Gelenken und Wirbeln mit Druckempfindlichkeit bemerkbar. Schlackenknötchen drücken schmerzhaft auf Nervenenden (Neuralgien). Wir können sie auch als „Nadelkristalle“ an den Fußsohlen und unter der Kopfhaut durch Druck verspüren. Die Schlackenkristalle schmirgeln den Knorpel zwischen den einzelnen Wirbeln und in den Gelenken ab. Bandscheibenschäden mit Knorpel- und Knochenschwund sind die Folgen.

Die haarfeinen Nervenenden werden durch die Säureablagerungen entlang der Wirbelsäule geschädigt, bis sie die Impulse von und zum Gehirn nicht mehr ausreichend übermitteln können. Muskel- und Gliederlähmungen sind häufige Folgen. Auch hoher Blutdruck ist oft eine Folge von Körperübersäuerung. Wie sonst, wenn nicht mit einer Erhöhung seines Blutdruckes, soll der Körper die mehr und mehr erstarrenden, großen Roten Blutkörperchen mit ihren Sauerstoff- und Nährstoffladungen durch die feinen Kapillare schieben?!

Eine andere Folge der Übersäuerung von Blut bzw. Geweben ist der „zu hohe Cholesterinspiegel“. Alle Säuren durchlaufen das Puffersystem des Blutes. Azidotisches Blut bindet Kalzium spontan. Da der zu Neutralisationszwecken notwendige Kalziumabbau aus den Knochenspeichern nur sehr langsam erfolgt, jedoch eine Blutübersäuerung zum sofortigen Tode führen würde, müssen näher liegende und sofort zur Verfügung stehende Kalziumspeicher angezapft werden. Dieses sind u.a. die Wandungen der Blutgefäße!

Dieses Geschehen von Kalziumentnahme zwecks Gift- und Harnsäureneutralisierung widerfährt dem chemotherapierten Patienten ebenso wie dem Hochleistungssportler zwecks Milchsäureneutralisierung.

Anstelle des herausgelösten Kalziums wird das permanent vorhandene Cholesterin eingebaut, da es im Gegensatz zu den Kalziumkomplexen eine säurebeständige Substanz ist. Je mehr Säuren in unserem Stoffwechsel vorliegen, desto stärker ist die Kalziumentnahme aus den Gefäßwänden. Logischerweise muss der Körper jetzt reichlich Cholesterin als Ersatz für das verlorene Kalzium bzw. zum Schutz der Gefäßwände bereitstellen. Die logische und sinnvoll notwendige Folge ist der sog. „zu hohe Cholesterinspiegel“. Den gilt es nicht mit Medi-kamenten zu senken! Der richtige Weg geht über die Entsäuerung unseres Organismus!!

Die sog. „Adernverkalkung“ ist also zu Beginn eine „Adernentkalkung“, eine Substitution des Kalziums durch Cholesterin. Dieses Cholesterin, vermischt mit im Blut schwimmenden Schlacken, wird zwecks Erhaltung von Dichtigkeit und Elastizität des Gefäßsystems an den Aderwänden deponiert. Dort führt es wegen seiner Überfrachtung mit Schlacken auf die Dauer zu Verhärtung und Brüchigkeit der Gefäße, auch zu deren Verengung. Das Vorhandensein der Schlacken behindert die eigentliche Aufgabenstellung des Cholesterins, – Abdichtung der „Kalziumlöcher“ (Fred Koch/Dr. Johann Abele).

Der hohe Cholesterinspiegel ist also immer dann logisch und notwendig, wenn viel Cholesterin zum Ersatz von Kalzium bereitgehalten werden muss, welches wiederum gebraucht wird, um gefährliche Säuren per Salzbildung zu neutralisieren. Nach jeder Chemotherapie werden zwei körperchemische Phänomene beobachtet, die mit der von uns entwickelten Sicht der Dinge logisch erklärbar werden. Nach der „Chemo“ steigen nach einigen Tagen der Harnsäure- und Harnstoffspiegel im Blut, kurze Zeit später der Cholesterinspiegel steil an. Wieso das?

angeblich zu hoher Blutdruck

Verschlackung führt zu „dichten“, sauren Zellen

... führt zu Schlacken in Fingern und Füßen
... führt zu angesäuertem Kapillarblut
... führt zu Erythrozytensteife
... führt zu Durchblutungsstörung
... führt zu erhöhtem Blutdruck

Die „Chemo“ tötet Zellen. Aus dem Zelltod entstehen bekanntermaßen Harnsäure und Harnstoffe. Der Körper gerät in Säurenot. Mit der notwendigen Neutralisierung werden Blut und Lymphe allein nicht fertig. Mineralstoffe, vorwiegend Kalzium, werden in der Not aus den Gefäßwänden entnommen. Deren jetzt eintretende Dichtigkeits- und Elastizitätsnot beantwortet der Organismus mit hochschießender Cholesterinproduktion, vorwiegend und sinnvoll HDL!

Die Kalziumentnahme zwecks Säureneutralisierung ist auch die Ursache der KARIES. Der Genuss von phosphorsäurehaltigen, gezuckerten Getränken verstärkt die meist schon vorhandenen Gewebsazidosen in drastischer Weise. Bei der durch Limonaden aufgenommenen großen Phosphorsäuremenge kann der Kalziumbedarf durch die übrige Nahrung nicht mehr gedeckt werden! Der einzige Ausweg bleibt die Freisetzung des Kalziums aus den Knochendepots. „Sinnvollerweise“ greift der Körper bei den Kindern zuerst nach den Zähnen. Das tut er in der sicheren Gewissheit, dass da noch einmal Nachschub kommt. Insofern ist Karies die Osteoporose des Kindes, welches obendrein noch Essigsäure aus der Verstoffwechselung von Süßwaren, Weißmehlen und Fetten zu neutralisieren hat.

Man ist sich einig, dass auch Rheuma eine Säurekrankheit ist. Der rheumatische Schmerz entsteht dadurch, dass ein Harnsäurekristall auf einen

Nerv drückt. Harnsäure ist das Zerfallsprodukt des Eiweißes, sowohl des körpereigenen wie auch des mit der Nahrung zugeführten. Bei der körperlichen Tätigkeit zerfallen laufend Muskelzellen, und die dabei anfallende Harnsäure muss über die Blutbahnen den Ausscheidungsorganen, den Nieren und dem Porensystem der Haut, zugeführt werden.

Nieren und Haut können nur eine bestimmte Menge Harnsäure ausscheiden. Ist die Eiweißaufnahme zu hoch, oder ist ein Eiterherd im Körper, bei dem laufend Eiweiß zerfällt, tritt ein Rückstau ein, und Nieren und Poren können die Harnsäure nicht mehr ausscheiden. Man spricht jetzt von einer Harnsäureüberladung des Körpers.

Harnsäure und deren Kristalle sind schlecht wasserlöslich. Deswegen kann das Blut als wässrige Lösung nicht jede Konzentration davon mit sich führen. Ist die Körperflüssigkeit mit Harnsäure gesättigt, tritt die Ausfällung ein, und aus gelöster Harnsäure werden Kristalle der verschiedenen harnsauren Salze. Jedes Mal, wenn Kristallisationen stattfinden, treten starke Schmerzen auf durch den Druck der Kristalle auf die sensiblen Nerven. Die Entstehung der rheumatischen Beschwerden wird folgendermaßen erklärt:

1. Durch die hohe Aufnahme von Eiweiß mit der Nahrung, nicht nur durch Fleisch allein, kommt eine übermäßige Aufnahme zustande, auch durch zu hohe Aufnahme von lactovegetabilem Eiweiß, durch zu viele Milchprodukte und Getreide.
2. Durch Eiterherde im Körper.
3. Durch Ausfällung von Harnsäurekristallen als Folge der Aufnahme von Säuren mit der Nahrung. Durch Ionisation fällt die stärkere Säure die schwächere oder weniger lösliche aus, wenn zwei Säuren in einer Flüssigkeit zusammentreffen.
4. Durch starke Abkühlung des Körpers oder bestimmter Körperteile ziehen sich die Blutgefäße zusammen, und das Blut fließt träger durch die kalten Teile des Körpers (Schultern, Hände, Füße). Dabei kommen Harnsäurekristalle in den Muskeln und Gelenken zur Ausfällung. Die relativ harmlosere Form ist das Muskelrheuma, weil dort viel weniger Harnsäure gespeichert werden kann als in den Gelenken.

Zur Beseitigung der rheumatischen Ablagerungen ergeben sich daraus aufgrund der Säure-Basen-Theorie folgende Forderungen:

1. Sofortige Drosselung der Eiweißaufnahme!
2. Ausschaltung von Säuren: Säuernde Gartenfrüchte, säuerndes Brot, säuernde Speisen jeder Art, Konserven und Marmeladen, die zudem noch mit Säuren haltbar gemacht wurden, auch Sauerkraut.

3. Vermeidung der sauren Gärung des Darminhaltes. Gärungsverhütend sind u. a. Leinöl, medizinische Kohle, basische Heilwässer, Basentrunk und das Natron.
4. Täglicher Genuss von Gemüsebrühen und Kräutertee, wie auch von Leisen gefordert, 1 Liter Wasser dazu.
5. Wärmeanwendungen an den betroffenen Stellen, wie warme Fußbäder oder warme bis heiße Duschen, auch Rheumapflaster, welche die Haut reizen und die Durchblutung fördern.
6. Basische Tees trinken wie z. B. Brennessel, Schafgarbe, Huflattich, Hauhechel, Johanniskraut, Löwenzahn, Wermut, Tausendgüldenkraut, Salbei, Thymian, Zinnkraut u. a. Von ganz besonderer Bedeutung als Löser harnsaurer Salze ist die TEUFELSKRALLE, die es in Kapseln oder als Tonika gibt, und Grüner Hafertee.
7. Vermeidung von kaltem Wasser beim Putzen und Spülen.
8. Vermeidung des Aufenthaltes in kalten, ungeheizten Zimmern und Kellerräumen, welche meist eine zu hohe relative Luftfeuchtigkeit aufweisen.
9. Ein wichtiger Punkt ist auch, dass Mittel zur Herzstärkung eingenommen werden (Weißdornpräparate). Nur ein starkes Herz ist in der Lage, mit genügend Kraft den Kreislauf aufrechtzuerhalten. Somit kann das Blut auch die Ablagerungen der Harnsäurekristalle und harnsauren Salze leichter abbauen.

Chemo-Chronologie

- Gift
- Haarverlust 1
- Zelltod
- Harnsäure / - stoff
- Haarverlust 2
- Kalziumverlust aus Blutgefäßen
- Cholesterin als Gefäßschutz, vorwiegend HDL

Der Organismus verfügt über eine Alkalireserve, die durch Bikarbonat, Blut, Kalium, Kalzium und andere Alkalimetalle in den Zellen gebildet

Die Kausalkette des „zu hohen Cholesterinspiegels“ Säuren führen zu Mineralstoffraub zwecks Säureneutralisierung

... führt zu Kalzium- und Mineralstoffraub aus dem Gefäßsystem
... führt zu „Kalziumlöchern“ in den Gefäßen (Fred Koch in: „Saure Nahrung macht krank“)
... führt zu erhöhter Cholesterinproduktion zwecks Erhaltung von Dichtigkeit und Elastizität des Gefäßsystems
... ist angeblich „zu hoher Cholesterinspiegel“
... ist jedoch höchst sinnvoller Schutzmechanismus

wird. Im lebendigen Stoffwechsel ist eine leichte Alkalität notwendig. Das biologische Gleichgewicht liegt in den Körpergeweben bei einem pH-Wert von etwa 7,2. Während des Tages kann man im Harn Säure- und Basenfluten messen. Sie entstehen durch biologische Rhythmen im Magen sowie durch die Aufnahme der Mahlzeiten und sind analog zu den Rhythmen von Ebbe und Flut zu sehen, die gleichfalls im Sechs-Stunden-Rhythmus takten.

Wir beobachten Basenfluten um 4 Uhr nachts, vormittags um 10 Uhr, nachmittags um 16 Uhr und abends um 22 Uhr. Wir beobachten Säurefluten um 1 Uhr nachts, 7 Uhr morgens, 13 Uhr mittags und um 19 Uhr abends.

Basenfluten	Säurefluten
04.00 Uhr stark	01.00 Uhr mäßig
10.00 Uhr mäßig	07.00 Uhr stark
16.00 Uhr stark	13.00 Uhr mäßig
22.00 Uhr mäßig	19.00 Uhr stark

Häufig werden in den Krankenhäusern Herzinfarktpatienten am frühen Morgen zwischen 5 Uhr und 7 Uhr eingeliefert, wie jede Nachtschwester bestätigen kann. Das sind die logischen Opfer des „sauren“ Vortages, der vielleicht von besonders viel Stress, Existenzangst und Ärger oder auch von einem wunderschönen „letzten“ Tanzabend gekennzeichnet war.

Wie wir sehen, entleeren sich die Gewebedepots vor allen Dingen nachts, so dass der Morgenurin in der Regel der sauerste des ganzen Tages ist.

Er hat einen „normalen“ pH-Wert, wie wir ihn in den modernen Lehrbüchern finden, von pH 5,5. Das ist jedoch alles andere als „normal“! Dieser saure pH-Wert spiegelt lediglich die JETZT „normale“ Azidose aller unserer Zeitgenossen wider. Sonst nichts! Was ist überhaupt „normal“? Was sind Normalwerte? Diese werden folgendermaßen erstellt: Man nehme 1 000 „gesunde, junge Bundeswehrsoldaten“ und messe an ihnen die unterschiedlichsten Werte. Der Durchschnitt gilt dann als normal. An eben solchen erschossenen jungen amerikanischen Vietnamkriegsteilnehmern hat man allerdings aufgedeckt, dass diese bereits die Zeichen der Adernverfettung und beginnenden Sklerose trugen!!

Wirkliche Normalwerte liefern uns eher der Säugling an der Mutterbrust oder der Eingeborene einer Urbevölkerung. Optimal wäre theoretisch ein pH-Wert von ca. 7,35, derjenige des Blutes. Ein solcher würde bedeuten, dass dieser Stoffwechsel, was den Säure-Basen-Haushalt angeht, absolut gesund ist und weder überschüssige Säuren noch Basen auszuscheiden hat. Nachdem jedoch aus eigenem Zellverfall Harnsäure anfällt, aus der Muskeltätigkeit Milchsäure, auch Kohlensäure, ist ein pH-Wert von ca. 6,5 als optimal anzusehen.

Liegt der pH-Wert im sauren Bereich, liegen überschüssige Säuren bzw. „saure" Salze vor. Dann muss entsäuert werden. Diese Entsäuerung kann jeder selbst vornehmen, indem er sich basenüberschüssig, d.h. mineralstoffüberschüssig bzw. basenbildend, ernährt mit entsprechendem Essen und Trinken und mit entsprechender Nahrungsergänzung.

Was heißt „basenüberschüssig"?

„Basenüberschüssig" bedeutet, dass mit der täglichen Nahrung mehr energiereiche Mineralstoffe aufgenommen werden, als der Organismus für die Neutralisierung = Verstoffwechselung der gleichfalls mit der Nahrung aufgenommenen oder sonstwie entstandenen Säuren, Gifte und Schadstoffe benötigt. Ist das nicht der Fall, erfolgt die Neutralisierung aus dem Körperbestand an Mineralstoffen und Spurenelementen.

Natürlich gehört auch basische Körperpflege, die gleichfalls zur Mineralisierung und Entsäuerung ihren Beitrag leistet, dazu und das regelmäßige Trinken von reinem Wasser.

Leider bieten die Nahrungsmittel in unseren zivilisierten Ländern nicht mehr den erforderlichen Überschuss an energiereichen Mineralstoffen zum Säureausgleich bzw. zur Säureneutralisierung an. Die vorliegende Problematik wird nur von wenigen Menschen bis ins Tiefste erfasst, obwohl die Logik des Vorgehens der Entsäuerung rasch begriffen wird. Das zeigt die immer wieder gestellte Frage: „Und wie lange muss ich denn entsäuern und mich mineralstoffüberschüssig ernähren oder per Körperpflege entsäuern?" Die richtige Antwort ist lapidar und lautet: „Ein Leben lang!"

Merken wir uns: Die Azidose des Urins „spiegelt" eine bestehende Gewebsazidose wider!

Gesunde, mit Muttermilch ernährte Säuglinge haben einen Urin-pH-Wert von 8 bis 8,5. Bekanntermaßen kann der basische Säuregrad des Urins vegetarisch lebender Tiere bis zu pH 8,5 ansteigen. Demgegenüber erreichen logischerweise Fleischfresser wie Hund und Katze nur pH-Werte zwischen 5 und 6. Schon Are Waerland stellte fest, dass Hunde und andere fleischfressende Tiere, wenn sie sich übersäuert fühlen, immer jene Teile ihrer Beutetiere bevorzugen, die die meisten Mineralstoffe enthalten. Die basenbildenden Mineralstoffe befinden sich vor allem in den Gelenkkapseln der Wirbeltiere.

Der Löwe frisst die mineralstoffreichen Innereien der Wirbeltiere. Die Hyäne muss sich mit dem vom Löwen verschmähten Muskelfleisch begnügen. Wir bezeichnen deshalb die Filets und Steaks essenden Feinschmecker unserer Tage als Gourmänen. Eine Zusammenziehung von Gourmet und Hyäne.

Bezeichnenderweise gab es im Altertum im Orient eine besonders hinterhältige Todesstrafe, die Ernährung des Verurteilten ausschließlich mit Muskelfleisch bis zum unausweichlichen Tode nach spätestens wenigen Wochen.

Das minderwertige Fleisch kranker und gestresster Tiere, besonders von Schweinen, bei denen der pH-Wert des Fleisches niedrig liegt, erkennt der Verbraucher an seiner blassen Farbe. Bei der Zubereitung verliert es soviel Wasser, dass es weitgehend einschrumpft und an Geschmack verliert. Muskeln und Bindegewebe übersäuerter Menschen sind ebenso von minderwertiger Qualität – ohne „Saft und Kraft", aber oftmals voll von Wasser zwecks Säureverdünnung. Jahrzehntelange Erfahrungen verschiedener Wissenschaftler zeigen, dass eine Neutralisierung durch Mineralstoffe zum A und O einer aktiven Gesundheitspflege gehört und bei der Vermeidung von Zivilisationskrankheiten eine zentrale Rolle spielt.

WAS IST GESUNDHEIT?

Gesundheit des Körpers bedeutet Schlackenfreiheit der Zellen, Gewebe, Drüsen und Organe, gleichzeitig gefüllte Mineralstoffdepots.

Gefüllte Mineralstoffdepots bedeuten Schönheit. Gesundheit der Seele bedeutet Reinheit von negativem Erleben und der Verzicht auf vorzeitige Erlebniserfüllung der eigenen Inkarnation.

Was ist Gesundheit?

- schlackenfreie Zellen, Gewebe und Organe
- gefüllte Mineralstoffdepots
- unbeschädigte, nicht verätzte oder vergiftete Zellen, Organe, Drüsen und Funktionen

Es ist das zurzeit herrschende System, welches uns die möglichen 140 Jahre voller Gesundheit, Schönheit und Stärke von Körper, Geist und Seele verwehrt und uns statt dessen ein ausgebeutetes Leben beschert, zuerst voller Süchte und später voller Krankheiten mit einem möglicherweise bald vom Arzt assistierten Selbstmord am unappetitlichen Ende.

Unappetitlich ist nicht nur die uns umgebende Welt der qualmenden Schlote und stinkenden Auspuffe, der verdreckten Flüsse, Seen und Meere, der abstürzenden Satelliten und der berstenden Atomreaktoren. Unappetitlich ist leider auch die Mehrzahl unserer sterbenden Männer und Frauen anzuschauen. 50 % derer Substanz besteht bei ihrem seligen Ende aus Schlacken.

Die ehemals hübsche Eva hat sich ummantelt wie mit einem Castor-Behälter. Dabei wäre alles so einfach gewesen. Sie hätte sich nur nie zu überanstrengen brauchen. Sie hätte auf den Kaffee verzichten sollen und auf das Fleisch, auf das Rauchen und auf die vielen Süßwaren. Sie hätte immer alle Winde ablassen sollen und Stress und Ärger vermeiden sollen, genauso wie all die vielen Genussmittel, die ihr ein Leben lang so mundeten.

Stattdessen hätte sie ein Leben lang mineralstoffüberschüssig und überwiegend vegetarisch essen sollen. Sie hätte in Harmonie leben und sich regelmäßig entschlacken sollen. Sie hätte überhaupt bescheiden und diszipliniert leben und sich basisch körperpflegen sollen. Wäre ihre Nahrung dann noch vitalstoff- und mineralstoffreich gewesen und ihr Trinken gleichfalls, hätte sie ihr Leben lang viel frische Luft, reines Wasser und göttliches Licht genossen, sie wäre 140 Jahre alt geworden und hätte sich ihres Lebens bis zum letzten Tage erfreut. Wie wir bereits gesehen haben, strapaziert unser augenblicklicher Lebensstil unseren Organismus mit Harnsäure aus dem Genuss tierischen Eiweißes. Harnsäure

Unsere Mineralstoffdepots

- Haare und Haarboden
- Nägel
- Haut
- Knochen
- Gefäße bzw. Adern
- Knorpel, Kapseln, Sehnen
- Blut (auch Pufferlösung)

sind die Säulen unserer Gesundheit und Schönheit

fällt ohnedies und obendrein beim kontinuierlichen Verfall unserer eigenen Zellen an, Kohlensäure aus dem Bewegungsmangel und dem falschen, zu flachen Atmen.

Stress, Lärm, Ärger, Angst und Enttäuschung münden in Salzsäurereaktionen, weshalb davon betroffene Personen wegen eines Überschusses an Salzsäure im Magen oftmals Magenschleimhautentzündungen oder sogar Magengeschwüre oder Reflux bekommen. Der Körper der Jogger, Sportler und Fitnessmenschen wird mit Milchsäure aus körperlicher Anstrengung oder sogar Überanstrengung überschwemmt. Süßwaren werden via Essigsäure verstoffwechselt. Schwarzer Tee und Kaffee liefern Gerbsäure und Salzsäure. Der Raucher inhaliert Nikotin, und aus zurückgehaltenen Winden entwickelt sich Schwefelsäure in den Körpersäften, und zwar aus dem Schwefelwasserstoff der Blähungen.

Woher kommen die Säuren?

- Harnsäure aus Fleischgenuss und Zellverfall
- Kohlensäure aus Bewegungsmangel und falschem Atmen
- Milchsäure aus körperlicher Anstrengung
- Gerbsäure aus schwarzem Tee und Kaffeegenuss
- Nikotin vom Rauchen
- Schwefelsäure aus zurückgehaltenen „Winden“ und aus Schweinefleisch
- Acetylsalicylsäure aus Schmerzmitteln
- Essigsäure aus Süßwarenkonsum und Fetten
- Oxalsäure aus z. B. Rhabarber, Spinat und Kakao
- Salzsäure aus Stress, Angst, Ärger
- Salpetersäure aus gepökeltem Fleisch und aus Käsesorten mit Kal.-Nitr.-Zusatz

Die Säuren neutralisiert der Organismus so schnell es geht, um sich nicht an ihnen zu verätzen.

Dazu benötigt er Mineralstoffe. Diese verbinden sich mit den so genannten Schlacken.

Der „Genuss“ von Schweinefleisch und vielen Käsesorten „beschert“ den Menschen Schwefelsäure und Salpetersäure. Schwefelsäure jedoch erweicht die Bandscheiben und ist in erster Linie für Probleme mit diesen ansonsten harten Knorpeln verantwortlich. Eine Verbindung von Schwefelsäure und Salpetersäure ist sogar in der Lage, Gold aufzulösen. Daraus mag deutlich werden, wie aggressiv Säuren sind. Acetylsalicylsäure nehmen wir mit vielen Schmerzmitteln auf. Rhabarber, Spinat und Kakao liefern Oxalsäure.

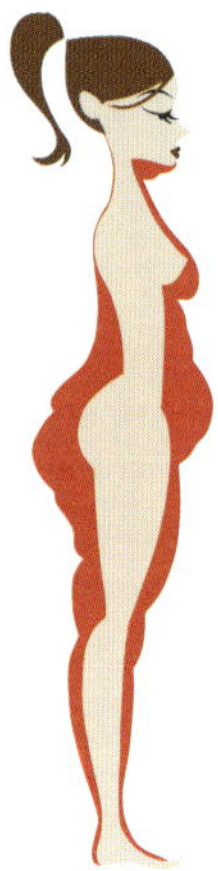

50 % des Körpers vieler Menschen bestehen aus Schlacken.

Alle diese und andere Säuren muss der Körper so schnell es geht neutralisieren, damit sie nicht seine Zellen, Organe, Drüsen und Funktionen verätzen. Für diesen Neutralisierungsvorgang benötigt er Mineralstoffe. Die damit neutralisierten Säuren nennt der Chemiker Salze und der Volksmund Schlacken. Wissenschaftlich heißen sie beispielsweise oxalsaures Kalzium oder harnsaures Kalzium, schwefelsaures Kalzium usw.

Vergegenwärtigen wir uns unseren täglichen Arbeitstag! Wir müssen etwas schaffen. Wir haben Druck. Da bedarf es ab und zu einer Pause, einer Regenerierung verbrauchter Kräfte. Was geschieht? Die des Stoffwechsels unkundigen Menschen gehen den „sauren Weg“ und nicht den „basischen“.

Früher wurde länger gearbeitet als heute, dafür geruhsamer, und öfters wurden Pausen gemacht. Man ging in der Mittagspause spazieren oder saß zusammen. Man trank einen Kräutertee oder gönnte sich sogar einen Mittags- oder Büroschlaf. In der Pause von einer halben oder einer ganzen Stunde Dauer ging man an die frische Luft, bevor oder nachdem man Mutters Eintopf gegessen hatte. Damals gab es noch die für die Säureneutralisierung benötigten Mineralstoffe aus frischen, energiereichen Lebensmitteln. Das Wasser war sauber und energiereich. Alles war dazu angetan, das verbrauchte energetische wie materielle Körperkonto wieder aufzufüllen.

Was sind die sogenannten Schlacken?

Aus Säuren und Giften entstandene Salze, die der Körper unter Zuhilfenahme von Mineralstoffen und Spurenelementen (Mineralstoffraub) aus organischen und anorganischen Säuren bildet bzw. bilden muss, um nicht von diesen verätzt bzw. vergiftet zu werden.

Was passiert heute? Es gibt Kaffee oder Colagetränke. Eine Zigarette wird geraucht, oder etwas Süßes wird gelutscht und genossen, nach dem Motto **„...bringt verbrauchte Energie sofort zurück!“**

Es ist der „saure Weg" der eben zitierten Säuren, die als quasi „Säurepeitsche" dem Körper nicht neue Kräfte zuführen, sondern Energien aus dem Bestand des Körperkontos mobilisieren. Dieser „saure Weg" ist derjenige von Mineralstoff- und Energieverzehr. Die Gesichter und der Haarwuchs unserer jungen Männer über 30 Jahren oder sogar darunter sprechen Bände!

Dabei wäre alles so einfach! Wir bräuchten nur mineralstoffüberschüssig zu essen, wie zu Großmutters Zeiten kontinuierliche Schlackenlösung mit Omas Haustee zu betreiben, dazu kontinuierliche Säureneutralisierung mit Spurenelementen und Mineralstoffen aus einer vitalstoffreichen Ernährung. Wir bräuchten nur Säureneutralisierung und Schlackenausscheidung zu betreiben mit basischen Bädern und Trunken, mit Wickeln und Spülungen und eine kontinuierliche Körperreinigung und Parasitenaustreibung durch Abhärtung, durch Sauerstoff, klares Wasser und Gewürze und mit viel Bewegung in frischer Luft. Was heißt überhaupt mineralstoffüberschüssig essen? Heute wird fälschlicherweise der Begriff „basenüberschüssig" verwendet, wenn „mineralstoffüberschüssig" gemeint ist.

Mineralstoffüberschüssig meint, dass Tag für Tag mehr energiereiche Mineralstoffe aufgenommen werden müssen, als wir zur Neutralisierung der in mehr oder weniger großem Maße anfallenden Säuren benötigen.

Nehmen wir weniger auf, muss der Körper zwecks Säureneutralisierung auf die Mineralstoffe der Zähne, Knochen, Nägel, Haut usw. zurückgreifen, damit er sich nicht an den vorhandenen Säuren verätzt. Der Knochen ist die „letzte Instanz" der menschlichen Gesundheit. Er ist der „Vater der Gesundheit". Auf seinen Erhalt gilt es von frühester Kindheit an zu achten! Gesundheit will jeden Tag bewahrt und jeden Tag neu erzeugt werden. Nur Mineralstoffe aus natürlichen Lebensmitteln sind energiereich genug, um aggressive Säuren zu binden, d.h. zu neutralisieren.

Wenn es gelänge, vom ersten Tage des menschlichen Lebens an ein Übergewicht neutralisierungsfähiger Mineralstoffe gegenüber den zu neutralisierenden Säuren zu schaffen, dann könnte ein Traum der Menschheit Wirklichkeit werden, der Traum von einem langen Leben in einem schlackenfreien, schönen Körper und von lebenslanger Gesundheit. Von der jedoch sind wir mit unserer augenblicklichen Ernährung und sonstigen Lebensweise so weit entfernt wie die Erde vom Mond.

Es fällt auf, dass es Tag für Tag Berichte von Kongressen zu allen möglichen Zivilisationskrankheiten gibt. Tagungen zu Krebs und Rheuma, zu MS und Morbus Crohn, Bechterew, Alzheimer und AIDS finden rund um den Globus und an jedem Tage statt. Hat man schon einmal von einem Kongress gehört, auf welchem Gesundheit definiert worden ist? Wir glauben nein!

Analog zu dem menschlichen Sein in seiner Dualität von Geist und Materie definieren wir Gesundheit als sowohl materielle wie energetische Wohllage. Materielle Wohllage bedeutet vorrangig Schlackenfreiheit unserer Zellen, Gewebe, Drüsen, Gelenke und Organe. Materielle Wohllage bedeutet gleichzeitig gefüllte Schatzkammern unserer Mineralstoffdepots der Zähne und Knochen, der Knorpel und Sehnen, der Organe, der Haare, der Haut, des Blutes, der Nägel usw. Materielle Wohllage bedeutet auch die bedarfsgerechte Versorgung mit allen benötigten Stoffen. Wohlgemerkt „bedarfsgerechte Versorgung“ – keine Unterversorgung und auch keine Überversorgung!

Unter materieller Wohllage verstehen wir auch das einwandfreie Funktionieren von Assimilation, Zirkulation, Ausscheidung und Entspannung betreffend die Stoffe, Säfte und Gase unseres Körpers. Es ist darauf zu achten, dass alle vier Takte funktionieren und ständig trainiert werden.

Regenerierung

Der saure Weg:

· Kaffee · Limonade · Zigaretten · Süßwaren	▶	Verminderung des Körperkontos	▶	Energieraub

Der basische Weg:

· ausruhen · spazieren gehen · Tee trinken · Mineralstoffe	▶	Erhalt oder sogar Auffüllung des Körperkontos	▶	Energiezufuhr

Materielle Wohllage ist die Grundvoraussetzung für körperliche Schönheit. Gesundheit bedeutet auch, dass Zellen, Drüsen, Organe und Funktionen nicht vergiftet oder verätzt sind. Energetische Wohllage bedeutet, dass wir keinen energetischen Belästigungen, Fehlsteuerungen, Disharmonien, Verstrahlungen oder Verzehren ausgesetzt sind. Energetische Belästigungen gehen von jeder Stromquelle ebenso aus wie vom Fernseher oder dem Radar der Flugzeuge, von den Funktrassen oder dem Handy und natürlich erst recht von den Hochspannungsleitungen und den Atomkraftwerken. Energetische Wohllage bedingt einen kontinuierlichen Energiezufluss aus Muse und Muße, aus Lebensmitteln und Sexualität, auch aus dem eigenen Verhalten. Energetische Wohllage bedingt offene Chakren zur Energieaufnahme aus Natur und Kosmos, und natürlich auch von Mitmenschen, Pflanze, Wasser und Tier.

Was ist Gesundheit?

I. Materielle Wohllage
- Schlackenfreiheit der Zellen, Gewebe, Membranen und Organe
- Gefüllte Basen- und Mineralstoffdepots
- bedarfsgerechte Versorgung mit allen benötigten Stoffen
- nicht verätzte oder degenerierte Funktionen der Drüsen, Sinne, Begabungen, Bewegungen etc.

II. Energetische Wohllage
- einwandfreies Funktionieren von Assimilation, Zirkulation, Ausscheidung und Entspannung
- keine energetischen Belästigungen, Fehlsteuerungen, Disharmonien, Verstrahlungen oder Verzehre
- Energiefluss aus Muße und Muse, aus Lebensmitteln, aus Sexualität, aus eigenem Verhalten, durch offene Chakren, aus dem Kosmos

III. Freisein von Parasiten

Unsere Darstellung betreffend den Energiefluss von „oben nach unten" auf der Seite 69 beruht im Wesentlichen auf Arbeiten des süddeutschen, leider verstorbenen Forschers Helfried Herrmann. Ihm danken wir an dieser Stelle postum dafür, dass er uns viele wichtige Erkenntnisse hinterlassen hat. Möglicherweise überrascht es Sie, die Ernährung in der obersten Stufe des Energieflusses zu finden. Ihre Verwunderung ist nur zu begründet, spricht die heutige moderne Ernährung aus der Konservendose oder aus Fast Food, aus Tiefkühlkost, Gebäcken, Weißmehlprodukten usw. den Menschen doch nur noch auf der untersten Ebene unserer Aufstellung an, derjenigen der absoluten Grobstofflichkeit. Es ist das eigentliche Wollen der modernen Naturkostläden und des biologisch-dynamischen Anbaues, wieder Lebensmittel zu produzieren, die uns Menschen nicht nur in unserer Stofflichkeit ansprechen, sondern auch mit den in ihnen enthaltenen kosmischen Energien bereits in der obersten energetischen Ebene, um dort bestehende Bedürfnisse zu befriedigen. Nur derartige Gemüse, Salate, Getreide, Samen, Früchte usw. sind als wirkliche LEBENSMITTEL zu bezeichnen, während die vorher aufgezählten Produkte heutzutage den exakt richtigen Namen NAHRUNGSMITTEL tragen. Dem ist nichts hinzuzufügen, es sei denn, man bezeichnet sie als moderne Massenvernichtungswaffen oder als Maladierungswerkzeuge.

In der Mitte der Tabelle auf **Seite 69** „DER ENERGIEFLUSS AUS DEM KOSMOS IN DIE ZELLE“ finden Sie eine gestrichelte Linie. Oberhalb dieser befindet sich der energetische und unterhalb von dieser Linie der materielle Mensch. Exakt bis zu dieser Linie reicht das Verständnis und das Wissen der modernen Naturwissenschaft, sowohl an ethischer Qualität als auch an dem Vorhandensein der hohen aufgezählten Energien. Aufgrund dieser Wissensgrenze wird es unserem Zeitalter nicht mehr gelingen, den energetischen Menschen exakt zu erforschen. Pikanterweise erachtet sich unter den Heilberufen oftmals derjenige als „am höchsten“, der in der untersten Stufe der Stofflichkeit arbeitet, der Chirurg.

Wenn wir die Schlackenfreiheit und Unversehrtheit der Zellen und Gewebe bei gleichzeitig gefüllten Mineralstoffdepots als den eigentlichen Sockel unserer materiellen Gesundheit erkennen, dann sind wir schnell in der Lage, das Wesen der modernen Zivilisationskrankheiten gleichfalls zu durchschauen. Es sind Verschlackungen und Vergiftungen der Zellen und Gewebe durch Säuren und Gifte und aus diesen hervorgegangene Salze, die der Volksmund Schlacken nennt.

Ist der Körper aufgrund des derzeitigen Mangels an neutralisierungsfähigen Mineralstoffen zu fortwährender Entnahme von Spurenelementen und Mineralstoffen aus seinen Depots zum Zwecke der Säureneutralisierung gezwungen, wird es bald zu den unterschiedlichsten Mangelzuständen und zum vorzeitigen Verfall seiner Schönheit kommen. Damit diese nicht eintreten, haben wir ein Leben lang die zwei Kriterien der Gesundheit zu beachten, nämlich die materielle und die energetische Wohllage, gilt es doch Vorsorge zu betreiben, um möglichen Krankheiten vorzubeugen:

Die vier wichtigsten Funktionen

Der Mensch – ein Viertakter

(nach Jakob Lorber)

- Assimilation
- Ausscheidung
- Zirkulation
- Entspannung

Wir müssen die in unserem Körper abgelagerten Schlacken kontinuierlich lösen und ausscheiden, gleichzeitig unsere möglicherweise angegriffenen Mineralstoffdepots wieder auffüllen und verätzte Zellen, Gewebe, Organe und Funktionen regenerieren.

Saure Körperpflegemittel, die mit pH-Werten unter 6 auf die Haut gelangen, gehören für unsere Begriffe nicht auf den Markt und nicht auf die Haut, ebenso keine Zahnpasten mit Himbeergeschmack, Fluoriden und Schaumbildnern in den Kindermund. Hüten wir uns vor einer ganz besonders heimtückischen Vergiftung, derjenigen durch Natriumfluorid. Dieses Gehirngift begegnet uns sowohl in fluoridiertem Trinkwasser als auch bei einer Fluoridierung unserer Zähne durch den Zahn- oder Kinderarzt.

In Kreisen hochkarätiger Wissenschaftler ist bereits seit den 1930er Jahren bekannt, dass Natriumfluorid eine ganz bestimmte Region unseres Gehirns schädigt. In dieser Region ist der individuelle Behauptungswille angesiedelt. Dieser wird durch Natriumfluorid beeinträchtigt und auf lange Sicht zum Erliegen gebracht.

Der Energiefluss aus dem Kosmos in die Zelle

Funktion	Ebene	Wirkung
Der Kosmos sendet Energien aller Frequenzen und Polaritäten für die ätherische Substanz, den Willenskörper, den Mentalkörper und schenkt dem Menschen die physische Bioform seiner individuellen Matrix. = Orgon-, Äther-, Astral-, Mental u. a. Energien	Energiekörper bewirken Strahlung.	Größe und Eigenart dieser Energiekörper ergeben sich aus Erbgut. Bodenstrahlung. Ernährung und Geisteshaltung.
▼	▼	▼
Die obigen Energien werden „eingerollt". Daraus werden Informationsträger angefertigt und in den energetischen Bereich der Drüsen eingespeist	Chakren bewirken Transformation.	Auf dieser Ebene wirken Geistesheilung und Akupunktur.
▼	▼	▼
Der materielle Bereich der Drüse verarbeitet die empfangenen Informationen zu Hormonen und gibt diese an Organe weiter.	Drüsen produzieren Hormone und energetischen Befehle.	Auf der Drüsenebene wirken z. B. Homöopathie und Heilmagnetismus, um Fehlleistungen zu korrigieren.
▼	▼	▼
Das Organ richtet sich nach den vorhandenen chemischen Botschaften der Hormone als auch nach den parallel oder bereits vorher eingetroffenen energetischen Befehlen aus dem Gehirn.	Organe bewirken Reflexe.	Auf dieser Ebene arbeitet der allopathische Arzt, um Fehlleistungen auszugleichen.
▼	▼	▼
Die Organe produzieren „Kraftstoffe" für die Muskelarbeit und scheiden Schlacken aus.	Muskeln verrichten Arbeit.	Auf dieser Ebene arbeiten der Chirurg und der Chiropraktiker.

So verliert der fluoridierte Mensch auf die Dauer seinen Widerstandswillen gegen Beherrschung und Kontrolle von außen und auf die Dauer seine Freiheit, weil er sich nicht gegen eine fortschreitende Einschränkung seiner bisherigen Freiheit wehren wird. Dieses Phänomen gilt selbstverständlich im persönlichen Umfeld wie auch auf Behörden, Staat usw. bezogen. Lassen Sie sich also nicht von der Argumentation beeindrucken, wenn man Ihnen Natriumfluorid auf den Zahn pinseln will, um diesen vorgeblich zu härten. Er wird mit der Fluoridierung eher zu hart und zu brüchig als auf Dauer widerstandsfähig.

Jegliche Fluoridierung von Trinkwasser oder Zahnpasten, ebenfalls die Verabreichung von Fluortabletten in den Kindergärten gehört nach unserer Meinung verboten. Derartiges ist jedoch allgemein üblich und wird sogar noch aus Steuermitteln bezahlt. Das Gleiche gilt für die Chlorierung von Trink- und Badewasser. Chlor ist nicht nur ein materielles, sondern auch ein energetisches Gift. Es nimmt dem Wasser dessen magnetische Energie. Die aber braucht besonders der Knochen, der „Vater unserer menschlichen Gesundheit“, für seinen möglichst langen Erhalt.

Bezahlt werden auch Zahnfüllungen mit Amalgam. Andere Länder, wie beispielsweise Schweden, haben das wegen wissenschaftlich erwiesenen Vergiftungsrisikos bereits verboten. In Deutschland jedoch wird ausschließlich die Füllung mit Amalgam von den Krankenkassen bezahlt. Andere Füllungen muss der Beitragszahler selbst bezahlen!

Die Welt steht Kopf. Von Gesundheitsvorsorge und Krankheitsvorbeugung nicht die Spur. Ganz im Gegenteil! Krankheiten und Spätfolgen werden systematisch vorbereitet.

Das Gleiche gilt für ein nicht existierendes Rauchverbot für die Jugendlichen beiderlei Geschlechtes. Ein solches Rauchverbot sollte zwingend mindestens bis zum 35. Lebensjahre gelten. Danach sind in aller Regel die Kinder gezeugt. Wer dann rauchen will, der soll es tun. Allerdings wären sämtliche Tabakwaren mit Extremsteuern zu belegen, damit das Rauchen auch wirklich ein „Genuss“ wird. In Großbritannien wird das bereits praktiziert!

Die gleiche Extremsteuer ist auf Kaffee, Schwarzen Tee und Süßwaren zu erheben! Prof. Manfred von Ardenne hat mit seinen Forschungen nachgewiesen, dass sowohl der Bohnenkaffee als auch der Schwarze Tee in starkem Maße O2, also unseren lebensnotwendigen Sauerstoff, verzehren. Dieser Verzehr hält nach dem Genuss dieser beiden Getränke etwa vier Stunden lang an. Man sollte deshalb ein- bis zweimal am Tag seinem Trinkwasser einen Tropfen Wasserstoffperoxid hinzufügen. Das genügt.

Man sollte gute Dinge allerdings nie übertreiben. Oft ist „weniger mehr". Wasserstoffperoxid gibt es als dreiprozentige Lösung in jeder Apotheke oder Drogerie. Zu Unrecht wird dieses Universalmittel der menschlichen Gesundheit zurzeit als giftig oder zumindest als „ätzend" in Verruf gebracht. Dabei eignet sich dieser Stoff hervorragend sowohl zum äußerlichen Gebrauch bei vielen Hautproblemen als auch zur Sauerstoffaufwertung des Trinkwassers.

Wenige Tropfen pro Tag genügen. Das hyperoxidierte Trinkwasser wird morgens und/oder abends nüchtern, etwa eine halbe oder eine Stunde vor dem Frühstück oder dem Abendessen getrunken. Besonders gute Wirkungen hat dieses Wasser erfahrungsgemäß bei niedrigen Eisen- und Hämoglobinwerten des Blutes.

Gleichfalls sind hohe Versicherungsbeiträge für hohe Risiken zu erheben, wie bestimmte Sportarten, Tauchen, Leistungssport, Fußball usw. Private Krankenversicherungen sind bereits zu einem derartigen Berechnungsmodus übergegangen. Bei manchen hyperaktiven Sportlern braucht die Krankenversicherung allerdings gar nicht mehr aktiv zu werden. Zwischen fünf- und zehntausend Männer sollen Jahr für Jahr am Herzinfarkt sterben, den sie auf dem Tennisplatz, beim Joggen oder beim Radfahren erleiden.

Sie wollten nach einem bewegungsarmen Tag, bis in die Zelle geprägt von Kohlensäurerückstau und Bürostress, ihre schmerzhaft fühlbare Übersäuerung mit intensiver Muskelbeanspruchung kompensieren. Sie trieben damit jedoch den Teufel mit dem Beelzebub aus, indem sie den bereits mit Kohlensäure überfrachteten Organismus jetzt auch noch mit Milchsäure übersäuerten.

Bald erreicht die Versauerung die Herzmuskulatur, was dort zur Versteifung der Roten Blutkörperchen mit der Folge von Herzinfarkt führt. Insofern gehört an jedes Netz auf dem Tennisplatz und an jedes Fahrrad eines Intensivradlers eine Flasche mit Natronwasser. Gleich beim ersten Herzschmerz werden in hastigen Zügen 250 bis 500 Milliliter dieses basischen Wassers flott hinuntergetrunken, wodurch sich eine Alkalisierung des gesamten Thorax mit einer sofortigen Auflösung der Erythrozytenstarre einstellt.

Es ist nicht einzusehen, dass die sogenannte Solidargemeinschaft für die Folgen ganz bestimmter Vergnügungen und „Genüsse" kleiner Bevölkerungsgruppen aufkommt. Wer den Spaß haben will, der soll ihn auch bezahlen! Im Augenblick bezahlt diesen Spaß und seine Folgen jedoch derjenige, der seine Gesundheit bewusst hütet und deshalb die Krankenkasse nicht in Anspruch nimmt.

Die Vergiftung unserer Umwelt ist durchgängig. Sie beschränkt sich nicht auf Nahrungs- und Körperpflegemittel, Arzneimittel, Genussmittel und Drogen. Sie macht mit der sauren Chlorierung auch vor dem Trinkwasser und dem Badewasser nicht halt. Die Anwendung von Sauerstoff oder von geeigneten basischen Salzen wäre sinnvoller!

Chlor ist eine in höchstem Maße giftige, kanzerogene Substanz. Das macht eine energetische Untersuchung mit radiästhetischen Instrumenten deutlich. Aus dieser Analyse werden alle Krankheiten deutlich, für deren Ursache die maladierende Wirkung von Chlor infrage kommt. Und mit so etwas kochen wir Tag für Tag. Und so etwas trinken wir Tag für Tag!

Vom Himmel regnet es Salz- und Schwefelsäure. Diese ruinieren den deutschen Wald, ebenso wie das die elektrische Überfrachtung aus den Funktrassen, aus den Radaranlagen und aus Tausenden von Türmen und Sendern tut. Jedes Blatt und jede Nadel ist nämlich eine Antenne! Die energetische Überfrachtung dieser Blattantennen bringt dem deutschen Wald mehr Schaden, als es der saure Regen tut! Das wird jedoch geflissentlich verschwiegen.

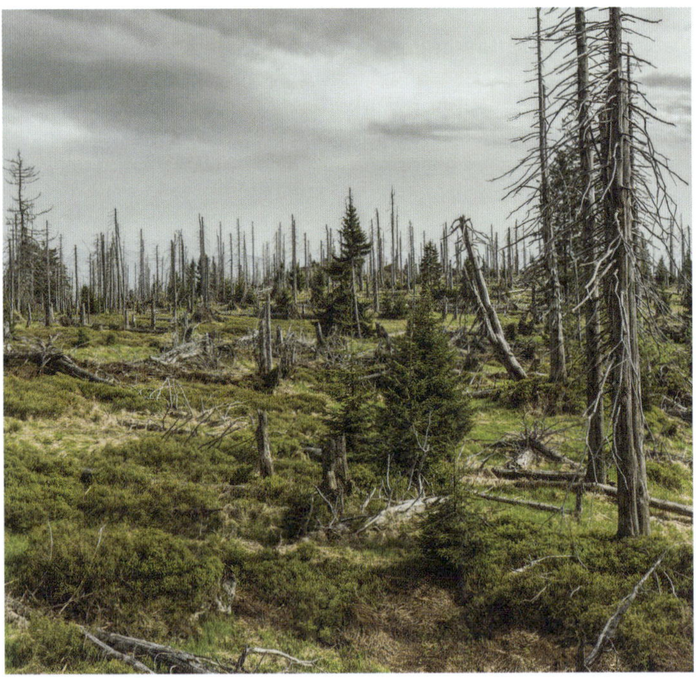

WAS IST KRANKHEIT?

Krankheit des Körpers ist primär dessen Verschlackung und Vergiftung bei gleichzeitigem Mineralstoffverzehr. Verschlackung führt zu Mineralstoffmangel. Der verschlackte und seiner Mineralstoffe beraubte Körper ist chemisch versauert und anfällig für Pilze, Würmer u. a. Müllfresser.

Krankheiten der Seele resultieren aus deren Überfrachtung mit vorzeitigem oder exzessivem, positiv oder negativ empfundenen Erleben.

Versuchen wir also eine Begriffsbestimmung von Krankheit, nachdem wir uns jetzt ausführlich mit der Definition von Gesundheit beschäftigt haben. Gemäß offizieller WHO-Definition wird Gesundheit zurzeit als Nichtvorhandensein von Krankheit und von allen seelischen, wirtschaftlichen und sozialen Disharmoniezuständen beschrieben. Nach dieser Definition gibt es auf unserem Planeten keinen einzigen gesunden Menschen. Das Erreichen dieses Zustandes dürfte der eigentliche Sinn der WHO-Definition sein.

Krankheit wird nach unserer Meinung offiziell gleichermaßen falsch definiert. Von dem dreigliederigen Geschehen namens Krankheit wird generell nur das dritte und letzte Glied als Krankheit bezeichnet, nämlich das Symptom. Dabei ist das Symptom am wenigsten das, was Krankheit ausmacht. Das Symptom ist nämlich bereits das Stadium der Krankheitsüberwindung. Und gerade dieses Symptom wird therapiert, bekämpft, vernichtet und vor allen Dingen falsch gedeutet.

Was ist Krankheit?

I. Materielle Notlagen

- Verschlackungen (pH-Wert-Problematik)
- Vergiftungen (z.B. Amalgam, Medikamente)
- Materielle Überversorgung (z. B. Eiweiß)
- Materielle Unterversorgung (z. B. Vitamine)

II. Energetische Notlagen

- schädliche Schmidt'sche Wellen (z. B. -22,5)
- Seelenkonflikte
- technische Wellen (z.B. Computer, Radar, Mikrowelle, Funk, Fernsehen)
- nukleare Zehrung (offiziell „Nuklearstrahlung")
- kosmische Störungen

III. Infektiöse Notlagen bzw. Parasiten

- Viren
- Bakterien
- Pilze
- Parasiten (Würmer o. ä.)

In unserer von immer neuen und von immer häufiger auftretenden Krankheiten geprägten Zeit wird das Symptom als statisches Phänomen gedeutet. Dieses Phänomen des Schmerzes, der Ausscheidung, der Geschwulst o.ä. gilt es „zu bekämpfen“. Dieser Vernichtungswille resultiert aus dem diametralen Missverständnis dessen, was das Symptom tatsächlich ist. Es ist nämlich kein zu eliminierendes statisches Phänomen, sondern es ist ein heilungsgerichteter dynamischer Prozess!

Dieser dynamische Prozess ist in aller Regel auf Selbstheilung, auf die Ausscheidung schädigender Gifte oder auf die Ablagerung nicht ausscheidbarer Schlacken gerichtet. Die große Aufgabe der Therapeuten und an ihrer Gesundheit interessierter Menschen ist die Erkenntnis, welcher Sinn hinter dem dynamischen Prozess der Symptome steht. Der von diesen eingeschlagene Heilungsweg ist intellektuell zu erkennen und nach dem Erkennen der Sinnhaftigkeit weiter zu verfolgen und zu fördern. Jede Krankheit aber hat Ursachen. Diese führen zu ganz bestimmten „Notlagen“ und diese wiederum zu ganz bestimmten Symptomen. Letztere sind in aller Regel so sinnvolle wie intelligente Versuche des Körpers, die eigentliche Krankheit, die bestehende materielle oder energetische Notlage, zu überwinden.

Diese sog. Symptome sind mithin Selbsthilfe- und Heilungsvorgänge des Organismus. Oder es sind Schäden, die der seiner Mineralstoffe und sonstiger Abwehrkräfte beraubte Organismus an seinen Strukturen erlitten hat.

Nehmen wir als Beispiel das „Offene Bein“. Schauen wir uns dieses dreigliederige Geschehen an! Das Offene Bein, im medizinischen Sprachgebrauch Ulcus cruris oder Unterschenkelgeschwür, aus welchem unappetitliches Sekret austritt, ist die sinnvolle Maßnahme des Körpers, sich von vergiftenden „schlechten Säften“ zu befreien.

Wir denken zurück an den klugen Spruch von Paracelsus: „Der Körper hat überall dort ein Loch, wo etwas hinaus muss. Muss etwas dort hinaus, wo der Körper kein Loch hat, dann mache Du dort ein Loch!“

Im Falle des Offenen Beines macht der Körper dort ein Loch, wo er keines hat, wo er aber eines benötigt. Logischerweise macht er das dort, wo die Verschlackung, die Ursache des Offenen Beines, am größten und gleichzeitig der Durchbruchwiderstand am geringsten ist, in der Regel in der Region des Fußknöchels.

Da haben wir das Symptom als segensreiche Maßnahme des Körpers, seine Krankheit, die bestehende materielle Notlage der vergiftenden Verschlackung, zu überwinden. Was wird jetzt versucht? Die Schließung des von der Natur gemachten Loches, schlimmstenfalls per Hauttransplantation. Welch ein Unsinn! Das Gegenteil ist richtig! Es muss alles hinausgespült werden. Das Loch muss wochenlang offenbleiben, bis es sich nach erfolgter Reinigung des Körpers wie von Geisterhand selbst schließt. Dabei heilt es von unten nach oben zu und nicht umgekehrt!

Die Dreigliedrigkeit von Krankheit		
Ursache ▶	**Notlage** ▶	**Symptom**
	Krebs	
energetischer Verzehr oder Verlust oder psychisches o. physisches Gift	energetisches Defizit Vergiftung	Geschwulst (Materiebildung zum Ausgleich des erlittenen Energieverlustes) Bildung einer Giftkapsel
	Unterschenkelgeschwür	
Fehlernährung Fehlverhalten	Verschlackung Vergiftung	offenes Bein (Sekretaustritt zur Entgiftung)
	Cellulite	
Fehlernährung Fehlverhalten	Verschlackung	Orangenhaut (Schlacken-ablagerung

Der Zustand des Gewebes um das Ulcus oder um den Dekubitus ist sorgfältig zu beobachten. Ist das Gewebe zu desolat, ist jede weitere mutwillige Ausscheidung durch diese Öffnungen zu vermeiden. In derartigen Fällen ist „entlastende Entschlackung" angezeigt. Diese entlastende Entschlackung beinhaltet, dass beispielsweise beim Fußbad oder auch beim Vollbad das Ulcus draußen bleibt. Entlastende Entschlackung wird betrieben mit Einläufen, mit Aderlass, mit dem Ansetzen von Blutegeln, dem Baunscheidtieren, mit basischen Wickeln und Spülungen, mit der Colon-Hydro-Therapie usw. Bewusst erfolgt die Ausleitung von Säuren, Giften und Schadstoffen NICHT via Ulcus oder Dekubitus! Die zu praktizierende Schadstoffausleitung ist eine das Ulcus entlastende ab- und gleichzeitig umleitende Ausleitung.

Wir suchen jetzt hinter dem hilfreichen Symptom, welches fälschlicherweise als Krankheit gedeutet wird, die eigentliche Krankheit, die materielle Notlage. In diesem Falle ist es eine hochgradige Verschlackung. Diese Notlage hat natürlich ihre Ursache. Es ist der Lebenswandel respektive die Ernährung derjenigen Person, die sich so hochgradig verschlackt hat, bis der Körper sich nicht mehr anders zu helfen wusste, als sich „ein

Loch zu machen". Und dieses Loch ist keine Krankheit, sondern ein Rettungsversuch des notleidenden Körpers. Wir erkennen also Krankheit als nichts anderes als eine „Notlage". Derer gibt es drei verschiedene.

Die erste Kategorie der Notlagen ist die materielle. Sie tritt uns in Form von Verschlackungen entgegen. Auf dieses Konto geht ein Großteil der sogenannten modernen Zivilisations-krankheiten. Eine weitere materielle Notlage sind die schon beklagten Vergiftungen und Verätzungen aus Arzneimittelmissbrauch, aus Zahngiften, aus Chlor, Fluoriden, vom Rauchen, durch Säuren usw.

Das **Symptom** ist der **Heiler**.
(Selbstrettungsversuch)

Aber auch materielle Überversorgungen mit beispielsweise tierischem Eiweiß zählen zu den materiellen Notlagen. So führt auch der übermäßige Genuss von Eiweiß zu den von Prof. Lothar Wendt erforschten Eiweißspeicherkrankheiten oder auch zu beispielsweise Bandscheibenschäden durch zu viel Schweinefleischgenuss. Bei der Mehrzahl von Bandscheibenpatienten ist Schwefelsäure aus dem Schweinefleisch ursächlich, welche die Knorpel der Bandscheiben erweicht. Bei gepökeltem Schweinefleisch kommt noch die Salpetersäure dazu, die Harnsäure obendrein und die Nitrosamine vom Räuchern.

Auch materielle Unterversorgungen sind möglich und treten uns z. B. als Vitaminmangelkrankheiten entgegen. Glücklicherweise sind diese Krankheiten, wie früher Skorbut oder Beri-Beri, heutzutage praktisch ausgestorben. Wir benötigen heute allerdings auch andere Vitamine als früher, beispielsweise viel Vitamin A für unser ununterbrochenes, angestrengtes Schauen auf Lektüre, Computer, Fernsehen usw.

Wir wollen die Dreigliedrigkeit der Krankheit noch einmal anschauen. Die Kausalkette heißt immer: Ursache – Notlage – Symptom. Es gilt, die Symptome in ihren Heilungsabsichten zu verstehen. Nur mit diesem Verständnis wird aus dem Mediziner ein Arzt oder ein Heiler.

Nehmen wir als Beispiel die Gichthand oder regelrechte „Gichtpranke" einer westfälischen Bäuerin. Sie trinkt Tag für Tag Milch von den eigenen Kühen und isst Fleisch von den eigenen Schweinen. Die Ursache ihrer Eiweißspeicherkrankheit ist eine jahrelange Überversorgung mit tierischen Eiweißen. Ihre Notlage ist ein Überschuss an tierischem Eiweiß und auch an Harnsäure und harnsauren Schlacken, welche aus der Ablagerung des tierischen Eiweißes resultieren. Das Symptom sind z. B. abartig ödematös aufgequollene Hände.

Hier tritt uns ein ganz besonderes Phänomen der Schöpfung entgegen. Gott zeigt uns alle Fehlentwicklungen dort, wo wir sie täglich sehen, oder DAMIT wir sie täglich sehen!! Die Schöpfung zeigt uns beginnende Krankheiten deshalb häufig zuerst auf und an den Händen oder im Gesicht. Die Dreigliedrigkeit eines jeden Krankheitsgeschehens gilt es generell zu beachten! Das gilt selbstverständlich auch für den zweiten Krankheitsbereich, die energetischen Notlagen.

Diese energetischen Notlagen treten heute immer stärker hervor. Am bekanntesten sind sicherlich die energetischen Belästigungen durch technische Wellen, wie sie uns aus Computern, Mikrowelle, Radaranlagen, Funktrassen, Nuklearzehrungen usw. entgegentreten. Das ist der ganze Bereich des mittlerweile sogenannten „Elektrosmogs" der vielen technischen Wellen und Frequenzen. Eine ernste energetische Notlage ist die nukleare Zehrung. Diese zehrt die Lebenskräfte aus dem Körper heraus. Der Begriff „Nuklearstrahlung" ist nichts als ein diametrales Missverständnis. Wir haben über diesen Komplex bereits gesprochen.

Weitere energetische Notlagen sind die unzähligen und großen Seelen-, Schuld- und Angstkonflikte unserer Tage. Minderwertigkeitskomplexe, Existenznot, Konkurrenzdruck, Sexualkonflikte usw. münden in energetische Notlagen, die sich oftmals in der Krankheit „Krebs" entladen. Krebs ist generell als „energetische Notlage" anzusehen, eingetreten aufgrund eines energetischen Verlustes.

Die Notlage des Energiedefizites beantwortet der Körper mit Geschwulstbildung. Dabei entspricht die energetische Wertigkeit der Geschwulst der subjektiv empfundenen Wertigkeit des erlittenen Verlustes. Nachdem Krebs ein energiedefizitär kompensatives Geschehen ist, gibt es logischerweise auch keinen materiellen Krebserreger!

Das Scheitern und die Erfolglosigkeit von Krebsforschung und -therapie sind die zwingende Folge des von Anfang an falschen Denk- und Forschungsansatzes betreffend diese Krankheit.

Es sind auch viele Stoffe, die wegen ihrer schädlichen Strahlung respektive Zehrung zu energetischen Notlagen führen, weil sie beispielsweise auf der Krebswelle, welche der sauerländer Erfinder und Ingenieur Paul Schmidt erforscht hat, senden bzw. richtig gesagt, zehren. Das gilt sowohl für Fleisch und Wurst, als auch für Tabak, Chlor und Asbest. Ein weiterer Bereich, welcher zu energetischen Notlagen führen kann, sind kosmische oder karmische Störungen.

Es gibt noch einen dritten Krankheitsbereich. Das ist derjenige infektiöser Notlagen, hervorgerufen durch Viren oder Bakterien. Dabei ist allerdings zu berücksichtigen, dass diese Parasiten sich in aller Regel vorzugsweise dort ansiedeln, wo ganz bestimmte energetische oder materielle Notlagen und die daraus hervorgegangenen Symptome Schwächungen oder auch chemische Voraussetzungen geschaffen haben, auf denen sie sich gern ansiedeln. Ein besonderes Thema sind die verschiedenen Pilze. Sie gedeihen bestens auf oder in saurem Gewebe oder auf saurer Haut. In weitern Kreisen der Naturheilkunde gelten sie als „Säure- und Giftfresser". Sie sind eher als sinnvolle „Folge mit Heilungsabsicht" denn als eine Ursache von Primärerkrankungen anzusehen.

Keine Krankheiten sind:

I. Krankheitssymptome sind keine Krankheiten

· Geschwülste
· Ekzeme
· Offenes Bein
· Eiterige Mandeln

und andere Krankheitssymptome sind keine Krankheiten, sondern sinnvolle Selbsthilfemaßnahmen des Körpers zur Überwindung einer Krankheit

II. Dramatische Schäden wie:

· Schlaganfall
· Herzinfarkt
· Geschwüre

o. ä. Schäden sind gleichfalls keine Krankheiten, sondern Folgen von Krankheiten

Krankheit ist immer ein Gleichgewichtsverlust, beispielsweise ein solcher der chemischen Balance des Stoffwechsels mit einer Entgleisung des Säure-Basen-Gleichgewichtes. Oder Krankheit ist ein Gleichgewichtsverlust wegen stofflicher Überfrachtungen oder stofflicher Verzehre, die wiederum zu ganz bestimmten Mängeln führen.

Krankheit kann der Verlust des physikalischen Gleichgewichtes durch elektrische oder magnetische Überfrachtungen oder Verzehre sein, gleichzeitig auch ein Gleichgewichtsverlust im energetischen Bereich wegen nuklearer Verzehre, wie sie die Tschernobyl-Kinder erlitten haben. Krankheit ist gleichfalls Verlust des geistigen, des seelischen, des sexuellen oder auch des gesellschaftlichen Gleichgewichtes.

Als Beispiel mag das folgende Schicksal dienen: Wir hatten einen guten Freund in der Geschäftsleitung eines großen deutschen Unternehmens.

Er erwartete zu seinem 60. Geburtstag am liebsten das Bundesverdienstkreuz, eine große Laudatio und eine letzte Beförderung, die noch möglich schien. Nichts dergleichen! Er bekam einen jungen Betriebswirt ohne Geschäftsleitungserfahrung vor die Nase gesetzt, um diesen in den ihm noch verbleibenden Dienstjahren einzuarbeiten.

Sein Selbstwertgefühl brach zusammen, und nach einem halben Jahr hatte er Lungenkrebs.

Wir haben ihm die Kausalkette seiner Erkrankung mit deren Ursache, daraus folgenden Notlagen und Symptomen erläutert. Er war jedoch von dieser Sicht der Dinge nicht zu überzeugen und auch nicht von den von uns vorgeschlagenen Maßnahmen, seinen Krebs zu überwinden. Er hat sich einigen Chemotherapien und Bestrahlungen unterzogen und ist dann sehr bald gestorben.

Wann wird die Schulmedizin einsehen, dass all die uns sichtbar entgegentretenden Symptome keine Krankheiten sind?! Geschwülste und Ekzeme, Offene Beine und eiterige Mandeln sind keine Krankheiten, sondern sinnvolle Selbsthilfemaßnahmen des Körpers zur Krankheitsüberwindung. Selbst Schlaganfälle, Herzinfarkte und Geschwüre sind keine Krankheiten, sondern Folgen von Krankheiten. Die eigentliche Krankheit ist das, was wir als NOTLAGE bezeichnen. Diese gilt es zu erkennen!

Dabei hat der Therapeut viele Fragen zu stellen und sich beantworten zu lassen:

1. Welche Ernährungsfehler liegen vor?
2. Welche Fehlverhalten liegen vor?
3. Welche Organschwächen liegen vor?
4. Welche energetischen oder psychischen Verzehre oder Defizite sind geschehen bzw. liegen vor?
5. Welche energetischen Belästigungen oder Überfrachtungen sind geschehen bzw. liegen vor?
6. Welche materiellen Überfrachtungen oder Vergiftungen liegen vor?
7. Welche materiellen Defizite bzw. Unterversorgungen liegen vor?
8. Welche psychischen Schwächen oder Stärken liegen vor?

Bei der Betrachtung dieses Fragenkataloges wird eines deutlich: Nur in den seltensten Fällen dürfte eine medikamentöse die richtige Therapie sein. Wir folgern, dass der Arzt viel mehr Zeit für jeden Patienten gebraucht. Diesen Zeitaufwand muss er selbstverständlich honoriert bekommen.

Gestatten Sie uns zum Schluss dieses Kapitels eine ketzerische Bemerkung darüber, was Krankheit ist oder möglicherweise nicht ist. Beruht unser Verständnis von Krankheit vielleicht auf nichts anderem als auf einem grandiosen Missverständnis? Ist jede Krankheit möglicherweise nichts weiter als ein Weg zur Wiedererlangung einer möglichst optimalen Gesundheit? Ist Krankheit möglicherweise nichts weiter als ein Reinigungsprozess der Seele oder ein Reinigungsprozess des Körpers? Gibt es in diesem Sinne überhaupt keine Krankheit, sondern nur unterschiedliche Grade von Gesundheit?

WAS IST HEILUNG?

Heilung ist Verlustausgleich. Heilung ist Kompensation von Unter- oder Überversorgungen. Heilung ist Potentialausgleich erlittener materieller oder energetischer Überfrachtungen, Verzehre oder Defizite. Heilung ist Verlängerung oder Verstärkung des Heilungsvorhabens des Symptomes. Das Symptom ist der HEILER, oder es zeigt einen Heilungs- oder Überlebensversuch an.

Symptomunterdrückung ist keine Heilung. Dauerhafte Symptomunterdrückung führt zu Chronifizierung.

Heilung ist Verlust von Disharmonie. Das Heilungs- und Rettungsvorhaben der kranken Psyche oder Physis muss erkannt und in aller Regel unterstützt werden.

Die Heilung von Krankheiten kann niemals über die Beseitigung von Symptomen erfolgen, so kurzfristig beeindruckend eine derartige Beseitigung für den Kranken auch sein mag. Die moderne Krebstherapie mag als abschreckendes Beispiel dienen.

Die Heilung von Krankheiten kann immer nur die Überführung des kranken Menschen aus seiner energetischen oder materiellen Notlage in die wünschenswerte materielle oder energetische Wohllage sein. Auch die Befreiung einer oder eines Kranken von Giften und Parasiten durch Ausleitung von Schadstoffen oder durch die Stärkung der Abwehrkräfte kann als Heilung bezeichnet werden.

Heilung

Heilen kann nur derjenige, der den Heilungsplan des „Symptoms" versteht und ihn verstärkt.

Heilung ist immer die Wiedergewinnung eines verlorenen Gleichgewichtes durch zeitlich begrenzte Überkompensation. Dazu braucht Heilung grundsätzlich eine ganz bestimmte Zeit, nicht mehr und nicht weniger.

Es gibt viele derartige Kompensationen, sprich Heilungen. Die Notlage wird mit einer Wohllage beantwortet. Die Verschlackung wird mit Entschlackung kuriert, die Unterversorgung mit einer zeitlich befristeten Überversorgung. Anders herum wird eine bisherige Überversorgung mit einer zeitlich befristeten Unterversorgung geheilt. Verluste seelischer, sexueller, energetischer oder materieller Natur bedürfen eines geeigneten Ersatzes. Die Vergiftung bedarf der Entgiftung, die Infektion der Desinfektion.

Heilung von Krankheiten ist:

I. **Die Überführung des Kranken aus seiner energetischen Notlage in die energetische Wohllage:**
   - seelisch
   - radiästhetisch
   - technisch
   - gesellschaftlich
   - kosmisch / karmisch

II. **Die Überführung des Kranken aus seiner materiellen Notlage in die materielle Wohllage**

III. **Die Befreiung des Kranken von Giften und Parasiten primär durch Ausleitung sowie durch Stärkung der Abwehrkräfte**

Generell ist zu beachten, dass alle Kompensationen immer nur bis zum Erreichen des Verlustausgleiches durchgeführt werden dürfen. Andernfalls erfolgt eine Entgleisung zur „anderen Seite". Das Leben will nur im Lot sein oder ins Lot gebracht werden.

Mehr ist nicht nötig, sondern schädlich. Der Suppenkasper im Struwwelpeter hat uns in Kindertagen schon gelehrt, wohin Übertreibungen führen. Heute machen es ihm viele junge Mädchen und Frauen nach. Sie essen, nachdem sie einmal zu dick geworden waren, viel zu lange zu wenig, bis sie endlich die Magersucht und schlimme Stoffwechselstörungen bekommen. Glücklicherweise trifft das nur für die wenigsten unserer Männer und Frauen zu. Die Mehrzahl schleppt ganz im Gegenteil einen Körper voller verschlackter Säfte und deponierter Schlacken mit sich herum.

Heilung = Kompensation

Notlage	<> Wohllage
Verschlackung	<> Entschlackung
Unterversorgung	<> Überversorgung
Verlust	<> Ersatz
Vergiftung	<> Entgiftung
Infektion	<> Desinfektion
Schwäche	<> Stärkung

Die Kompensation erfolgt bis zum Potentialausgleich.

Jede Heilung braucht eine ganz bestimmte Dauer, nicht kürzer, aber auch nicht länger als nötig.

Das etablierte Gesundheitssystem erforscht keine Krankheitsursachen, kümmert sich auch herzlich wenig um die tatsächlich bestehenden Krankheiten, sondern kuriert mit dem größtmöglichen wirtschaftlichen Erfolg an den Symptomen herum. Nicht Heilung ist angesagt, auch nicht Krankheitsvorbeugung, sondern Gewinnmaximierung. Das größte Missverständnis der modernen Medizin ist dasjenige des SYMPTOMS. Es wird in aller Regel als statisches Phänomen gedeutet und als solches „bekämpft". Es wird nicht, wie es sinnvoller wäre, als der HEILER oder HEILANZEIGER, als Rettungsversuch des Körpers, als dynamischer Prozess gedeutet, der nicht zu bekämpfen, sondern zu befördern ist!

Ausscheidende, eiterige Mandeln werden entfernt, Hämorrhoiden werden verödet, und Offene Beine werden per Hauttransplantation geschlossen, krebskranke Brüste werden ebenso amputiert wie verschlackte Zehen und Füße. So sarkastisch wie makaber werden diese Patienten in deutschen Krankenhäusern mittlerweile „Salami-Patienten" genannt.

Am besten werden in Zukunft bei Gehirntumoren die Köpfe amputiert. Dann tritt dort mit Sicherheit in Zukunft kein weiterer Tumor mehr auf!

Die Ära der Symptombekämpfung wird mit Sicherheit solange andauern, wie das augenblickliche materiell-mechanistische Menschenbild Bestand hat. Seit den Fortschritten der Transplantationsmedizin ist der Mensch zum laufenden, fahrenden oder fliegenden Ersatzteillager verkommen. Vorbei sind die Zeiten, in denen er sich einst als die „Krone der Schöpfung" sah.

Die Krone der Schöpfung, von Gott und der Natur verliehen, tragen in Wirklichkeit Energiequant und Atom. Ihre Intelligenz bewirkt Heilung. Deren erste und sichtbare Schritte treten uns als Symptom entgegen. Diese Schritte haben wir als richtig und richtungweisend zu akzeptieren! Diese Heilungsschritte, die uns das Symptom lehrt, haben wir zu unterstützen und zu verstärken. Nichts dergleichen ist in unserem augenblicklichen Gesundheitssystem, das eher ein Krankheitssystem ist, zu bemerken.

Der Skrupelquotient

IQ ohne SQ

- Gewinnmaximierung für wenige
- Ausbeutung von Emotionen und Materie
- Vergiftung und Verschlackung
- Skrupelminimierung

IQ mit SQ

- Nutzen für alle
- Ressourcenauffüllung und -schonung
- Entgiftung und Entschlackung
- Skrupelmaximierung

Alle paar Jahre oder mittlerweile Monate erfreut ein Bundesgesundheitsminister seine kranke Herde mit angeblichen „Gesundheitsreformen". Diese sind jedoch nichts anderes als Krankheitsfinanzierungsreformen. Die großen Gruppen der am Krankheitswesen beteiligten Gruppen werden um den großen Trog der 300 Mrd. Euro jährlichen Umsatz neu gruppiert. Dann werden die Beiträge und Zuzahlungen erhöht und die Leistungen für die Versicherten vermindert, sodass alle Nutznießer des Systems ihre Preise erhöhen können, bis zur nächsten „Reform" mit erneuter Umgruppierung, Beitragserhöhung, Leistungsminderung, Preiserhöhung usw.

10 000 Beine zuviel amputiert

Heidelberg (AP). Von den jährlich 25 000 Beinamputationen in Deutschland sind 10 000 sinnlos und unnötig. Wie der Medizinprofessor Schweiger betonte, könnten viele Patienten mit einem chirurgischen Routineeingriff vor der Amputation bewahrt werden. Er kritisierte vor allem den Mangel an Gefäßchirurgen sowie eine weitverbreitete Unkenntnis über die Behandlungsmöglichkeiten.

(Westf. Nachrichten, 31.05.97)

In diesem Lande und in unserer ganzen sogenannten westlichen Wertegemeinschaft fehlt ein ganz bestimmtes Kriterium. Es fehlt der SQ, der Skrupelquotient. Ohne ihn finden wir nicht zu einer Harmonie unter uns Menschen zurück und auch nicht zu einem harmonischen Gleichklang mit der Natur in einer bipolar organisierten Welt, bipolar organisiert zwischen Arm und Reich, zwischen Mann und Frau, zwischen Säure und Base usw. Das Fehlen dieses Skrupelquotienten als korrigierender Parameter hat die Kultur Europas ruiniert und wird demnächst unsere Zivilisation entgleisen lassen. Es sei denn, wir messen in Zukunft die Verantwortlichen unserer Zeit und ihre Taten und Werke mit dem SQ. Solange der Mensch jedoch ausschließlich an seinem IQ, seinem Intelligenzquotienten, gemessen wird, gilt der so unendlich traurige Spruch von Leo Tolstoj:

Die drei G
Die Pyramide des Glücks

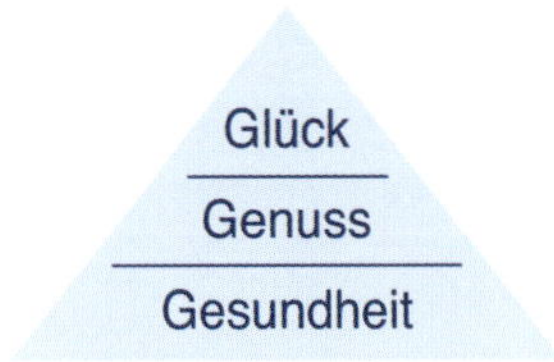

Der Mensch unserer Zeit wird in der „sauren" Genussebene gefangen gehalten und ausgebeutet.

„Solange es Schlachthöfe gibt, wird es Schlachtfelder geben".

Die Alleinherrschaft des IQ ohne Vorhandensein eines korrigierenden und zügelnden SQ hat in unserer Wirtschafts- und Gesellschaftsordnung zur Gewinnmaximierung für wenige, zur Ausbeutung von Emotionen und Materie geführt, ebenso zur Vergiftung und Verschlackung unserer Körper. Das Fehlen des Skrupelquotienten bewirkt nämlich ein ganz entscheidendes Kriterium, welches unsere Herrschenden auszeichnet, dasjenige der „Skrupelminimierung" oder sogar der Skrupellosigkeit.

Nur mit dem Hinzutritt des Skrupelquotienten lässt sich Nutzen für alle, Ressourcenbewahrung und -wiederauffüllung erreichen ebenso wie Entgiftung und Entschlackung unserer Körper. Nur unter Einbeziehung des Skrupelquotienten lässt sich das erreichen, was wir für die zukünftige Menschheitsentwicklung so dringend gebrauchen: „Skrupelmaximierung"!

Die Herrschenden unserer Zeit wissen genau, was sich der einzelne Mensch von seinem Leben erhofft. Er strebt nach der Spitze der „Pyramide des Glückes". Dieses Lebensglück sieht er als sein höchstes Ziel an. Es basiert auf dem Sockel seiner körperlichen und seelischen Gesundheit und ruht auf dem Mittelstück eines Phänomens namens „Genuss".

Merken Sie bitte auf! Wir alle werden jedoch, soweit die westliche Wertegemeinschaft reicht, in der Genussebene festgehalten. Dabei sind die uns gewährten Genüsse vergiftet, oder sie vergiften uns, wenn wir sie in zu großen Mengen oder zu lange konsumieren. Wir sind in der Genussfalle gefangen.

Das große wie das kleine Glück werden uns verwehrt. Ehe und Familie werden als überkommene Zwangsjacken und Beherrschungssysteme diskreditiert. Da ist das kleine Glück schnell dahin, wenn man solcher Gehirnwäsche glaubt. Das große Glück von erhebenden Gemeinschaftserlebnissen oder von elitärem Bewusstsein in hoher Verantwortung ist gleichermaßen verpönt. Bleibt die Genussebene, in die wir „genüsslich" eingepfercht werden, wobei unsere Gesundheit schneller ausgebeutet wird, als uns lieb ist. Und unsere Konten und Portemonnaies obendrein!

WAS IST GENUSS?

Moderner „Genuss" ist der Übertritt des Menschen aus seiner chemischen Heimat, der „basischen Oberwelt" über die neutrale Grenze von pH 7 in das Reich des Todes, in die chemisch „saure Unterwelt".

Das körperliche Jucken oder Prickeln dieser „sauren Übertritte mit geglückter Rückkehr" in die basische Heimat wird als „Genuss" empfunden. Es gibt zur Zeit nur ein „saures Genusssystem", kein basisches.

Basisch genießen bedeutet, sich an einem gesunden und schönen Körper, hoher Intelligenz und hoher Verantwortung für Natur und Mensch zu erfreuen. Die stoffliche Basis dafür bieten eine basenüberschüssige Ernährung und eine kontinuierliche basische Reinigung des Organismus.

Wer hat sich schon einmal Gedanken darüber gemacht, was „Genuss“ ist? Wir haben es versucht und sind zu verblüffenden Ergebnissen gekommen. Wohlgemerkt, wir betrachten jetzt den Genuss, wie ihn die Werbebranche für die zahllosen Genussmittel unserer Zeit in Anspruch nimmt. Als erstes stellen wir fest, dass es zwei Genusssysteme gibt. Zurzeit wird jedoch nur eines praktiziert, das von uns sogenannte „saure Genusssystem“. Dieses „sauer“ meint chemisch sauer, obwohl es auch im übertragenen Sinne verstanden werden kann als stimmungsmäßig „sauer“. Die „saure“ Stimmung ist zwingende Folge aller „süßen“ Genüsse und folgt ihnen mit zeitlichem Versatz.

Um den sauren Genuss zu verstehen, müssen wir einen Blick auf das Naturreich werfen. Es gliedert sich in eine Oberwelt, die basische Hälfte des Naturreiches, und in eine Unterwelt, die saure Hälfte. Das Blut ist unser wichtigstes Lebenselement. In ihm ist für uns entscheidend das schwache Überwiegen der OH-Ionen, ist doch unser Blut, die zentrale chemische Achse unseres Lebens, schwach basisch mit einem pH-Wert von ca. pH 7,35. Deshalb hat der große französische Forscher Henri Becquerel einmal das Leben als den Sieg des OH^--Ions über das H^+-Ion bezeichnet und den Tod als die Revanche des H^+-Ions an dem OH^--Ion. Der Mensch ist mithin ein Sauerstoffwesen, und unsere wichtigsten Helfer sind der Sauerstoff als solcher, das Chlorophyll aus der Pflanze, das Sonnenlicht, das Wasser, die frische Luft und alle möglichen Spurenelemente und Mineralstoffe, die uns die Pflanze zur Verfügung stellt.

Was ist „saurer“ Genuss? Grenzübertritt in das „saure Genusssystem“

„Übertritte“ in die saure Unterwelt:

- aus der Stille in den Lärm
- aus der Wahrheit in die Lüge
- aus der Disziplin in die „Freiheit“
- aus der Base in die Säure
- Süßwaren (Essigsäure)
- Kaffee (Gerbsäure)
- Schwarztee (Gerbsäure)
- Medikamente (z.B. Acetylsalicylsäure)
- Tabak (Nikotin)
- aus dem Liebesspiel in den Sex
- aus der Harmonie in den Konflikt
- aus dem Frieden in den Krieg

Wir leben in einer Zeit, in welcher ausschließlich „sauer“ genossen wird. Daraus resultiert die Verschiebung unseres Stoffwechsels in saure pH-Werte der Zellen. Das saure Genusssystem verzehrt und verschlackt Körper, Geist und Kultur. Es bewirkt damit deren Zivilisatose.

Im Wasser selbst befinden sich bekanntermaßen gleichviel positiv geladene H-Ionen wie negativ geladene OH-Ionen, so dass die Summenformel für Wasser H_2O lautet. (H^+OH). Wir haben uns die Mühe und das augenzwinkernde Vergnügen gemacht, den verschiedensten pH-Werten, welche wir in den beiden Hälften des Naturreiches finden, die unterschiedlichsten Attribute beizulegen. Die Mehrzahl der aufgelisteten Werte ist hypothetisch. Viele Werte beruhen jedoch auf exakten Messergebnissen wie beispielsweise der pH-Wert der Herzmuskelzelle von pH 6,4 beim Herzinfarkt oder der pH-Wert des menschlichen Blutes von ca. pH 7,35 oder das Bindegewebe bei pH-Wert 7,2.

Nebenbei hat die normal arbeitende Herzmuskulatur einen schwach sauren pH-Wert von ca. 6,9, bedingt durch die kontinuierlich anfallende Milchsäure aus der immerwährenden Muskeltätigkeit. Diese Säure wird natürlich durch das leicht basische Blut ebenso kontinuierlich ausgespült bzw. neutralisiert.

Wie Sie aus unserer Grafik über das Naturreich auf Seite 36 ersehen, gibt es in diesem eine Wasser-, eine Lebens- und eine Freiheitsscheide. Oberhalb von dieser gedeihen Gesundheit, Gott und Götter, zumindest in der christlichen bzw. abendländischen Weltanschauung. Unterhalb dieser Wasser-, Lebens- und Freiheitsscheide gedeihen Krankheit, Mord und Totschlag und natürlich der Teufel, respektive Satan. Auf beiden Seiten sind aber auch fast gleichartige Zustände möglich, wie beispielsweise höchste Genialität. Nur die Zielrichtungen sind entgegengesetzt. Das Genie der Unterwelt erfindet, nach „unten“ gerichtet, die Atombombe. Das Genie der Oberwelt komponiert Sinfonien und führt uns in „lichte Höhen“. Die basische Oberwelt strebt nach Höherem, nach Harmonie und Leben, nach Kultur und Hochkultur, nach Gesundheit und Lebenserfolg.

Die saure Unterwelt strebt dem Bösesten, ihrem Herrn, dem Satan zu, mit Krankheit, mit Mord und Krieg, mit emotionaler, materieller und finanzieller Ausbeutung der basischen Oberwelt, mit Hass, Lügen, Betrug und Tod. Die saure Unterwelt ist nicht kulturfähig. Sie benutzt die von ihr geschaffenen „Genüsse“, Süchte und Krankheiten zur Beherrschung und finanziellen Ausbeutung der Menschen. Unschwer erkennen wir, dass wir zurzeit Angehörige eines weltumspannenden „sauren“ Imperiums sind. Big Brother ist „sour“.

Wir Menschen jedoch leben mit der basischen Achse unseres Lebens, derjenigen unseres Blutes, in der basischen Hälfte des Naturreiches. Wir sind jedoch zugegebenermaßen „Grenzgänger“. Hier fängt der „Genuss“ an und der Grund, warum wir immer wieder, ohne es zu merken, in die Genussfalle unserer Ausbeuter tappen. Alle diese kleinen Genüsse des Kaffeetrinkens, des Rauchens, der Sensationen, der Schmerzmittel und der Süßwaren, auch der körperlichen Anstrengung, sind kleine Überschreitungen der Grenze zwischen Leben und Tod, Überschreitungen unserer chemischen Lebensscheide.

Jeder derartige „Genuss“ kostet Lebens- und Stoffwechselsubstanz. Jede gerauchte Zigarette zerstört im Körper des Rauchers 100 mg Vitamin C. Jedes Glas Alkohol verbraucht die Vitamine B_1, B_2, B_6, B_{12} und Folsäure. Coffein, das sich im Bohnenkaffee, aber auch in Colagetränken, in Schokolade und in vielen Medikamenten befindet, verzehrt im Körper die Vitamine des B-Komplexes, Vitamin C und die Mineralstoffe Zink, Kalzium und Magnesium.

„Saurer Genuss“ ist der immer wieder „genüsslich“ unternommene Husarenritt in das Reich des Todes, scheinbar ungestraft und abenteuerlich unternommen mit einer immer wieder geglückten Heimkehr. Leichte Blessuren an Leib, Seele und Haarwuchs werden als adelnde Wunden eines mutigen Kriegers gewertet. Salopp definieren wir Genuss als „kleinen Grenzverkehr mit geglücktem Rückzug“. Leider fordert jeder Ausflug in die saure Unterwelt Opfer an körperlicher Substanz und an Lebenszeit. Die Statistik über die Lebensdauer der Raucher spricht eine beredte Sprache. Die Vorstellung, dass diese saure Unterwelt das Reich des Todes sei, hat vor Jahrtausenden Eingang in die Jenseitsvorstellungen der Antike gefunden.

Über das Wasser

Die Jenseitsvorstellung der Antike, z. B. Ägyptens und Griechenlands: Der Gott des Todes, z. B. Hades, holt die Gestorbenen aus dem basischen Reich des Lebens über den Fluß Styx...

pH 7,35 – Blut
das „basische Ufer des Lebens“

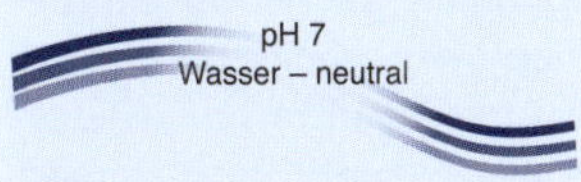

pH 6,20 – Herzinfarkt
das „saure Ufer des Todes“

...in das saure Reich des Todes.

Vergegenwärtigen wir uns die Jenseitsvorstellungen des Alten Ägypten und des antiken Griechenland, welches bekanntermaßen den Großteil seiner Weisheiten aus dem Alten Ägypten von den dortigen Priestern gelehrt bekommen hat. Die Jenseitsvorstellungen sahen den Menschen sterben, woraufhin seine Seele von dem Gott des Todes aus dem Reich des Lebens abgeholt wurde. Dieser führte ihn bzw. seine Seele an einen großen Fluss, ans Wasser also, an die chemisch neutrale „Lebensscheide“. Hinüber ging es, über den Styx, über die Lebensscheide namens Wasser, an das Ufer des sauren Reiches, ins Totenreich, in den Hades. Von dort gab es keine Wiederkehr. Merken sie jetzt die wahre Bedeutung von „verscheiden“?

Unwillkürlich kommt einem Orpheus in den Sinn. Er durfte in die Unterwelt, um seine geliebte Eurydice abzuholen, vielleicht ein Sinnbild für seine verlorene Gesundheit. Wir wissen, er kehrte ohne sie aus dem (sauren) Totenreich zurück.

Genauso ergeht es den Genießern unserer Zeit. Mit jedem Zug aus der Zigarette rudern sie auf den Styx hinaus. Gleiches tun sie mit jedem gelutschten Bonbon und mit jeder acetylsalicylsäurehaltigen Schmerztablette. Es ist dieser scheinbar unwiderstehliche Reiz, den Tod herauszufordern und aus seinem Reich scheinbar unbeschadet heimzukehren. Es ist die Verlockung des Kriegers, die Herausforderung des Todes glücklich bestanden zu haben, ins Leben zurückzukehren und sich daran zu erfreuen.

> Genuss ist **„kleiner Grenzverkehr“** mit geglückter Heimkehr aus dem sauren Reich des Todes.
> Ein orpheïsches Erlebnis.
> Die Geliebte Gesundheit / Eurydice bleibt zurück.

Dieses archaische Erlebnis der mutwillig gesuchten und glücklich überstandenen Todesgefahr weht noch heute aus jedem Glimmstängel, der Schwert und Speer vergangener Menschheitsepochen symbolisieren mag. Dieses Glückserlebnis weht mit dem Konsum jeder Schmerztablette aus vergangenen Epochen herüber, wenn die Verletzten sich in kameradschaftlicher Liebe versorgten, bevor sie siegreich heimzogen. Die überstandenen „sauren“ Todesgenüsse unserer Zeit sind ein quasi archaisches Siegeserleben, ein Überlebensglück z. B. des Rauchers, der immer noch nicht auf dem Friedhof gelandet ist.

In unserem Unterbewusstsein ist der Raucher, aber auch der Genießer allgemein, der Krieger. Er ist mit seiner Zigarette in der Hand der Waffenträger, der den Feind herausfordert und Kampf für Kampf siegreich überlebt. Aus dieser „starken“ Position des Waffenträgers blickt der Raucher voller Selbstbewusstsein auf seine „unbewaffneten“ Mitbürger und solidarisiert sich nur allzu gern mit jedem x-beliebigen Mitraucher und jeder Mitraucherin, wenn er ihm oder ihr den Glimmstängel anzündet, dergestalt gemeinsame Waffenbrüderschaft dokumentierend. Nur zu gern ist die junge Frau unserer Tage „Waffenbruder“ und unterschreibt riesige Plakate voller Zigarettenwerbung mit: „Ich rauche gern“.

Heute ist alles wirklich Heroische passé. Geblieben ist „der kleine Grenzverkehr mit geglücktem Rückzug“ der Genießer. So lächerlich es klingen mag, – der Raucher ist der „Krieger“ unserer todgeweihten Zivilisation. Seinem Heldentum wollen die Amazonen unserer modernen Zeit in nichts nachstehen, Lemminge in Menschengestalt.

Leider resultiert aus all diesen sauren Genüssen eine Verschiebung der pH-Werte unserer Zellen ins Saure. Dieser Vorgang wiederum erfordert die Herbeischaffung von basenbildenden Mineralstoffen aus dem Blut oder mit dem Blut aus den verschiedensten Mineralstoffdepots zwecks Säureneutralisierung, welche wiederum zur Salz-, sprich Schlackenbildung führt.

So fährt der Genießer denn auf einer Einbahnstraße in Richtung seiner totalen Verschlackung bei gleichzeitigem Verzehr seiner Vorräte an Mineralstoffen und Spurenelementen.

Die Folgen von Verschlackung und Mineralstoffverzehr treffen ihn je nach Intensität und Dauer seines Genussmittelkonsums irgendwann, irgendwo und irgendwie. Die vielen Möglichkeiten werden wir uns noch anschauen.

Es muss natürlich neben dem sauren auch ein basisches Genusssystem geben. In diesem leben ganz sicher fortgeschrittene außerirdische Kulturen. Ihr Genuss sind Schweigen und Stille, Wahrheit und Frieden, Strenge, Disziplin und Verantwortung und eine allumfassende, verantwortungsvolle Liebe und auch phantastische Erlebens- und Erlebniswelten, zu denen unserer Zivilisation der Zutritt verwehrt ist. Einem derartigen „basischen“ System ist bzw. wäre der Zutritt in den Kosmos erlaubt, wohingegen er unserem „sauren System“ verwehrt ist. Wir sind in die Unterwelt geraten und erkennen mit Schrecken, dass diese Erkenntnis für alle Lebensbereiche, sogar für den ganzen Planeten Erde gilt. Plötzlich bekommt dieses Wort „Unterwelt“ eine ganz neue, tiefe, furchterregende Bedeutung. Nur der Oberwelt des Naturreiches steht das „Oben“ offen, bzw. das „nach oben“.

Was ist „basischer“ Genuss? Ausflüge in das „basische Genusssystem“

Lebensgenuss in der basischen Oberwelt:

- in der Mineralstoffüberschüssigkeit
- in dem Schweigen „Reden ist Silber, Schweigen ist Gold.“
- in der Stille
- in der Wahrheit
- in der Harmonie
- in dem Frieden
- in der Strenge
- in der Disziplin
- in der Verantwortung
- in der Liebe
- in der Base

Das basische Genusssystem stärkt Körper, Geist, Kultur und Frieden.

Jetzt wird uns neben der Bedeutung des „Genusses“ auch deutlich, was denn „Erlebnis“ bedeutet. Erlebnis ist immer „Dimensionswechsel“. Es ist ein „Erlebnis“, wenn das Flugzeug abhebt und damit die Erddimension verlässt und in die Luftdimension wechselt. Natürlich wäre es ein noch viel größeres Erlebnis, wenn wir die Luftdimension verlassen und den luftleeren Weltraum betreten dürften. Aus den eben geschilderten Gründen ist unserer Zivilisation dieser Zutritt jedoch nicht gestattet.

Was ist Erlebnis? Dimensionswechsel

Erde – Luft
Luft – Weltraum
Erde – Wasser
Geburt – Tod
Wasser – Feuer
Mann – Frau (Potentialwechsel)
Tier – Mensch
Tag – Nacht
Wachheit – Schlaf
Krankheit – Gesundheit
Säure – Base

Es ist auch ein „Erlebnis", wenn wir ein Schiff besteigen, oder wenn wir schwimmen gehen und damit die Erddimension verlassen und in die Wasserdimension wechseln. Geburt und Tod sind gleichermaßen „Erlebnisse" mit ihren Übertritten in das Reich des Lebens bzw. des Todes.

Wenn es brennt, und wenn dann mit Wasser versucht wird zu löschen, haben wir wieder dieses Dimensionserlebnis, auch wenn sich Mann und Frau geschlechtlich begegnen und die beiden Reiche sich durchdringen und das Potential des „expansiven" Mannes in das „impansive" Reich der Frau hinüberwechselt.

Erlebnis ist die Begegnung von Mensch und Tier, der Übergang von Tag und Nacht und auch der Übergang von Wachheit in den Schlaf, auch derjenige in ganz besonderem Maße von Gesundheit zur Krankheit und, oh wunderschönes „Erlebnis", der Dimensionswechsel von der Krankheit zur Gesundheit. Und „Erlebnis" ist natürlich, wie schon beschrieben, der Wechsel zwischen Säure und Base, der schändlich als „Genuss" ausgebeutet wird.

Wir Gesundheitsapostel befinden uns im Augenblick in einer wenig zufriedenstellenden Situation. Wir sind wohl in der Lage, das saure Genusssystem in seinem Erscheinungsbild und seinen Folgen zu definieren. Aber wir haben ein großes Manko. Wir haben den Menschen kein durchgängiges basisches Genusssystem anzubieten.

Obendrein erheben wir als erstes die Forderung nach VERZICHT. Wer aber verzichtet schon gern in einer Zeit, in der Konsum und Genuss das höchste und oft einzige Glück der Menschen darstellen?! Was fehlt, ist die Erkenntnis, dass wir von Kindesbeinen an über alle möglichen „Medien" programmiert bzw. manipuliert werden, die beworbenen „sauren" Genussmittel als Genuss zu akzeptieren. Hier wird eine große Aufgabenstellung für die nächsten Jahrzehnte sichtbar, – die Definition und anschließende Etablierung des basischen Genusssystems des neuen Jahrtausends.

Genuss	
früher	**heute**
selten	immer
wenig	viel

Zwar laufen die Prognosen genau in die entgegengesetzte Richtung, in eine Perfektionierung augenblicklicher Zustände. Aber mit denen ist die Menschheit in Zukunft nicht mehr lebens- und zeugungsfähig. Bringen wir jetzt als erstes unsere Körper in Ordnung! Wenn diese innerhalb der nächsten drei bis zehn Jahre gereinigt, gestärkt und dadurch auch wieder schöner geworden sind, wird auch der menschliche Geist wieder zu größeren Leistungen in der Lage sein. Wir alle sind Brücken in die neue Zeit. Fangen wir also mit dem Machbaren als erstes bei uns selber an. So notwendig wie machbar sind jetzt als erstes die Reinigung und danach die Remineralisierung und Regenerierung unserer Körper. Bald werden wir mit dem genussvollen Anblick einer schönen Haut und eines festen Zahnfleisches, mit wieder festsitzenden Zähnen und mit dem Anblick eines vollen Haarschopfes erfreut werden. Das ist unser Genuss!

Wenn dann noch Fuß- und Nagelpilze, Scheidenpilze und Darmpilze verschwinden und sich dafür an Stelle jahrzehntelanger Schwächung des Körpers dessen Kräfte der Muskeln und der Sexualität erneut einstellen, dann ist es nicht weit, dass wir uns wieder an allem Geschehen der Schöpfung und der Natur erfreuen können und uns als nächstes in neue Höhen von Intellekt, Geist und Seele aufschwingen.

Auf dieser Ebene werden uns dann die Erfindungen gelingen, welche uns aus den unseren Planeten verderbenden Technologien von Energieraub, Materieraub, Explosions- und Gentechnologie hinausführen. Dann werden wir zu einer Harmonie mit der Natur zurückgelangen, wie sie vor 200 Jahren schon Friedrich Schiller vorausgesagt hat. Erst nach dieser Höherentwicklung werden wir Zutritt zum Kosmos erhalten. Dieser wird uns augenfälligerweise bzw. der uns beherrschenden Unterwelt verwehrt, solange wir ihn mit unserer auf Raub von Energie und Materie ausgerichteten Technik und mit einer Ethik der Skrupellosigkeit versuchen.

Alle großen Hochkulturen der Antike und Vorantike hatten Kontakte nach außerhalb der Erde, ob das nun die amerikanischen Indianer, die Ägypter, die Inder oder das uralte Germanien war. Man lese die Mythen und Sagen der Völker! Wo wir gerade bei der Antike sind, haben wir eine große Bitte an unsere Leserschaft. Wer hat sich einmal mit der SCHWARZEN SUPPE der Spartaner beschäftigt? Wer meint, dieses Rezept zu kennen? Oder wer ist einmal dort in der Region gewesen und hat dort die Pflanzen, Früchte oder Beeren gefunden, die Hauptbestandteil dieses „spartanischen" Lebensmittels gewesen sein könnten? Diese Suppe ist mit Sicherheit ein hervorragendes Lebensmittel sowohl zur Säureneutralisierung als auch zur Mineralisierung gewesen. An derartige Traditionen und Rezepte gilt es anzuknüpfen!

Auszug aus Wikipedia: *Blutsuppe oder Schwarze Suppe (griechisch μέλας ζωμός mélās zōmós) ist die Bezeichnung eines Hauptgerichtes der Spartiaten.*

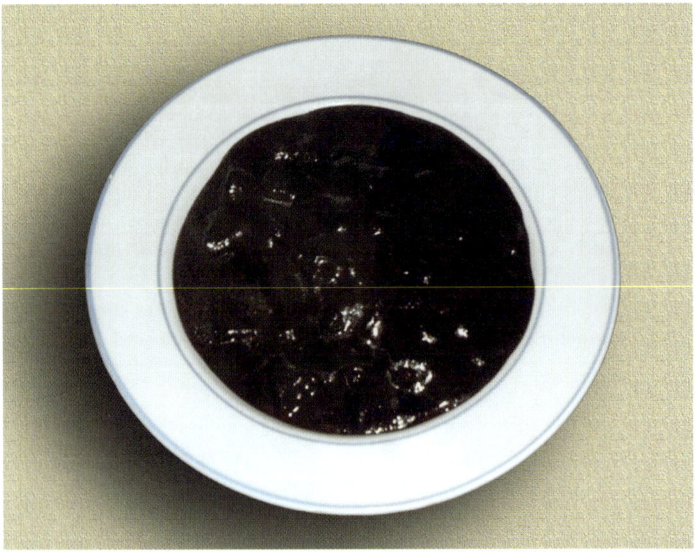

Die Suppe, ein typisches Soldatengericht, bestand aus scharf gewürztem Schweinefleisch, -blut, Essig und Salz und war eines der wenigen namentlich bekannten Gerichte der männlichen Vollbürger Spartas. Das Besondere war die damit verbundene Nutzung von viel Schweinefleisch. Schweinefleisch war zwar nicht unüblich, doch wurde im antiken Griechenland eher anderes Fleisch (Schaf, Ziege, Geflügel, aber auch Rind) verzehrt. Täglicher Fleischverzehr wie in Sparta war in anderen griechischen Städten nur den reichen Bewohnern möglich. Nach dem Untergang des spartanischen Staates im 2. Jahrhundert v. Chr. geriet die Blutsuppe lange Zeit in Vergessenheit.

Heute wird Blutsuppe unter anderem in Gläsern und Därmen verkauft, wobei das Gericht um Fleisch- und Wurzelgemüsebrühe, Graupen, Salz, Gewürze, Knoblauch und andere Zutaten ergänzt wird. Eine Variante der Suppe ist speziell auch die ***Schwarze Suppe*** *oder das* ***Schwarzsauer****.*

WAS IST ALTERN?

Altern des Körpers ist fortschreitende Verschlackung bei gleichzeitigem Mineralstoffverzehr zwecks Säureneutralisierung. Altern ist Entleerung des „voll“ von Mineralstoffen und Spurenelementen geborenen Körpers. Altern des Körpers ist gleichzeitig eine fortschreitende Verätzung von Drüsen bis zu deren Funktionsunfähigkeit.

Altern der Seele ist die fortschreitende Erfüllung der Erlebenswünsche der „leer“ an Erfahrungen und Erlebnissen inkarnierten Seele.

Wo wir gerade beim Kosmos sind, liegt es nahe, an dieser Stelle einen gechannelten Hinweis zu bringen, betreffend unsere menschliche Gesundheit. Demzufolge seien die entscheidenden Faktoren unserer menschlichen Gesundheit die Kriterien der DICHTE, ELASTIZITÄT und ENERGIE. Dichte, das ist Verschlackung, das ist die Verdichtung der Membranen und Gefäße. Diese schleichende Verschließung behindert in fortschreitendem Maße den Fluss unserer Säfte und nachfolgend damit den Fluss unserer Energien. Diese Verschließung bewirkt eine zunehmende Versteifung und damit einen Verlust unserer Elastizität, gleichzeitig einen Verlust unserer Lebenskraft und unserer Energiepotentiale.

gechannelte Botschaft

Die entscheidenden Faktoren menschlicher Gesundheit sind:

- **DICHTE**
- **ELASTIZITÄT**
- **ENERGIE**

Der Grad der Verdichtung, sprich Verschlackung, entscheidet auch über das Maß, in welchem uns Zirkulation, Energiefluss, Energiegewinnung und auch die Assimilation von Energien und Stoffen und deren Ausscheidung möglich ist. So legt sich mit zunehmender Verdichtung der Zellen, Gewebe, Organe und Gefäße eine Funktion des Lebens nach der anderen darnieder.

Beklagenswert weit sind wir von den alten Hochkulturen unserer Vorfahren und dem hohen Ethos außerirdischer Gemeinschaften und Menschen entfernt, um nicht zu sagen „fortgeschritten". Das Gleiche gilt dafür, dass wir uns unendlich weit von dem großen Mythos der Antike entfernt haben, in welchem die Menschen ihren Körper als den Tempel ihrer Seele verstanden. Sie wussten noch, weshalb sie wissentlich und willentlich in dieses Leben getreten waren.

Abstieg der Weltkultur

Griechen: „Der Körper als Tempel der Seele"

Römer: „Mens sana in corpore sano" – Ein gesunder Geist in einem gesunden Körper

Mittelalter: Selbstkasteiung der Mönche

Heute: „I love GENUSS sofort"

- Selbstvergiftung
- Unfälle
- plötzlicher Tod
- Selbstmord

Die Wende: „Mens sana in corpore puro." – Ein gesunder Geist wohnt in einem sauberen Körper.

Sie wollten ihre Seele in ihrem Körper erleben und maßen diesem deshalb einen ungeheuer hohen Stellenwert bei. Die Skulpturen aus dem antiken Griechenland lassen uns noch heute das Körpergefühl der damaligen Hochkultur erahnen. Nur ein Abglanz davon war auf das antike Rom gekommen. Dort wurde nur noch nüchtern von einem gesunden Geist in einem gesunden Körper gesprochen. „Mens sana in corpore sano“, lautete die bescheiden gewordene Forderung Roms. Danach ging es steil bergab mit dem Körpergefühl und der Körperachtung der Menschheit. Die christlichen Mönche schlugen ihre Körper mit Peitschen und Ketten und betrachteten ihre Körper als lasterhafte Hülle einer edlen Seele. Diese Toren waren würdige Vorreiter unserer heutigen Jugend. Die klebt sich Aufkleber auf ihre knatternden Autos, in denen sie bei schmerzhaftem Gedröhn sitzt. Auf diesen Aufklebern steht: „I love GENUSS sofort!“

Alterung des Körpers

Vorzeitiger materieller Verzehr

- OH-Verzehr
- Mineralstoffverzehr zwecks Säure- und Giftneutralisierung
- Krankheit ohne Heilung
- Verätzung von Zellen und Geweben

Mit blankem Übermut betreiben diese jungen Menschen Tag für Tag schleichende Selbstvergiftung oder rasen mit ihren dröhnenden Mordmaschinen nachts gegen die Bäume. An denen hängen bald blumengeschmückte Kreuze, welche die Überlebenden der nächtlichen Raserei dort angebracht haben. Unwillkürlich wirft sich uns nach diesem Blick, den wir sowohl in die Vergangenheit als auch in unsere Gegenwart geworfen haben, die Frage auf, ob wir am Beginn des neuen Jahrtausends auf dem Höhepunkt oder auf dem Tiefpunkt der Menschheitsentwicklung angelangt sind. Selbstverständlich wollen uns diejenigen, die von den augenblicklichen Zuständen finanziell am meisten profitieren, gern einreden, wir seien auf dem Höhepunkt aller möglichen Menschheitsentwicklungen angelangt.

Noch niemals habe es ein so hohes Maß von „Freiheit“ gegeben wie heute. Damit sind allerdings nur „Freiheiten“ gemeint, die der Mensch früher nicht hatte.

Übrigens ist anzumerken, dass dem Begriff der Freiheit zu Unrecht eine positive Wertigkeit zugeordnet wird. Denn dieser Begriff ist in Wirklichkeit so indifferent und auch ambivalent wie beispielsweise die Begriffe Wetter oder Gesundheit. Was bislang nur wenigen Menschen klargeworden ist, das ist die Tatsache, dass sich der Freiheitsspielraum in den letzten Jahrzehnten nur „nach unten“ drastisch erweitert hat. In der „Unterwelt“ des Naturreiches, wie wir sie jetzt kennengelernt haben, ist an Schund und Sex, an Gift und Genuss, an Sensation, Verführung und Gewalt alles erlaubt, was früher verboten war. Man schaue ins Fernsehen oder in die

Illustrierten!! Selbstverständlich gibt es auch noch ein gewisses Maß von Freiheit „nach oben".

Aber gerade in diese Richtung gibt es ganz erhebliche und schnell fortschreitende Freiheitsbeschränkungen. Schauen Sie in die Grafik über das Naturreich, dann finden Sie alle die Kriterien, bei deren Erstreben der angeblich freie Forscher, Arzt oder Künstler sehr schnell an unsichtbare Grenzen seiner geglaubten Freiräume stößt. Diese Grenzen wird er schnell zu spüren bekommen bei der Suche nach historischen Wahrheiten, bei der Suche nach der Verwirklichung menschlicher Gesundheit, bei der Verwirklichung hoher ethischer Maßstäbe und beispielsweise auch bei der Suche nach einem klassischen Schönheitsideal, welches er als Künstler verwirklichen möchte.

Wir halten es für denkbar, dass in den nächsten Jahrzehnten das Freiheitsfenster noch weiter „nach unten" verschoben wird, bis wir endlich den Spielraum von Freiheit erreicht haben, wie er einstmals in Sodom und Gomorrha herrschte. Wir werden dann die Freiheit zu jedem Exzess, zu jeder Sodomie, zu jeder „Selbstverwirklichung" – auch der abartigsten – haben, bei dem Wegfall jeglicher Freiheit zu Disziplin, Wahrheit, Gesundheit, Ethik, Verantwortung und schönen Kunst. Die Welt kann und wird noch viel sensationsgeiler, verderbter, genusssüchtiger, kränker und wahrheitsfeindlicher werden, bevor sie mit einem Urknall „ganz unten" aufschlagen und als quasi Supernova „ganz oben" neu geboren wird.

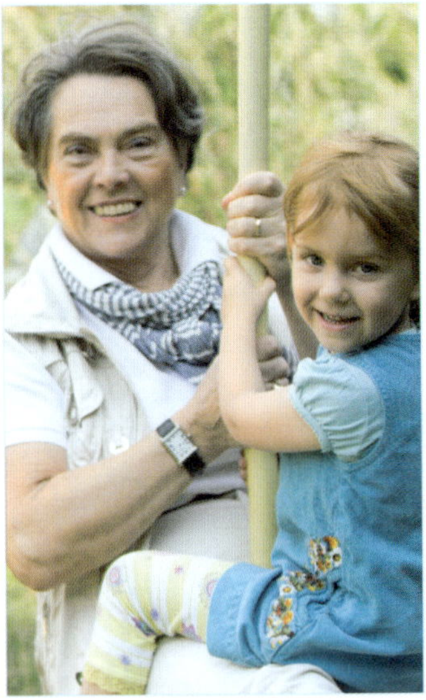

Die nicht exakt zu definierende Zeitspanne bis dahin gilt es zu überbrücken. Das wird uns mit einem möglichst hohen Maß von körperlicher und geistiger Gesundheit gelingen. Schauen wir uns deshalb jetzt unseren augenblicklichen chemischen Lebensweg an, wie er uns widerfährt, wenn wir uns all den sauren Genüssen unserer so „freiheitlichen" wie verantwortungslosen Epoche hingeben. Innerhalb der wissenschaftlichen Altersforschung gibt es keine schlüssige Antwort auf die Frage, was Altern ist. Wohl gibt es unzählige sich oftmals widersprechende Theorien. So kennt die Gerontologie, die Wissenschaft vom Altern, eine Erblichkeitstheorie, eine Mutationstheorie, eine Verschleiß- und eine Stresstheorie. Möglicherweise gibt es noch weitere Theorien. Viele Wissenschaftler sind sich jedoch in der Ansicht einig, dass Rauchen, schlechte Schlafgewohnheiten, unregelmäßiger Lebensrhythmus, überreichliche Ernährung, mangelnde oder übertriebene Bewegung sowie ununterbrochener Stress Faktoren sind, welche einer schnelleren Alterung Vorschub leisten. Einig ist man sich auch darüber, dass die Lebenszeit des Menschen mit maximal 120 Lebensjahren gesehen wird. Diese Zahl wird man sicherlich gelegentlich nach oben korrigieren, wenn sich die von uns erarbeiteten Verfahren und Rezepturen zur Entschlackung und zur Erhaltung der körperlichen Substanz hinreichend verbreitet haben.

Schauen Sie sich das Bild von der jungen und der alten Frau an! Sie denken unwillkürlich an unsere These der erwartungs- und hoffnungsvoll träumenden Seele der jungen Frau. Deren Mineralstoffreichtum strahlt uns aus Gesicht und Haarpracht entgegen. Ihr Blick ist nicht zielgerichtet, sondern er saugt eher auf.

Demgegenüber könnte der Blick der älteren Dame soviel erzählen, was dieser Seele in ihrer bisherigen Inkarnation alles widerfahren ist. Haut, Hals und Mimik und auch die Haare zeigen den Verzehr der „Schatzkammern des Lebens“ an.

Es gibt Altersforscher, die Anhänger der Verschleißtheorie sind. Sie gehen davon aus, dass jeder Mensch bei seiner Geburt eine bestimmte Menge an Energie mit ins Leben bekommt und dieses Potential bis zum vorbestimmten Ende seines Lebens aufzehrt.

Auf diesem Felde gibt es sicherlich noch vieles zu erforschen. Wir sind beispielsweise der Meinung, dass jeder Mensch für seinen Körper eine ganz bestimmte Matrix mit auf den Lebensweg bekommt, welche er dann mit seiner Stofflichkeit füllt. Diese Matrix wird aufgefüllt, wenn wir uns einmal ein Stück aus der Haut herausreißen. Diese Matrix bleibt sogar nach einer Amputation erhalten. Phantomschmerzen können sich deshalb in einem bereits amputierten Glied bemerkbar machen.

In diesen Bereich der energetischen Betrachtung gehört auch die menschliche Aura. Bei ihr bedingen sich energetisches Startkapital und dessen lebenslange Pflege gegenseitig und eine bewusste Ausstattung mit energiereicher Stofflichkeit aus sinnvoller und energiereicher Ernährung!

Insofern ist der Körper das möglichst vollkommene Gefäß, Werkzeug oder der Tempel des darin eingefleischten Geistes. Dieser prägt sowohl den Körper als auch dessen Aura.

Wir dürfen deshalb niemals die hohe Bedeutung einer energiereichen Ernährung verkennen! Jede Mahlzeit muss als Baustein für unseren Körper, den Tempel unserer Seele, gesehen und so gehandhabt werden!

Wenn jede Mahlzeit, die wir zu uns nehmen, ein Stein zum Bauen und Erhalten unseres Körpertempels ist, dann wird nur dort ein strahlend schöner Tempel entstehen, wo jeder Stein ein edler Stein ist, eine heilige, gesegnete Mahlzeit. Mit Fast Food und lieblos in der Mikrowelle aufgeheizter Tiefkühlkost aus dem wöchentlich vorbeikommenden LKW lässt sich bestenfalls eine windschiefe Hütte bauen! Wer spricht heute schon vor einer Mahlzeit noch ein Gebet und verleiht ihr so die notwendige Weihe, die zwingend zu jedem Tempelbau gehört?!

Entweder – Oder

Entweder Verschlackung mit frühzeitigem Verlust oder Schlackenfreiheit mit langer Bewahrung von:

- Jugend
- Schönheit
- Gesundheit
- Geisteskraft
- Körperkraft
- Sexualkraft
- Seelenstärke

„Segne Vater diese Speise, uns zur Kraft und Dir zum Preise!", hieß es noch bis vor Jahrzehnten in vielen deutschen Familien. Nach dem Essen wurde Gott dem Herrn gedankt und der Mutter obendrein, die wieder mit so viel Hingabe, Können und Seele gekocht und zubereitet hatte. Nichts ist davon geblieben in den Götzentempeln von Fast Food und Imbiss der modernen Unterwelt. In deren Nahrungsmitteln finden sich kaum noch Spuren der für gesunde Zellen im Körper notwendigen kosmischen Energien. Was soll nur aus unseren Kindern werden, die Mittag für Mittag mit ihren gestressten jungen Müttern in die Pommes-Bude zum Essen gehen?! Sie werden weder 140 noch 120 Jahre alt werden!

In dem augenblicklichen wirtschaftlichen und gesellschaftlichen System hat die Gesundheit keine Lobby. Mit ihr ist kein Geld zu verdienen. Ganz im Gegenteil. Mit der Krankheit werden zurzeit in Deutschland sage und schreibe ca. 300 Mrd. Euro pro Jahr umgesetzt.

Zwar trommelt von morgens bis abends die Werbung für alle möglichen säurebildenden und krankmachenden Genüsse auf uns ein, aber wir haben trotzdem die Wahl, diesen Versuchungen zu erliegen oder ihnen zu widerstehen.

Was unseren chemischen Lebensweg angeht, so stehen wir vor der entscheidenden Frage des „entweder – oder". Entweder gehen wir den Weg der Verschlackung und Vergiftung oder denjenigen der Schlackenfreiheit und der Unversehrtheit unserer Zellen, Gewebe, Drüsen, Knochen und

Organe. Wir haben bereits definiert, was die im Volksmund „Schlacken" genannten Stoffe sind. Es sind die mithilfe von Mineralstoffen, wie Kalzium, Magnesium, Natrium, Kalium usw. neutralisierte Säuren und Gifte, welche der Chemiker Salze nennt.

Der Alterungsverlauf der Frau

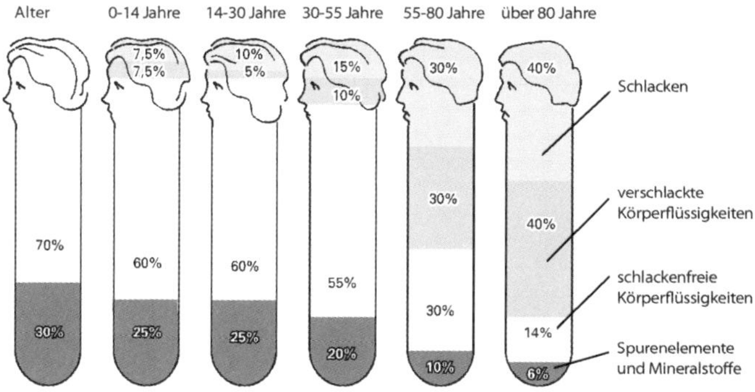

Die Verstoffwechselung der Mineralstoffe zu Schlacken ist gleichzeitig Säureneutralisierung, Verschlackung und Alterung.

Der Mineralstoffverzehr von Mann und Frau verläuft unterschiedlich. Beim Mann erfolgt er kontinuierlich Tag für Tag und Jahr für Jahr. Die Frau erleidet nennenswerte Mineralstoffverluste erst ab dem Beginn der Wechseljahre. Ab diesem Zeitraum muss sie äußerst gesundheitsbewusst leben, um sich ihre Schönheit und Gesundheit möglichst lange zu bewahren. Im Gegensatz zum Mann ist die Körperchemie der Frau nicht daran gewöhnt, Säuren zu verstoffwechseln.

Mit diesen Salzen können wir uns entweder ein Leben lang verschlacken mit der Folge eines frühzeitigen Verlustes von Jugend, Schönheit, Gesundheit, Geisteskraft, Körperkraft, Seelenstärke und Vitalität. Oder wir können versuchen, unsere Gewebe, Zellen, Organe, Gelenke, Drüsen usw. möglichst lange schlackenfrei zu halten, um so unsere Jugend und Schönheit, unsere Gesundheit und Geisteskraft, unsere Körperkraft und Seelenstärke und auch unsere Vitalität möglichst lange zu bewahren.

Wir müssen uns darüber im Klaren sein, dass wir von Geburt an mit vielen wichtigen „Schatzkammern des Lebens" ausgestattet sind, mit unseren Mineralstoffdepots. Diese befinden sich in unseren Haaren und im Haarboden, in unseren Finger- und Zehennägeln, in unserer Haut und in den Knochen, in unseren Blutgefäßen, Knorpeln, Kapseln und Sehnen und auch in unserem Blut. Diese Mineralstoffdepots sind die tragenden Säulen unserer Gesundheit und Schönheit.

Das gilt aber nur solange, wie sie unangetastet und wohlgefüllt sind. Ihr kontinuierlicher Verzehr zwecks Säureneutralisierung lässt unsere Gesundheit und Schönheit verblühen, wenn wir nicht aufpassen.

Der Alterungsverlauf des Mannes

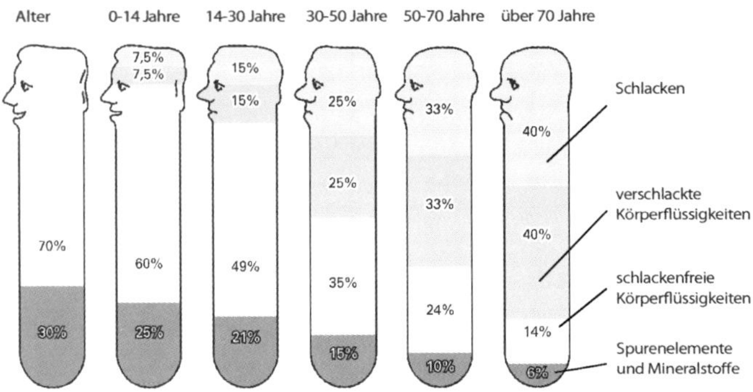

Die Verstoffwechselung der Mineralstoffe zu Schlacken ist gleichzeitig Säureneutralisierung, Verschlackung und Alterung.

Zu diesem Verblühen tragen die Gerbsäure aus jeder Tasse Kaffee oder Schwarzem Tee bei ebenso wie jedes winzige Tröpfchen Essigsäure aus Süßwaren- oder Schokoladenkonsum, wie das Nikotin aus dem Rauchen oder wie saure Körperreaktionen aus den verschiedensten physikalischen oder psychischen Negativerleben. Ob Discolärm oder Enttäuschung, ob Schreck, Frust oder Stress, – sie alle münden über elektrische Brücken in chemisch saure Reaktionen, welche der Neutralisierung bedürfen, um im Körper keine Gewebe, Nerven, Funktionen, Knorpel, Organe, Drüsen usw. zu verätzen. Und auch jede Acetylsalicylsäure enthaltende Schmerztablette zehrt an unserem Mineralstoffvorrat. Denn auch diese Säure will neutralisiert werden und vermindert den Schatz unseres Lebens an Spurenelementen und Mineralstoffen. Insofern ist der sogenannte „Basenverzehr“, von dem heutzutage so oft die Rede ist, in erster Linie ein Mineralstoffverzehr.

Es gibt noch weitere Ursachen, aus denen Säuren erwachsen. Wir wollen jedoch das Kind nicht mit dem Bade ausschütten und jegliche Säure verteufeln. Nein, wir leben in einem Fließgleichgewicht unseres Stoffwechsels zwischen Säuren und Basen. Solange dieses Fließgleichgewicht bei immerwährender Dominanz der Alkalität aufrechterhalten wird, passiert unserer Gesundheit gar nichts.

Den zu vermeidenden Mineralstoffverlust erleiden wir erst bei einem Übergewicht der Säuren über das zur Verfügung stehende Neutralisierungspotential. Der Stoffwechsel erfordert die Aufnahme von wenigstens 80 % basenbildender, mineralstoffreicher und von 20 % säurebildender Nahrung. Heute ist das Verhältnis aber genau umgekehrt! Es gilt immer dafür zu sorgen, dass zumindest so viele energiereiche Mineralstoffe mit der Nahrung aufgenommen werden, wie zur Verstoffwechselung, sprich Neutralisierung, der aus den unterschiedlichsten Gründen und Quellen anfallenden Säuren notwendig sind. Werden nicht genug derartige Mineralstoffe aufgenommen, kommt es zur zwangsläufigen Entnahme von Kalzium, Magnesium, Natrium usw. aus den eben aufgezählten Mineralstoffdepots.

Jugend des Körpers bewahren

- Basenbewahrung
- Mineralstoffbewahrung
- Drüsenbewahrung

statt vorzeitigem Basen-, Hormon- und Mineralstoffverzehr

Jugend des Geistes bewahren

- Erwartungsbewahrung
- Hoffnungsbewahrung

statt vorzeitiger Erfüllung und Langeweile

Grundlage jeden Erfolges beispielsweise einer CELLULITE-Kur ist die drastische Reduzierung von Säuren und die Lösung der aus ihnen bisher hervorgegangenen und dann abgelagerten CELLULITE-Schlacken!

Jetzt sind wir mittendrin in vielen interessanten Fragen und haben einige bereits im Vorbeigehen beantwortet. Eine derartige Frage ist beispielsweise: Warum altert der Mensch? – Weil er die Schatzkammern seines Lebens, diejenigen seiner Mineralstoffdepots, aufzehrt, um mit ihnen aggressive Säuren zu neutralisieren. Diese fortlaufende Entnahme von Mineralstoffen aus den Depots des Haarbodens und der Haare, aus den Knochen, den Knorpeln und Gelenken, lässt unsere ehemals strahlende Schönheit verblühen.

Altern des Körpers
ist kontinuierlicher
Mineralstoffverzehr
zwecks Gift- und Säure-
neutralisierung

Aber da ist ein Unterschied zwischen Mann und Frau! Warum heißen die Frauen das „schöne Geschlecht" und nicht die Männer? Warum lebt die Frau überhaupt länger als der Mann, und zwar im Durchschnitt mehr als 10 Jahre? Gibt es eine Zwangsläufigkeit dafür?

Nein, es ist überhaupt nicht zwangsläufig, dass die Frau älter wird als der Mann! Dieses Phänomen tritt grundsätzlich nur in den letzten Genussphasen von Zivilisationen auf.

In Regionen Asiens und Südamerikas, wo man sich noch naturgemäß ernährt, gibt es viele Männer, die über einhundert Jahre alt werden. Als Beispiel mag das Hunzatal dienen, von welchem berichtet wird, dass es dort zahllose Ehepaare gibt, die zusammen über hundert, sogar über hundertzwanzig Jahre alt werden. Dort gibt es lange, harte Winter. Dort müssen die Menschen zusammenhalten. Und prompt werden dort Mann und Frau zusammen alt.

Alterung des Geistes, der Seele, ist

- vorzeitige energetische Überfrachtung
- zu viele Reize der Sinne
- zu viele Erlebnisse der Seele in kurzer Zeit
- früh- bzw. vorzeitige „Erfüllung“

Das liegt jedoch nicht nur an dem ihnen aufgezwungenen Kampf ums Überleben, sondern eher daran, dass sich dort der Mann sein Leben lang schlackenfrei ernährt, dass keine Arznei-mittel seinen Stoffwechsel belasten und erst recht kein Fluglärm, keine Funktrassen und keine Fernsehsendungen voller aufregender „Sensationen“. Dafür gibt es Tag für Tag Bewegung in frischer Luft in den Bergen, von denen fröhlich frische Wasser springen. Hier bleiben die Mineralstoffdepots des Menschen, seine Haut und seine Haare, seine Nägel, seine Zähne, seine Gefäße und Knochen, sein Blut und seine Organe ein Leben lang geschont und voll. So werden die Menschen sowohl zusammen alt, als auch bleiben sie auch dann noch optisch attraktiv und schön, wenn der europäische Zeitgenosse schon seit dreißig oder vierzig Jahren zu Staub zerfallen ist.

Bevor wir uns jetzt anschauen, wie der Alterungsprozess durch unsere Lebensjahrzehnte verläuft, werfen wir neben der Betrachtung unserer stofflichen Entwicklung kurz einen Blick auf die energetische Komponente unseres Lebens. Wir haben gesehen, dass wir unser Leben als die Inkarnation unseres Geistes in unserer fleischlichen Materie gewollt haben und diese Inkarnation in hoher Verantwortung und mit großer Freude genießen sollten. Dieser Genuss sollte selbstredend nur auf dem basischen und nicht auf dem im Augenblick üblichen sauren Wege geschehen. Das sollte schon jetzt klar geworden sein!

Lassen Sie sich darauf aufmerksam machen, dass es sich mit unserer Seele, mit der energetischen Komponente unseres Lebens also, exakt umgekehrt verhält, wie mit unserer materiellen Körperlichkeit. Müssen wir bei letzterer aufpassen, dass wir uns materiell nicht vorzeitig verzehren und unsere Schatzkammern der Spurenelemente und Mineralstoffe zu schnell entleeren, so müssen wir im Umkehrschluss unsere energetisch-seelische Komponente davor bewahren, zu schnell mit allen möglichen „Erlebnissen“ überfüllt zu werden.

Genau das jedoch passiert mit der heutigen Reizüberflutung aus Illustrierten, Fernsehen und dem täglichen ach so „freien" Umgang der Menschen miteinander. Die Erlebniswünsche der Seele an ihre Inkarnation sind heute bei vielen Menschen schon mit dem 30. oder 40. Lebensjahr „erfüllt". Er bzw. sie hat alles gesehen und alles erlebt, hat alle möglichen Dimensionswechsel, Partnerwechsel und alle „Genüsse" dieser Welt in einer atemberaubend kurzen Lebensspanne ausgekostet.

Man sieht es an seinem oder ihrem Gesicht. Das Leben hat nichts mehr zu bieten. Er oder sie erwartet nichts mehr, hat alles erlebt. Da ist es nur zu logisch, dass bereits mit 50 Jahren der vorzeitige Ruhestand angestrebt wird, um von dem vielen Erleben auszuruhen. Schnell aber kommt die Vergreisung durch weiteren „sauren" Genuss bei wenig Bewegung. Ohne frische Luft und ohne Liebe wird er bzw. sie schnell vergreisen und frühzeitig sterben, wie das augenblickliche System es vorsieht.

Reize der körperlichen Sinne

- Geschmack (Salz, Zucker o. Ä.)
- Porno (Lust der Augen)
- Musik (Rock, Pop)
- Körper (Sex, Sport)
- Nase (Düfte, Parfüms)

Zwei Grundregeln eines sinnvollen Lebens lauten deshalb: Hüte Dich vor den aggressiven Säuren, vor denen schon Hippokrates und Hildegard von Bingen gewarnt haben, damit sich Deine Mineralstoffspeicher nicht vor der Zeit ENTLEEREN! Dosiere die Erlebnisse Deiner Seele vorsichtig, und verteile sie sinnvoll ansteigend über einen langen Zeitraum, damit sich die Erlebenswünsche Deiner Seele nicht vor der Zeit ERFÜLLEN! Diese vorsichtige Dosierung unserer Seelenerlebnisse beinhaltet eine hohe Verantwortung für die Erziehung unserer Kinder. Diese erleben heute bereits in frühester Jugend Ereignisse und Erlebnisse vor dem Fernsehgerät, vor denen Menschen früherer Generationen oftmals ein Leben lang verschont blieben. Das Gleiche gilt für das sexuelle Erleben, wo heutzutage junge Frauen mit 20 Jahren schon mehr „erlebt" haben als früher eine 45jährige Witwe, so „lustig" sie einst auch gewesen sein mag.

Reize der Seele = Erleben

- **Sensationen des Lebens anderer Seelen**
- **der eigenen Seele**
  - Geburt
  - Tod
  - Unfälle
  - Eheschließung
  - Ehescheidung
  - Begegnungen
  - Dimensionswechsel

Frau Ingeborg Ötinger und Herr Dr. Beck haben eine geniale Grafik entworfen, welche uns den chemischen Lebensweg des modernen Menschen anschaulich vor Augen führt. Diese Grafik beinhaltet sechs Stadien des Lebens von dem schlackenfrei geborenen Baby bis zum todgeweihten und total verschlackten Greis. Unseres Wissens basiert die gute Arbeit auf Forschungsergebnissen des ungarisch-tschechischen Ingenieurs Erich Roucka.

Der Mensch wird, wenn er das Glück hatte, einen gesunden Vater und eine gesunde Mutter zu haben, schlackenfrei geboren. Sein Körper besteht bei der Geburt zu 30 % aus festen Bestandteilen, aus unseren mineralischen „Schatzkammern des Lebens“ und zu 70 % aus Flüssigkeiten ohne jedwede Schadstoffe. Hildegard von Bingen würde von SAUBEREN SÄFTEN sprechen. Leider gibt es heute kaum noch junge Väter und Mütter, die durch und durch gesund sind, und so nimmt die Zahl der krank zur Welt kommenden Neugeborenen in erschreckendem Maße zu. Grund dafür ist, dass die Gifte, Schlacken und der Stoffwechselmüll der Mutter in das wachsende Leben „entsorgt“ werden. Wir erfreuen uns jetzt an der Betrachtung eines schlackenfrei zur Welt gekommenen Kindes und schauen uns an, wie dessen nächste 14 Jahre verlaufen werden.

Bald gibt es Oxalsäure aus dem Gläschen Spinat, welchen Mama für unerlässlich hält.

Baby wehrt sich und spuckt den Spinat zurück. Es mag keine Oxalsäure. Aber Mama weiß es besser und stopft. Baby spuckt, und Mama stopft, bis Baby aufgibt. Dadurch bedarf es wieder einiger Körnchen Mineralstoffe zur Neutralisierung der Oxalsäure, wie vorher zur Neutralisierung der Essigsäure.

Bald ist Babychen größer, und Tanten und Onkel, Großväter und Großmütter und Geschwister kommen und bringen pfundweise Bonbons und Schokolade. Das Unheil nimmt seinen Lauf. Die moderne Mama hat wenig Zeit, noch weniger Lust und überhaupt keine Pflicht, Gemüse zu putzen, Eintopf zu kochen oder Salate zuzubereiten. Stattdessen gibt es Fast Food und Pommes „rot“ oder „weiß“ mit Bratwurst. So steht einer immer schneller steigenden Flut unterschiedlichster Säuren ein nur klägliches Angebot neutralisierungsfähiger Mineralstoffe und Spurenelemente aus der täglichen Ernährung gegenüber. Schreckliches Erleben aus dem Fernsehen, fürchterlicher Krach aus den häuslichen und aus Disco-Lautsprechern tun ein Übriges, das saure Geschehen über die Psyche abzurunden bzw. aufzufüllen.

Ununterbrochen erfolgt schon jetzt ein Mineralstoffverzehr aus dem wachsenden Organismus, und die ersten Schlacken bilden und deponie-

Mineralstoffe, Überläufer oder Retter?

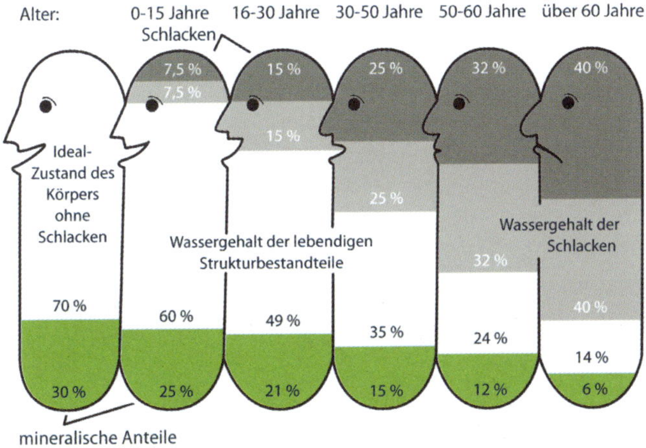

Aus Ötinger/Beck: „Durch Entsäuerung zu körperlicher und seelischer Gesundheit".

Die Verstoffwechselung der Mineralstoffe zu Schlacken ist gleichzeitig Säureneutralisierung, Verschlackung und Alterung.

ren sich. Ötinger/ Beck sehen bereits bis zum 14. Lebensjahr die Körpersubstanz nur noch zu 25 % aus unverbrauchten Mineralstoffen und Spurenelementen bestehen. Sie glauben, dass noch 60 % der Körpersubstanz schlackenfreie Säfte sind, während 7,5 % davon bereits mit Schlacken überladen sind. Weitere 7,5 % der Körpersubstanz bestehen bereits aus neutralisierten Säuren, sprich aus SCHLACKEN.

Wen wundert es jetzt noch, dass auf unseren Schulhöfen immer mehr Kinder mit storchenhaft langen Extremitäten beim Fangenspielen zusammenstoßen und mit gebrochenen Gliedmaßen liegenbleiben. Die Knochensubstanz ihrer Arme und Beine ist bereits dermaßen mineralstoffverzehrt, dass sie keinerlei großen Belastungen mehr standhalten.

Jetzt geht es jedoch erst richtig los. Keine Schule gibt es mehr ohne Süßwarenkiosk, ohne Cola-Automaten und ohne Raucherzimmer. Straftatbestände allesamt. Big Brothers „Gesundheitssystem" in Perfektion! Von Gesundheitsunterricht keine Spur!!

Bald tritt für den jungen Menschen der Fleischkonsum mit seinem Anfall von Harnsäure bei der Verstoffwechselung hinzu, so dass beim Erreichen des 30. Lebensjahres davon ausgegangen werden kann, dass der moderne Mann in diesem Alter statt der ursprünglichen 30% fester Bestandteile von Spurenelementen und Mineralstoffen nur noch über 20 % verfügt. Schlackenfreie Säfte machen noch 50 % seiner Körpersubstanz aus, während von verschlackten Säften bereits 15 % vorhanden sind. Gleichfalls 15 % der Körpersubstanz sind jetzt deponierte Schlacken. Wie und wo und warum der Körper diese deponiert, werden wir uns noch ansehen.

Schauen wir in das Naturreich! Dort finden wir ein wunderschönes Tier, den fleischfressenden Löwen. Was verspeist er mit Vorliebe? Es sind die basisch-mineralischen Schatzkammern der gerissenen Beutetiere: Leber, Magen und Eingeweide. Er verschmäht die Muskeln. Die überlässt er den Hyänen. Wer ist schöner? Sind es die Löwen, oder sind es die Hyänen?

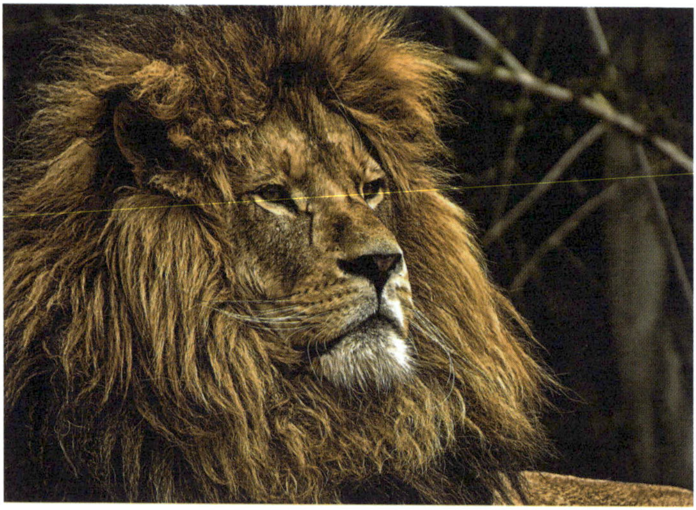

Schauen wir uns bei den Menschen um! Dort finden wir die Spezies der „Gourmänen", ein vorwiegend Muskelfleisch essender Stamm von Feinschmeckern. Die Lebenschronik dieser Menschen führt über Karies und Parodontose zu Haarverlust und Diabetes, später zu Rheuma und allen möglichen Ausfällen von Funktionen und Wahrnehmungen. Bald können sie wegen Gicht und Gelenkschmerzen die Tempel ihrer Genüsse nur noch mit der Taxe oder im Rollstuhl erreichen. In denen rollen sie oftmals mit amputierten Füßen daher.

Die Jahre vom 30. bis zum 50. Lebensjahr sind eine weitere extreme Genußphase. Alles wird genossen, was Big Brothers System hergibt: Fleisch und Kaffee, Zigaretten, Fast Food und Süßwaren. Alle Erlebnisse aller möglichen Veranstalter, jede Sensation und jede Party werden „mitgenommen" oder „sich reingezogen".Selbstredend schwinden zwecks

Der Grad der „Dichte“ entscheidet über das Maß der Gesundheit

Dichte ist:

- Verdichtung = Alterung
- Verschlackung
- Vergiftung
- Verschließung der Zellen, Gefäße und Membranen
- Verhinderung von Säfte- und Energiefluss
- Versteifung von Muskeln und Gelenken
- Verlust von Elastizität, Lebens kraft und Energiepotential

Neutralisierung der im Übermaß anfallenden Säuren die Schatzkammern des Lebens von vorherigen 20 auf nunmehr noch 15 % bis zum Erreichen des 50. Lebensjahres. Nur noch 35 % der Körpersubstanz sind schlackenfreie Säfte. 25 % sind bereits verschlackte Säfte, und noch einmal 25 % der Körpersubstanz sind nichts als deponierte Schlacken.

Von nun an geht's steil bergab. Es wird natürlich weiterhin genossen. Viele Medikamente, vor allen Dingen „saure“ Schmerzmittel, kommen hinzu. Wir sind nämlich jetzt in dem Lebensabschnitt der Krankheiten angelangt. Und die wollen therapiert werden! So treten dann zu den vielen Salzen der Essigsäure und der Oxalsäure, der Schwefelsäure, der Salpetersäure und der Harnsäure bald noch die Salizylate hinzu, welche der Körper zur Neutralisierung der Acetylsalizylsäure aus den Schmerzmitteln bilden muss, um nicht von diesen verätzt zu werden. Wieder wirft der Körper in diesem Lebensjahrzehnt seine Spurenelemente und Mineralstoffe an die Front zwecks Säureneutralisierung und verliert von den ehemals 15 % noch einmal 5%, so dass ihm in seiner Körpersubstanz bis zum 70. Lebensjahr noch 10 % an festen Bestandteilen verbleiben. Nur noch 24 % seiner Säfte kreisen schlackenfrei. 33 % Körpersubstanz bestehen bereits aus verschlackten Säften, und gleichfalls 33 % Körpersubstanz sind nichts weiter als vergiftende Schlacken.

Wer kennt ihn nicht, den prallen, rotbäckigen Glatzkopf? – Immer fröhlich und vergnügt, bis urplötzlich die Kraft versiegt. Diese Männer sind wie Öfen voller Schlacke, immer wieder neu und gut „aufgelegt“, immer wieder nachgeschaufelt. Aber nie oder zu selten leer gemacht, damit es wieder neu und besser brennt. Hält unser Zeitgenosse auch nach dem 70. Lebensjahr mit seinem „sauren“ Lebenswandel nicht inne, so ist es bald um ihn geschehen. Er sinkt auf 6 % feste Bestandteile ab, und wir sehen in unserem geistigen Auge den säureverzehrten, haarlosen Greis an zwei Krücken vor uns, frisch operiert mit zwei neuen Hüften. Die Knie müssen auch bald erneuert werden.

Nur noch 14 % seiner Körpersubstanz sind schlackenfreie Säfte. Aber ganze 40 % der Körpersubstanz sind Säfte voller Schlacken und noch einmal 40 % der Körpersubstanz sind nichts als Schlacken. Da ist es zum Schlack-Anfall nicht mehr weit. Das Wort sollte man in Zukunft nicht mehr Schlaganfall sondern tatsächlich „Schlackanfall“ schreiben!

Bei der Frau läuft der Verschlackungsprozess, welcher gleichzeitig der Prozess des körperlichen Verfalles ist, langsamer bzw. zeitversetzt. Der Grund liegt darin, dass die Frau während ihrer fruchtbaren Periode einmal im Monat aufgestaute Säuren ausscheiden kann. Ihre Mineralstoffdepots werden deshalb erst sehr viel später zwecks Säureneutralisierung in Anspruch genommen.

Irgendwie kommen uns die Mineralstoffe und Spurenelemente vor wie Überläufer, die zum Feind überwechseln und sich mit ihm gegen den Menschen verbünden. Das ist jedoch eine unzulässige und falsche Sicht der Dinge. Denn jedes Mineralstoffatom, welches zwecks Säureneutralisierung ein Molekül Harnsäure zu einem Molekül harnsauren Kalziums neutralisiert, opfert sich zwecks Lebenserhaltung des ganzen Zellverbandes.

Denken wir an die „Hierarchie der Intelligenz“ auf der Seite 37. Jedes Atom ist intelligenter als jedes Molekül. Jedes Molekül ist intelligenter als jede Zelle. Jede Zelle ist intelligenter als jedes Organ. Dieses ist intelligenter als der Mensch.

Der Mensch als solcher mit seinen Gedanken und Entscheidungen ist ungleich dümmer als jedes Atom. Einzig und allein dessen Intelligenz bewahrt unseren Körper, unsere Zellen, Drüsen und Organe Tag für Tag vor dem chemischen oder sonst wie gesundheitlichen Kollaps.

Es ist unsere beklagenswerte menschliche Dummheit oder unser niedriger Intelligenzgrad, welcher die intelligenten Atome unserer Mineralstoffdepots unablässig zum Neutralisierungsopfer zwingt. Wir bräuchten nur ein Übermaß an Säuren und Giften zu vermeiden und für ein Höchstmaß an mineralischem Neutralisierungsangebot via Nahrungsaufnahme zu sorgen, und all diese Neutralisierungsopfer wären überflüssig. Wären sie aber überflüssig, dann würden sie unterbleiben, und der Schatz unseres Lebens, seine festen Bestandteile blieben uns jahrzehntelang länger erhalten, als das heute der Fall ist. Das würde gleichzeitig bedeuten, dass wir jahrzehntelang länger als bisher jung, schön und stark blieben, voller Kraft der Gedanken, der Seele und auch der Sexualität. Wir würden im Alter nicht mehr der kranke Ballast des von Abgaben und Steuern geplagten Volkes sein, sondern allzeit hilfsbereite Partner, die keine Krankenkasse und auch erst Jahrzehnte später als heute eine Kasse für Altersversorgung oder -pflege in Anspruch nehmen würden.

Jetzt taucht am Horizont der Zeiten ein ganz anderes Gesellschaftsbild auf, als wir es heute haben. Wir sind z. Zt. nicht nur eine materielle Ex- und Hopp-Gesellschaft. Dieses „Ex und Hopp" bezieht sich auch auf uns Menschen!! Das haben die meisten von uns nur noch nicht bemerkt. Wenn wir unsere Konsumpflichten gegenüber der Nahrungsmittel-, Genussmittel-, Arzneimittel- und sonstigen Industrie erfüllt haben, mögen wir uns bitteschön davonmachen!

Wer jedoch als Mensch selbst nicht Ex und Hopp entsorgt werden will, der muss sich auf die Dauer auch von der jetzigen Ex- und Hopp-Wirtschaft verabschieden. Diese produziert von morgens bis abends Schund und Tand. Was morgens gekauft ist, liegt am Abend schon im Mülleimer. Bei Autos und anderen Gütern dauert es etwas länger. Aber selbst Häuser werden heute nicht mehr für Generationen, sondern nur noch für wenige Jahrzehnte gebaut, wenn überhaupt!

Die Frage nach der menschlichen Gesundheit, nach einem längeren oder sogar langen Leben zu stellen, heißt mithin zwangsläufig die Frage nach einem ganz und gar anderen Wirtschaftssystem zu stellen. Es kann nur ein System sein, in dem viele Menschen wieder Dinge schaffen, an denen sie lange Zeit für eine lange Gebrauchsdauer arbeiten.

Ganz im Gegenteil dazu produzieren heute wenige Menschen in kürzester Zeit riesige Mengen von Gütern für den allerschnellsten Verbrauch und Verzehr.

Weil die Ressourcen unseres Planeten bei Fortführung des augenblicklichen Wirtschaftssystems jedoch innerhalb von ein bis zwei weiteren Generationen aufgebraucht wären, muss der Wandel zu der alternativen, eben aufgezeigten Wirtschafts- und Menschheitsordnung so oder so zwangsläufig erfolgen. Es fragt sich nur, ob wir die Kraft und Intelligenz zu einem gleitenden Übergang haben, oder ob dieser Übergang von einer gigantischen Katastrophe an allen Fronten der Finanzen, der Wirtschaft, der Gesundheit, des Krieges, der Menschheit erzwungen werden wird. Wie sagte doch Hermes Trismegistos? „Wie im Großen so im Kleinen, so oben wie unten, so innen wie außen." Ja, die Welt im Großen ist im Augenblick so verschlackt und so voll Müll wie jeder unserer Zivilisationskörper im Kleinen.

WAS IST VERSCHLACKUNG, UND WIE VERLÄUFT SIE?

Der Körper berücksichtigt bei der Deponierung von Schlacken eine ganz bestimmte „Hierarchie der Lebenswichtigkeit“. Er ist dabei ständig bestrebt, den verschlackenden Menschen in einem möglichst hohen Maß von objektiver Leistungsfähigkeit und subjektiv empfundenem Wohlbefinden zu halten.

Je nach Lebenswandel und -gewohnheiten, je nach Verhaltens- und Ernährungsweise oder je nach ergriffenen Maßnahmen steigt oder fällt der Schlackenpegel in den verschiedenen Organen, Geweben, Drüsen und Zellverbänden des menschlichen Körpers.

Leuchten wir einmal in den Begriff VERSCHLACKUNG hinein! Im heutigen Sprachgebrauch verstehen wir darunter einen im Laufe des Lebens „normal“ fortschreitenden Prozess, bei welchem sich die verschiedensten Schlacken in den verschiedensten Körperbereichen, in Organen, Drüsen oder Geweben niederschlagen und diese zunehmend in ihren Funktionen behindern. Verschlackung ist jedoch auch ein körperchemischer Vorgang. Verschlackung ist gleichfalls die Überführung einer Säure in ein Salz unter Zuhilfenahme eines Mineralstoffes. Insofern ist Verschlackung Salzbildung, denn die Schlacke ist nichts als eine neutralisierte und später abgelagerte Säure.

Verschlackungs-chronologie

- Säure / Gift / Schadstoff
- Mineralstoffverzehr
- Neutralisierung
- Schlackenbildung
- Schlackenablagerung / Fettbildung
- Drüsenverätzungen u. a.
- Funktionsstörungen
- Entzündungen

Nur durch Ablagerung wird aus einem Neutralsalz eine Schlacke.

Die Neutralisierung sämtlicher im Körper anfallenden Säuren ist ein äußerst sinnvoller und notwendiger Vorgang, den der Organismus durchführt, um den Säuren ihre vergiftende und ätzende Aggressivität zu nehmen. Dafür opfert er ununterbrochen Mineralstoffe. Diese entnimmt er entweder aus der täglichen Nahrung oder aus ihm zur Verfügung stehenden Depots. Ist er wegen Mangel an energiereichen und neutralisierungsfähigen Mineralstoffen gezwungen, diese Stoffe aus Haut und Haarboden, aus Zähnen und Knochen, aus Blut und Knorpeln zu entnehmen, bedeutet das unseren körperchemischen Alterungsprozess.

Verschlackung bedeutet jedoch nicht nur die Verschlackung einer Säure, also die Neutralisierung einer Säure in ein chemisch neutrales

Zivilisationskrankheiten sind die Ursache von Figurverformungen

Vergiftungen
- Impfungen
- E-Nummern
- Umweltgifte
- Zusatzstoffe
- Medikamente
- Chlor
- Fluor u. a. Zahngifte
- Jod

Malabsorption
- via Blut
- via Dünndarm

Versauerungen
- Fehlernährung
- Stressfaktoren
- Bewegungsmangel

Fehlverhalten
- Bewegungsübertreibungen
- Rauchen
- Genussmittelkonsum

Zivilisatose

Der zur Säure- und Giftneutralisierung notwendige Substanzverzehr führt gleichzeitig zur stofflichen Verarmung des Körpers und zu seiner Verschlackung. Um Verzehr und Verluste möglichst lange zu vermeiden, greift der Organismus zu den verschiedensten Maßnahmen der Verstoffwechselung, Ablagerung, Verdünnung oder Ausscheidung von Säuren und Giften.

Entmineralisierung	Jahre	Versauerung und Vergiftung	Jahre	Verschlackung
Gehirnfunktionen gestört Knochen und Gebiss „leer" Drüsen / Funktionen ausgefallen	60	Parkinson / Demenz Alzheimer / Schlaganfall Grauer Star / Grüner Star Tinnitus / Gehörsturz	60	Gehirn „voll" Kopforgane „voll"
Haut „leer" Nägel „leer" Drüsen / Funktionen verätzt	50	Osteoporose / Herzinfarkt Drüsenerkrankungen / Leistenbruch Magen- und Darmerkrankungen Bauchspeicheldrüsenstörung Offenes Bein / Leberschäden Nieren- und Gallensteine	50	innere Organe „voll"
Gefäße „leer" Knorpel und Kapseln „leer" Drüsen / Funktionen gestört	30	Allergien / Hämorrhoiden Arteriosklerose / hoher Blutdruck hoher Cholesterinspiegel / Durchblutungsstörungen / Krampfadern Arthrose / Bandscheibenleiden Rheuma / Gicht / Krämpfe Muskelverspannungen	30	Gefäßwände „voll" (bzw. kalziumentleert, dafür mit Cholesterin „geteert") Muskeln und Knorpel „voll"
Haarboden „leer" Milchzähne „leer"	6	Haarausfall / Schweißfüße Cellulite / Migräne / Kopfschmerzen Parodontose / belegte Mandeln kalte Füße / belegte Zunge / Akne Karies / Obstipation / Diarrhöe Appetitlosigkeit / Heißhunger Hyperaktivität / Sodbrennen / Unlust Abgeschlagenheit / Legasthenie	6	Bindegewebe „voll" Bildung neuer Fettstrukturen Fettgewebe „voll" Fette „voll"
Alle Mineralstoffdepots sind gefüllt.	0	Die Flüssigkeiten des Organismus sind frei von Säuren und Giften.	0	Alle Gewebe, Gefäße, Organe, Muskeln, Kapseln sind schlackenfrei.
Remineralisierung		**Entsäuerung und Entgiftung**		**Entschlackung**

Jeder Mensch kann es sich selbst einrichten, wie hoch sein Schlackenpegel steigt oder fällt. Passt er nicht auf, erleidet er eine fortschreitende Verschlackung, wobei der Körper die in der Grafik aufgezeigte Reihenfolge einhält. Dabei versucht der Organismus grundsätzlich, sich in einem Höchstmaß von subjektiv empfundenem Wohlbefinden zu halten. Bei einer erfolgreichen Entschlackung sinkt der Pegelstand der Verschlackung die „Hierarchie der Lebenswichtigkeit" abwärts.

Der Körper scheidet alles aus? Es gibt keine „Schlacken"?

Zu schön um wahr zu sein!
Oft scheitert die Ausscheidung an der mineralischen Unterversorgung der Nieren mit der Folge von:

- Rückenverspannungen
- Hexenschuss
- Blähungen
- Bandscheibenleiden
- Gelenkproblemen
- Fußproblemen
- Cellulite
- Gewichtszunahme

Die Nieren können nur Säuren bis zu pH-Werten von 4,4 ausscheiden, nicht darunter / sauer, die Nierensperre.

Die meisten Ablagerungen von Säuren und Schadstoffen erfolgen in „Schutzfett", welches der bedrohte Organismus selber bildet:

- im Viszeralfett der Nieren und des Darmes
- im Unterhautfettgewebe von Bauch, Oberschenkeln, Hüfte, Po und Brüsten
- oder in mehr oder weniger festen Schleimen.

Salz. Verschlackung meint drittens den Übergang von einem sinnvoll gebildeten Neutralsalz in eine Schlacke. Unser Neutralsalz, die neutralisierte Säure, ist ja nicht von Anfang an eine Schlacke. Zu dieser wird das Neutralsalz erst durch seine Ablagerung in irgendwelchen Gefäßen, Geweben, Organen oder Kapseln. Die meisten in unserem Körper gebildeten Schlacken verlassen diesen. Sie schlagen sich nur unter ganz bestimmten Umständen nieder und werden so zu dem, was der Volksmund SCHLACKE nennt. Schauen wir uns einmal den lebenslangen Gang unseres Stoffwechsels von Verschlackung, Entschlackung und auch möglicher Remineralisierung und Regenerierung an!

Die erste Stufe einer jeden Verschlackung ist generell das Auftreten einer zu neutralisierenden Säure. Diese wird beispielsweise mit Kalzium oder einem anderen Mineralstoff neutralisiert. So wird aus der Harnsäure ein harnsaures Kalzium. Aus der Oxalsäure wird ein oxalsaures Kalzium. Aus der Schwefelsäure wird ein schwefelsaures Kalzium usw. In aller Regel verlässt dieses Neutralsalz über die Nieren, den Darm oder die Haut den Körper. Es lagert sich jedoch unter ganz bestimmten Umständen im Körper ab.

Wie wir noch sehen werden, ist ein entsprechend rezeptierter Kräutertee in der Lage, derartige Salze zu lösen. Das gelingt sogar mit im Labor wasserunlöslichen Salzen, wie mit dem gerade zitierten harnsauren oder oxalsauren Kalzium. Das Kalzium aus dem Tee drängt das Kalzium der Erstneutralisierung aus der bisherigen Verbindung mit der Harnsäure oder Oxalsäure, reaktiviert allerdings dadurch ungeschickterweise die ehemals neutralisierte Säure.

Leider ist es von seiner energetischen Potenz her wohl in der Lage, die alte Verbindung aufzulösen, nicht jedoch dazu, die jetzt notwendige Neutralisierungsfunktion zwecks reibungs- und gefahrloser Ausscheidung zusätzlich durchzuführen. Dazu bedarf es eines dritten Kalziums oder anderen Mineralstoffes. Dieser energiereiche und neutralierungsfähige Mineralstoff muss entweder aus der täglichen Nahrungszufuhr oder aus energiereichen Nahrungsergänzungsmitteln entnommen werden. Oder der Körper ist gezwungen, ihn aus noch bestehenden Mineralstoffdepots zu entnehmen.

Energiereiche Mineralstoffe müssen dem Pflanzenreich entstammen! Sie dürfen in ihrem Herstellungsprozess weder chemisch noch thermisch zu Schaden gekommen sein. Sonst ist es um ihr energetisches Potential geschehen. Insofern ist immer darauf zu achten, dass Entschlackungskuren nicht zu weiterem Mineralstoffverlust aus noch bestehenden körpereigenen Mineralstoffdepots führen!

Schauen wir uns einmal an, wie der Weg der Verschlackung nach unseren eigenen Forschungen verläuft. Wir haben erforscht, dass der Körper bei der Deponierung der Schlacken eine ganz bestimmte „Hierarchie der Lebenswichtigkeit“ berücksichtigt. In der von uns entwickelten Zivilisatose-Grafik (Seite 116) lassen wir den Schlackenpegel kontinuierlich an-

Der Gang von Verschlackung, Entschlackung und Remineralisierung

1. Ca 1 neutralisiert Säure.
   (Ca 1 ist das Kalzium der ursprünglichen, ersten Neutralisierung)
   Ca 1 bildet z. B. oxalsaures Kalzium mit der Oxalsäure.

2.1 Ca 2 löst z. B. via Tee Ca 1 aus dem oxalsauren Kalzium.
(Ca 2 ist das Lösungskalzium im Tee.)

2.2 Ca 1 und Ca 2 scheiden energetisch verbraucht aus dem Stoffwechselgeschehen aus.

2.3 Die Oxalsäure ist wieder virulent.

3.1 Ca 3 aus z. B. Nahrungsergänzung zwecks Säureneutralisierung überführt Oxalsäure in ein ausscheidungsfähiges Neutralsalz.
(Ca 3 ist energiereiches Kalzium für die erneute Neutralisierung aus Schlacken gelöster Säuren.)

3.2 Ca 3-Überschuss aus z. B. Nahrungsergänzung remineralisiert geleerte Mineralstoffdepots.

Nur energiereiches Ca (u. a. Mineralstoffe) ist in der Lage, die Aufgaben von 1., 2.1, 3.1 und 3.2 zu erfüllen.

steigen. Dabei haben wir die Pegelstände mit den Jahreszahlen versehen, in denen zurzeit die verschiedenen Verschlackungsgrade normalerweise erreicht werden. So wird sehr schnell deutlich, wie der „Pegelstand" der Verschlackung sowohl durch die verschiedenen Schichten der Körperhierarchie ansteigt, als auch welcher Pegelstand in unserer modernen Zeit wann im Leben erreicht ist.

Es beginnt mit unserem schlackenfrei geborenen Baby, bei dem alle Gewebe, Zellen, Drüsen und Organe schlackenfrei sind. Bis zum 14. Lebensjahr sind in aller Regel bei unseren heutigen Kindern die Fettgewebe als Mülldeponien vollgelaufen. Ab und zu bekommen die kleinen Kinder scheinbar unbegründetes Fieber. Es darf davon ausgegangen werden, dass der Körper damit Schlacken regelrecht „abbrennen" will. Leider wird er daran oft von der unerfahrenen Mutter gehindert, die schnell zum „Zäpfchen" zwecks Fiebersenkung greift.

Bis in die 1960er Jahre hinein waren die damaligen Mütter und Großmütter klüger und zähmten das Fieber mit Hals- und Wadenwickeln. Der Körper hatte Gelegenheit, Schlacken zu verbrennen oder die eingedrungenen Erreger mittels hoher Temperaturen abzutöten. Das unterbleibt heute, und so bereiten sich Infektionen und Verschlackungen vor, für die es dann Antibiotika oder Schmerztabletten gibt. Ganz sicher waren die bis vor Jahrzehnten üblichen basischen Hals-, Waden- und Körperwickel aber so einfache wie geniale Instrumente, um Schlacken, Säuren und Gifte aus dem Körper zu ziehen!

In der ersten Phase der Verschlackung füllen sich die Fettgewebe mit Schlacken. In dieser Phase treten viele Missbefindlichkeiten auf, wie hin und wieder eine Verstopfung oder ein Durchfall, auch Appetitlosigkeit, der mit Heißhunger wechselt, auch schon einmal Sodbrennen, Unlust, Aggressivität oder Abgeschlagenheit.

Dehydrierende Stoffe

Was dehydriert unseren Körper?

- scharfe Gewürze
- Isolate
- Bohnenkaffee, Colagetränke
- Zucker, Salz, Alkohol
- Kochsalz, Pökelsalz
- Fleisch und Wurstwaren
- Säuren
- Schadstoffe, Gifte

Dehydrierung

- der Fäces
- des Blutes
- der Gewebe
- des Gehirns
- der Haut und der Schleinhäute durch zu geringe Trinkmengen von Wasser, Kräutertee, Gemüse- und Obstsäften und durch dehydrierende Stoffe

Isolate

- Aminosäuren
- Vitamine
- Mineralstoffe
- Spurenelemente
- Fettsäuren
- Enzyme
- Hormone
- Lecithin
- Sojaeiweiß
- Kochsalz
- Acetylsalicylsäure
- u. a. Arzneimittel

Isolate stören die Isoionie unserer Körperflüssigkeiten

Bei der Entwicklung unserer Gesundheit oder fortschreitenden Degenerierung beobachten wir ein Phänomen, welches zu den unterschiedlichsten Symptomen führt. Dieses Phänomen heißt Dehydrierung, also Entwässerung unseres Organismus. Die Hauptursache dieser Dehydrierung ist nach unserer Meinung der jahrzehntelange Konsum dehydrierender Genussmittel. Dazu zählen der Bohnenkaffee und das Kochsalz, ebenso Fleisch- und Wurstwaren als auch ein übermäßiger Konsum von Süßigkeiten, Kuchen und anderen süßen Verführern.

Warum braucht der Körper Wasser?

1. Zum Ausschwemmen von Schadstoffen
2. Zur Verdünnung der abgelagerten Säuren und Gifte in den Fettgeweben
3. Für die Haut
4. Für die Schleimhäute
5. Für Blut, Lymphe und Zellflüssigkeit
6. Für das Gehirn
7. Für Schweiß und Speichel
8. Für die Konsistenz des Fäces

Alle diese süß schmeckenden Genüsse, natürlich auch die Limonaden und Colagetränke, werden im Organismus mit der Bildung unterschiedlichster Säuren verstoffwechselt oder bescheren dem Organismus ihm unbekannte und teils unverdauliche Schadstoffe, seien es Konservierungsstoffe, Farb- und Duftstoffe usw. Sie alle will der Körper möglichst schnell hinausbefördern, wozu er natürlich Wasser benötigt.

Logischerweise gibt es in Italien und in Österreich zu jeder Tasse Kaffee und Espresso ein Glas Wasser. Gleiches beobachten wir in Frankreich, wo zu jedem Glas Rotwein auch ein Glas Wasser gereicht wird.

Nachdem auch Bohnenkaffee dehydrierend wirkt, äußert sich diese entwässernde Wirkung mit Harnandrang nach dem Genuss von Bohnenkaffee. Das Gleiche gilt für den übermäßigen Genuss von Kochsalz. Alle diese dehydrierenden Stoffe brauchen Wasser und noch einmal Wasser. Die Versorgung damit ist jedoch in der Regel zu gering. Deshalb ist der Organismus gezwungen, dem Körper dort Wasser zu entziehen, wo es nicht zwingend gebraucht wird. Logischerweise kommt es zuerst zum

Wasserentzug aus den Fäces im Enddarm. Das führt dann zu immer härter werdendem Kot, bis die Peristaltik des Darms kaum noch in der Lage ist, diese steife und harte Masse zu befördern und via Ampulla recti zu entleeren.

Ein sicherer Weg heraus aus der Ostipation

- Vermeidung von Dehydrierung
- Mehr Wasser und Kräutertee trinken
- Möglichst lange Wasserverhaltung zur Durchfeuchtung des Unterleibes
- Eine ausreichende Zufuhr von Ballaststoffen
- Zur Einnahme von Flohsamen und Leinsamen besonders viel trinken

Es gibt aber auch andere unangenehme Phänomene der Dehydrierung wie sich bildende Hautfalten, überhaupt die sog. trockene Haut und auch trockene Schleimhäute der Augen von Mund und Rachen oder auch der Vagina. Bei zu viel dehydrierendem Genuss bei gleichzeitig zu geringen Trinkmengen von Wasser fehlen bald auch dem Magen und dem Zwölffingerdarm und auch der Bauchspeicheldrüse Verdauungssäfte, um die wünschenswerte dünnflüssige Konsistenz des Speisebreis aufrechtzuerhalten.

Wenn dann bei älteren Menschen auch noch die Furcht vor Inkontinenz und Einnässen besteht, dann wird bewusst wenig getrunken, und der Weg zu diffusen Schmerzen, zu Dauerkopfschmerzen, Vergesslichkeit und anderen Problemen des Gehirns ist vorprogrammiert. Alle diese Phänomene und Symptome können auf einen Wassermangel des Gehirns oder des Gesamtorganismus zurückzuführen sein.

Bei Wassermangel im Organismus wird sogar das Blut immer dickflüssiger und der Urin immer dunkler. Bei all diesen Phänomenen und Symptomen einer Dehydrierung des Organismus hilft nur eines, das ist das Trinken von Stillem Wasser und/oder Kräutertee. Trinken Sie also jeden Tag Kräutertee statt Bohnenkaffee und viel Stilles Wasser zum Rotwein. Essen Sie zur Alkalisierung Ihrer Körperflüssigkeiten vorwiegend vollwertig-vegetarisch und vorwiegend gemüselastig. Alkalisieren Sie Ihren Organismus mit einigen Teelöffeln WurzelKraft pro Tag, und trinken Sie, wie wir es auch tun, jeden Tag ein bis anderthalb Liter 7x7 Kräutertee pro Tag.

Das macht eine schöne Haut und ein intaktes Gehirn, besteht dieses doch zu 90 % aus Wasser. Ein regelmäßiger Stuhlgang und wohlkonsistente Fäces sind eine weitere Belohnung von hinreichend großen Trinkmengen. Bei der Gelegenheit raten wir auch Menschen, die gerne in die Sauna oder ins Dampfbad gehen zu reichlichem präventivem Trinken von Stillem Wasser oder Kräutertee, damit sie beim Schwitzen nicht so unnötigerweise wie vermeidbar wertvolles Körperwasser verlieren!

Unser gesamter Organismus ist von Fettgeweben durchzogen, sei es das Unterhautfettgewebe oder die vielen Viszeralfette, welche alle Organe umgeben. Das gilt besonders für den Darm. Die Natur hat diese Fettstrukturen primär als Wasserspeicher vorgesehen, weiterhin als Energiespeicher, als Wärmespeicher und auch als physikalische Schutzschichten.

Bei einem übermäßigen Anfall von Schlacken und Säuren werden diese Fettstrukturen vom klugen Organismus als im wahrsten Sinne des Wortes nächstliegende Mülldeponien benutzt. Das gilt in besonderem Maße für das sich im Laufe des Lebens immer stärker ausprägende Bauchfett. Zu allem Überfluss durchfeuchtet der kluge Organismus dann die mit Schlacken gefüllten Fettstrukturen mit reinem Körperwasser, wodurch die Verformung der Figur und die damit verbundene Gewichtszunahme noch zunehmen.

Zu Unrecht wird das Bauchfett in den letzten Jahren immer öfter als ursächlich für alle möglichen Missbefindlichkeiten dargestellt. Dieses Viszeralfett, welches den Querdarm umgibt, ist jedoch mitnichten ein Schuldiger, sondern es ist ein Opfer. Es ist ein Opfer des Bauchfettträgers, der seinen Organismus immer wieder mit allen möglichen unverdaulichen Schadstoffen belästigt, zu deren Ausscheidung die relevanten Organe nicht in der Lage sind.

Der arme Organismus hilft sich mit der Bildung von Viszeralfett um den Querdarm und anschließend mit der Durchfeuchtung der verschlackten Fettgewebe mit Wasser. Das und nicht mehr ist Bauchfett. Logischerweise arbeitet der Organismus unablässig daran, die dort befindlichen Schadstoffe zu verstoffwechseln. Überlassen wir ihm diese Aufgabe nicht selber, sondern verschonen wir lieber den Darm und unseren gesamten Organismus vor einem Übermaß an Schadstoffen. Wenn uns das gelingt, dann wird der Körper nach und nach die eingelagerten Schadstoffe abbauen, benötigt die Mülldeponie namens Bauchfett nicht mehr und baut dieses ab. Das Verdünnungswasser verschwindet ganz schnell via Urin aus dem Organismus.

Die einzige Krankheit jedoch, die sichtbar ins Auge springt, ist eigentlich die Karies, die uns aus dem Munde zahlreicher Jungen und Mädchen mit schwarzen Stummeln entgegen fault. Sinnvollerweise opfert der Körper hier die erste Garnitur der Zähne in der sicheren Gewissheit, dass noch eine zweite nachwächst. Es ist ein sichtbares Mineralstoffopfer zwecks Säureneutralisierung, wird jedoch selten so gedeutet, und die saure Ernährung und Lebensweise werden munter und dummerweise fortgesetzt.

Leider treten bis zum 14. Lebensjahre oftmals psychische oder intelligenzmäßige Schwächen wie beispielsweise die Legasthenie, Aggressio-

Bauchfett ist Schutzfett plus Wasser

- Übergewicht
- Hypertonie
- Diabetes mellitus
- Schlaganfall
- Fettstoffwechselstörung

Hoher Cholesterinspiegel
Gefäßschäden
Erektionsprobleme

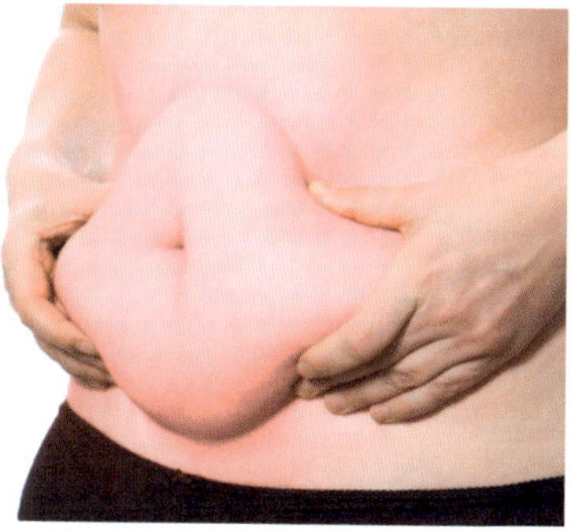

Das Bauchfett ist kein Täter, es ist Opfer!

nen, Passivverhalten oder andere Störungen auf. Auch diese Schwächen haben möglicherweise ihre Ursache in einer fortschreitenden, vergiftenden Verschlackung, wie wir bereits gesehen haben, – Fluorvergiftung oder Schäden aus Stoffwechselgiften verschiedener Pilze usw.

Nach dem Fettgewebe bildet das Bindegewebe die nächste Schichtung der „Körperhierarchie der Lebenswichtigkeit". Es wird als nächste Mülldeponie gebraucht oder missbraucht. Jetzt machen sich viele Symptome bemerkbar, die teilweise noch als Missbefindlichkeiten abgetan, teilweise aber auch schon als regelrechte Krankheiten behandelt werden. Kalte Füße zeigen sich und belegte Zungen, gleichfalls eiternde Mandeln, die dann flott herausoperiert werden. Migräne und Kopfschmerzen werden beklagt, gleichfalls Schweißfüße oder brennende Fußsohlen. Und bei vielen jungen Männern macht sich bereits bis zum 30. Lebensjahr der erste Haarausfall bemerkbar.

Brennende Füße können fast immer auf zu reichlichen Konsum von Fleisch, vor allen Dingen auf denjenigen von Schweinefleisch, zurückgeführt werden. Schwefelsäure wird durch die Füße ausgeschieden und „brennt", gleichzeitig die oftmals in Gepökeltem enthaltene Salpetersäure.

Kaum dass die zweiten Zähne richtig festsitzen, schwindet schon das Zahnfleisch, und die zweite Garnitur fängt an zu wackeln. Heute sieht es in den Gebissen 30jähriger junger Menschen oft trauriger aus als früher bei 50- oder 60jährigen Männern und Frauen.

Mit der belegten Zunge, mit den eiternden Mandeln und mittels der Schweißfüße versucht der Körper, Schlacken auszuscheiden. Das Gleiche gilt für die Zahnbeläge oder den übelriechenden Schweiß. Dieser bahnt sich im Extremfall über die Füße den Weg nach außen, ist die Haut doch eine Art „Hilfsniere". Diese Funktion haben besonders der Fuß und der Unterschenkel. Bei besonders ausgeprägten Schweißfüßen ist in aller Regel davon auszugehen, dass hier ein mehr oder weniger ausgeprägtes Versagen der Nieren vorliegt.

Die Hierarchie der Lebenswichtigkeit

- Zentralorgane (Gehirn / Nerven)
- Sinnesorgane
- Drüsen
- Organe
- Knochen
- Haut
- Knorpel, Kapseln
- Sehnen / Gelenke / Bänder
- Gefäße
- Muskeln
- Bindegewebe / Mesenchym
- Unterhautfettgewebe
- Fettgewebe

In aller Regel sind es Nierensteine, welche die Ausscheidung des Harns via Nieren, Harnleiter und Blase behindern. Jetzt drückt der Körper den Urin durch die Fußsohlen hinaus. Wir empfehlen, mit dem „Schweißfuß" zum Urologen zu gehen, um sich dort die Nieren eingehend untersuchen zu lassen. Nach den Bindegeweben nimmt sich der Körper gezwungenermaßen als nächstes die Muskeln und Knorpel als Mülldeponien. Jetzt fangen die Schmerzen an. Oft erlebt man Männer von 40 bis 50 Jahren, die beim Tennisspielen plötzlich zum Aufschlag den Arm nicht mehr hoch bekommen. Sie treten dann lieber aus dem Tennisverein aus, als dass sie die Ursachen ihrer Muskelverspannungen, Ischialgien oder Durchblutungsstörungen beseitigen. Vielleicht weiß auch niemand Rat. Wer kommt schon darauf, dass es das tägliche Stück Fleisch ist, welches unbedingt mittags auf dem Tisch sein muss?!

Die Ehefrau hat doch nicht den gleichen Kummer. Also kann es doch nicht aus der Ernährung herrühren! Weit gefehlt!! Die Frau ist in ihrer fruchtbaren Periode körperchemisch ganz und gar anders gelagert als der Mann. Sie entsäuert regelmäßig mit dem Monatsblut, während er kontinuierlich verschlackt!

Setzen bei den Frauen nach den Wechseljahren die den weiblichen Körper entschlackenden Regelblutungen aus, erinnert sich der in Säurenot geratende oder geratene Körper wieder an diese früher praktizierte Methode der Schlackenverbrennung mittels Fieber. Insofern sind die „Hitzewallungen" der Frauen in den Wechseljahren nichts weiter als Reinigungsversuche des Organismus. Das Gleiche gilt logischerweise für die oftmals parallel auftretenden Schweißausbrüche. Wir empfehlen den damit geplagten Frauen, einmal bewusst für einige Monate auf alle Säurespender zu verzichten, jeden Tag ein bis eineinhalb Liter kohlensäurefreies Wasser zu trinken und sich bewusst vegetarisch und vor allen Dingen mineralstoffüberschüssig zu ernähren. Die Hitzewallungen und das Schwitzen gehören schon bald der Vergangenheit an. Eine basische Körperpflege tut ein Übriges als hilfreiche und entsäuernde Begleitmaßnahme.

Wir haben gesehen, dass Verschlackung ein parallel verlaufendes Geschehen von Säureneutralisierung, Entmineralisierung und Schlackenbildung ist. Diese Vielschichtigkeit bzw. Parallelität der chemischen Abläufe bedingt die unterschiedlichsten Verätzungen, Verschlackungen, Mangelkrankheiten oder auch Ausscheidungen.

Im weiteren Verlauf des Buches werden Sie auf eine ganze Reihe von paarweise auftretenden Krankheiten stoßen. Diese werden oft nicht als einander bedingend oder aufeinander folgend angesehen. Nehmen wir als ein solches „Zivilisatose-Paar", wie wir es nennen, die Osteoporose und das Rheuma. Oder die Krampfadern und das Rheuma. Oder Glatze und Herzinfarkt oder Schlaganfall. Oder Leistenbruch und Grünen Star. Oder Karies und Hyperaktivität, Legasthenie und Aggressivität. Andere „Zivilisatose-Paare" können sein Krampfadern und Cellulite oder Krampfadern und Arteriosklerose.

Immer steht auf einer Seite des Geschehens ein Mineralstoff- bzw. Substanzverzehr und auf der anderen Seite eine Schlackenablagerungs- oder eine Schlackenausscheidungskrankheit. Beide Erscheinungsbilder werden getrennt diagnostiziert und therapiert. In aller Regel bleibt dabei die Ursache unberücksichtigt. Beide Krankheiten, in Wirklichkeit eine einzige ZIVILISATOSE, bleiben bestehen und schreiten fort. Deshalb gelten alle diese sogenannten Zivilisationskrankheiten als unheilbar. Die Gesetzmäßigkeiten, nach denen die Zivilisatose abläuft, sind den Marktgesetzen von Bedarf, Produktion und deren Entsorgung vergleichbar. Die Säure weckt den Bedarf. Sie benötigt Stoffe zu ihrer Neutralisierung, zu ihrer Bedarfsbefriedigung. Dazu werden jetzt Rohstoffe, in unserem Falle Kalzium und andere Mineralstoffe und Spurenelemente mobilisiert, mit deren Hilfe Fertigprodukte hergestellt werden. Das sind im Falle der Zivilisatose neutralisierte Säuren und Gifte, die SCHLACKEN.

Wo landen diese? Genau dort, wo sämtliche Produkte unserer Zivilisation auch landen, auf den Müllhalden. Das sind die Mülldeponien unseres Landes, so wie es im Körper die Mülldeponien in den Zellen und Geweben, in den Muskeln, in den Gefäßen, Kapseln und Organen unseres Körpers sind. Wir sehen, dass es der Natur zurzeit genauso ergeht wie dem Menschen. Hier wie dort werden die Rohstofflager leergeräumt, während sich gleichzeitig Mülldeponie nach Mülldeponie füllt. Es ist ein voneinander abhängiges Geschehen. Dieses tritt im Markt und in der Wirtschaft zwangsläufig solange paarig auf, solange die übertriebenen materiellen Bedürfnisse unserer Zeit befriedigt werden wollen. Die gleiche Paarigkeit tritt im Körper solange auf, wie wir ihm die Säuren und Gifte unserer Zeit zufügen.

Nachdem die Muskeln voll Schlacken gelaufen sind, werden als nächstes die viele tausende Kilometer langen Blutgefäße entmineralisiert. Wir basieren hier auf einer überzeugenden These des Deutschamerikaners Fred Koch, die vor kurzem Herr Dr. Abele, seinerzeit Präsident des Deutschen Naturheilbundes, aufgegriffen hat.

Wir schließen an den Halbsatz von Fred Koch an, den vor etlichen Jahren Dr. med. Abele, seinerzeit Präsident des deutschen Naturheilbundes, aufgegriffen hat. Er vertritt die Meinung, dass nach chemotherapeutischen Maßnahmen der Körper sehr schnell reagiert und zur Neutralisierung der verabfolgten höchst giftigen Senfgasderivate Kalzium aus den Gefäßwänden opfert. Dadurch entstehen nach Dr. Abele regelrechte Kalziumlöcher, welche der kluge Organismus mit einer hochschießenden Produktion von HDL-Cholesterin beantwortet. Dieses schlägt sich dann zusammen mit den neutralisierten Giften und zusammen mit anderen Schlacken an den Gefäßwänden nieder. Dieses Gesamtgeschehen darf als äußerst sinnvolle Maßnahme des klugen Organismus betrachtet werden.
Fred Koch erforschte die Gründe des angeblich zu hohen Cholesterinspiegels und fand heraus, dass diesem Erscheinungsbild, welches in aller Regel bei Männern ab dem 40. oder 50. Lebensjahr auftritt (bei Frauen später), eine Entkalzinierung der Gefäßwände zugrundeliegt. Durch diese Kalzium- sprich Mineralstoffentnahme aus den Gefäßwänden gerät das gesamte Gefäßsystem in Dichtigkeits- und Elastizitätsnot. Diese Notlage beantwortet der Organismus mit verstärkter Cholesterinproduktion, eine sehr richtige und sinnvolle Notmaßnahme mit dem Ziel, das Gefäßsystem dicht und elastisch zu halten. Nachdem das Blut aber voller Schlacken schwimmt, schlagen sich diese zusammen mit dem Cholesterin, vorwiegend HDL, als abdichtender Kleister nieder.

Es ist, als wenn man beim Verputzen dem feinen Kalk viel Sand beigemischt hätte. Wir haben mit vielen Personen über ihren als „zu hoch" diagnostizierten Cholesterinspiegel gesprochen und ihnen geraten, sich einmal einige Wochen drastisch zu entschlacken. Jeden Tag sollten zwei Liter und mehr eines breit gefächerten Gemisches von Kräutertees getrunken werden. Die Ernährung über den Tag sollte stark vegetarisch von Gemüsen, Salaten und Obst bestimmt werden. Gegebenenfalls sollten extrem mineralstoffreiche Nahrungsergänzungs-mittel auf Kräuterbasis eingenommen werden. Als hilfreiche Entsäuerungsmaßnahmen wurden basische Vollbäder, Fußbäder, Leberwickel, Basentrunk usw. empfohlen.

Nach 4 – 6 Wochen hatte sich in aller Regel der ehemals angeblich zu hohe Cholesterinspiegel normalisiert. Der Schlackenpegel war, um bei unserer Grafik zu bleiben, um ein paar zig Zentimeter gesunken. Ging das „normale", schlackenbildende Leben jedoch wieder von vorne los, konnte man die Uhr danach stellen, dass der Cholesterinspiegel nach einigen Monaten wieder die ehemals beklagten „zu hohen Werte" erreicht hatte.

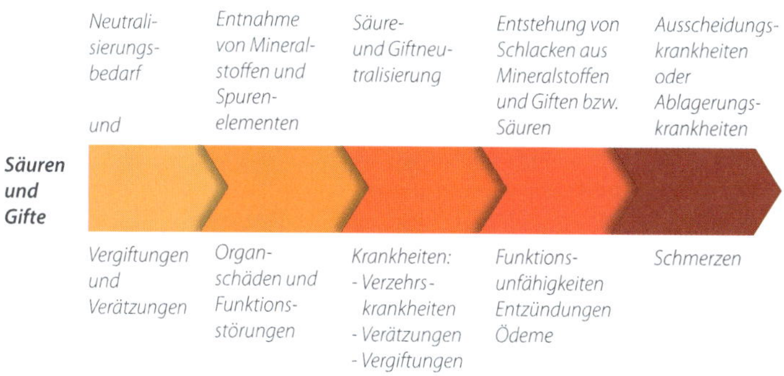

In dieser Lebensphase treten neben Muskelverspannungen und Ischialgien auch Muskelkrämpfe auf. Auch erste Anzeichen von Rheuma, Gicht und Arthrose machen sich bemerkbar. Die Leber bekommt mit ihrer Entgiftungsarbeit wegen absoluter Überlastung Probleme. Ein Pfortaderrückstau mit Hämorrhoidenblutungen ist oftmals die Folge. Es ist mit Sicherheit anzunehmen, dass mit dem Wegfall oder der Reduzierung der uns vergiftenden Säuren auch zahlreiche bislang unerklärliche Zivilisationskrankheiten in Wegfall kommen, die auf der Verätzung von beispielsweise Drüsen und derer Funktionen beruhen.

Warum erfolgen Ablagerungen?

- Geringe Trinkmenge führt zu geringer Flüssigkeitsmenge, führt zu hoher Salzkonzentration.
- Wegen zu hoher Salzkonzentration kommt es zu Ausfällung und Ablagerung wie bei einem Übermaß von Zucker in der Kaffeetasse.
- Die am schwersten löslichen Salze werden zuerst ausgefällt:
  - harnsaure Salze
  - oxalsaure Salze.
- Temperatur und Entfernung vom Herzen spielen auch ein Rolle.
- Es gibt auch Verschlackungen am Ort seelischer Verlustgeschehen.

Schlagen wir beispielsweise in dem literarischen Erbe der Heilpraktikerfamilie Leisen nach, so finden wir als eines der ursächlichen Elemente, die den Diabetes mellitus begleiten, den Schwefel. Man mag darüber forschen, ob nicht die Schwefelsäure die Langerhansschen Inseln in der Bauchspeicheldrüse verätzt und dadurch die Insulinproduktion unmöglich macht. Unsere These ist, dass die vielen Drüsenstörungen und -ausfälle unserer Zeit zum großen Teil ihre Ursache in Verätzungen durch Säuren und Gifte haben.

Eines ist wichtig festzustellen: Von allen Zivilisationskrankheiten und Missbefindlichkeiten ist der Mann in ungleich stärkerem Maße betroffen als die Frau. Deren Probleme gehen meistens mit 55 oder 60 Jahren erst los. Warum, das wissen wir jetzt. Hört der Mensch nicht auf, auf dem „Pfade der Genüsse" zu wandeln, dann bleibt dem Körper bald nichts anderes übrig, als auch seine Organe nach und nach mit Schlacken zu füllen. Nieren- und Gallensteine und auch Blasensteine werden beobachtet. Trotzdem soll es noch heute Professoren geben, welche die Existenz dieser vom Volksmund sogenannten „Schlacken" leugnen. Diese Herren haben bestimmt noch nie diese bröseligen Steine zu sehen und zu fassen bekommen.

Schlackenlieferant tierisches Eiweiß

- Ablagerung von Polymucosacchariden an den Kapillarinnenwänden und im Bindegewebe (Prof. Dr. Lothar Wendt)
- Konsum von Schweinefleisch pro Woche pro Person in Deutschland:

1813 - 250 gr.
1870 - 500 gr.
1913 - 1000 gr.
1993 - 2000 gr.

Analog zu Schweinefleischkonsum und Verzehr der übrigen sog. „Genussmittel" ist die Zahl der Kranken, Krankenhäuser, Medikamente und Ärzte gestiegen. Über eine Umkehr darf nachgedacht werden.

Die Umkehr heißt: Bescheidung

Ein Nierenstein ist in aller Regel eine Mischung von harnsaurem und oxalsaurem Kalzium. So wie solches Gebrösel oder Gestein in den verschiedenen Blasen unseres Körpers zu Klumpen liegt, so liegt es kolloidal feinstverteilt in den Fettgeweben, in den Bindegeweben und in den Muskeln, so kleistert es in Verbindung mit Cholesterin an den Gefäßwänden oder ist in den Muskeln, Knorpeln und Gelenken deponiert, wo es arge und ärgste Schmerzen hervorrufen kann.

Liegt diese Schlacke in ihren verschiedensten chemischen Verbindungen jedoch erst einmal in den inneren Organen, dann führt sie dort u.a. zu Störungen der Bauchspeichel- oder Schilddrüse und zu Leberschäden, selbst zu Funktionsbeeinträchtigungen der Ohren, der Augen und des Herzens. Nachdem von den Schilddrüsenproblemen mehrheitlich das weibliche Geschlecht betroffen ist, sollte danach geforscht werden, ob deren Malfunktion von Giften, Säuren oder Nanopartikeln herrührt, welche via Parfüms, Cremes oder Lotionen mehr oder weniger ausschließlich Frauen verwenden. In der Regel versucht der Körper, sich mit drastischen Rettungsmaßnahmen zu helfen. Er macht sich dort eine Öffnung, wo die Gift- und Schlackenansammlung am konzentriertesten ist und lässt die Schlacken und die verschlackten Säfte dort ablaufen.

Derartige Abläufe sind das Offene Bein, die Hämorrhoiden, eiternde Geschwüre, eiterige Mandeln oder Furunkel. Man sollte seinem Körper dankbar sein, wenn er diese Ventile öffnet. In einer solchen Situation sollte man sofort jeden Tag bis zu zwei Liter Entschlackungstee trinken, damit möglichst viele Schlacken aus den Depots gelöst und ausgeschwemmt werden. Das geht allerdings ohne Erstverschlimmerungen nur dann, wenn gleichzeitig Neutralisierungspotentiale aus entweder vitalstoffreicher, vegetarischer Ernährung oder auch aus geeigneten Nahrungsergänzungsmitteln zur Verfügung gestellt werden.

Zwei Erlebnisse, die wir in den letzten Monaten auf Messen hatten, mögen verdeutlichen, wie wichtig es ist, vom Körper geschaffene Ablassventile zu öffnen und zu nutzen, anstatt dass man sie schließt. Nach einem von uns auf dem Messegelände in Essen gehaltenen Vortrag kommt eine Dame zu uns und berichtet von ihrem Mann. Nachdem er sich die Hämorrhoiden habe veröden lassen, seien seine Hände blau, gelb und grün geworden. Diese Verfärbung ziehe sich jetzt langsam die Hände hoch und in die Arme hinein. Sie habe schreckliche Angst, was geschehen würde, wenn diese offensichtliche Vergiftung bis zum Herzen reichen würde.

Wir haben sie gefragt, wodurch ihr Mann vergiftet sein könnte und erhielten die Antwort, dass er in einer Zinkhütte in Düsseldorf mitten in der staubigen Produktion arbeite. Die Verfärbungen der Hände habe es nicht gegeben, solange die Hämorrhoiden offen gewesen seien. Das Bluten sei allerdings in der letzten Zeit so schlimm geworden, dass sich das Ehepaar zur Verödung entschlossen habe. Das sei aber wohl ein Fehler gewesen. In der Tat! Wir haben dem Ehepaar zur gründlichen Entschlackung und gleichzeitig drastischen Mineralisierung zwecks Giftneutralisierung geraten, vor allen Dingen zu stundenlangen Auslaugebädern. Vor Kurzem hat uns das Ehepaar besucht und war dankbar für die mittlerweile eingetretenen Erfolge, die sich an vorzeigbaren Händen und Füßen ablesen ließen.

Auf einer Messe in Wiesbaden bekamen wir das folgende traurige Erlebnis zu hören: Eine Dame hatte unseren dortigen Vortrag gehört, in welchem wir auch ausgiebig zu dem Thema OFFENES BEIN gesprochen hatten. Dieses soll gehegt und gepflegt und in seiner Ausscheidungsfunktion kräftig unterstützt werden. Betroffen war die Schwiegermutter der berichtenden Dame. Man hatte die alte Frau mit dem Offenen Bein in ein Krankenhaus gebracht. Dort hatte man das Offene Bein mit einer Hauttransplantation geschlossen. Die Folge war allerdings, dass die Frau nach vierzehn Tagen Krankenhausaufenthalt einen Schlaganfall erlitten hatte und verstorben war. Unsere Besucherin wusste davon zu berichten, dass ihre Schwiegermutter absolut hochgradig verschlackt gewesen sei, und dass ihr die Zusammenhänge zwischen dem Verschließen des Offenen Beines und dem Schlaganfall damals leider nicht bekannt gewesen seien.

Bei Hämorrhoiden sind feuchte Leberwickel, zubereitet mit einer körperwarmen, basischen Lauge, zur Unterstützung der Entgiftungsfunktion besonders wichtig! Derartige Wickel können für Stunden oder sogar über die Nacht aufgelegt oder sogar getragen werden.

Bis zum Schluss versucht der Körper, seine zentralen im Kopf angesiedelten Funktionen schlackenfrei zu halten. Die Kopforgane Gehirn, Augen und Ohren, natürlich auch das Herz, werden als oberste Instanzen der „Körperhierarchie der Lebenswichtigkeit" erst zuletzt als Schlackendeponien gebraucht oder missbraucht. Logischerweise stehen Gehörsturz, Grauer Star und Schlackanfall am Ende der Krankheitskarriere. Sie markieren in aller Regel das bald nahende Ende dieser Inkarnation. Wir haben uns jetzt angeschaut, in welcher hierarchischen Reihenfolge die verschiedenen Gewebe unseres Körpers durch die Spanne unseres Lebens nacheinander mit Schlacken gefüllt werden. Warum erfolgen überhaupt Ablagerungen von Neutralsalzen in Geweben, wodurch diese Neutralsalze erst zu dem werden, was wir im Volksmund Schlacken nennen?

Der erste Grund ist ein mathematischer. Die Menschen trinken zu wenig. Dadurch ist die Flüssigkeitsmenge in ihrem Körper ebenso zu niedrig wie der ständige Durchfluss von Flüssigkeit. Obendrein trinken sie ununterbrochen säurebildende gesüßte Obstsäfte, Colagetränke, Brausen, Mineralwässer, die als SÄUERLINGE gekennzeichnet sind. Der Körper- und Zellspüler der letzten Jahrhunderte, der Kräutertee, ist ganz und gar und zu Unrecht aus der Mode gekommen. Durch das Trinken der falschen Getränke und durch zu geringe Trinkmengen entstehen einerseits unnötige Säuren im Körper. Zum anderen bedingt die zu geringe Trinkmenge eine relativ hohe Schlackenkonzentration aus der Bildung neutralisierter Säuren in der rein rechnerisch für diese Menge von Schlacken zu geringen Flüssigkeitsmenge. Es ergeht dem Körper wie dem Zucker in der Kaffetasse. Der erste Löffel wird gelöst, der zweite noch zum Teil. Aber der dritte bleibt ungelöst liegen. Jede Flüssigkeit hat die Fähigkeit, ganz bestimmte Mengen von löslichen Stoffen in der Schwebe zu halten. Ist diese Lösungskapazität erschöpft, schlagen sich die nicht mehr in der Schwebe zu haltenden Stoffe nieder. Exakt diesem Gesetz gehorchen auch nicht mehr in der Schwebe zu haltende Schlacken im menschlichen Körper. Wir werden diesem Phänomen noch bei der Betrachtung der CELLULITE begegnen.

Nächst dem rein rechnerisch-mathematischen Grund zur Niederschlagung von Schlacken gibt es einen chemischen Grund, nämlich denjenigen, dass sich die am schwersten löslichen Salze wie beispielsweise harnsaure und oxalsaure Salze als erste niederschlagen, während leichter lösliche Salze aus Phosphorsäure oder von Fruchtsäuren länger in der Schwebe bleiben. Temperatur und Entfernung vom Herzen spielen gleichfalls eine Rolle für den Niederschlag oder Nichtniederschlag von Neutralsalzen als Schlacken. Es sind dies thermische oder physikalische Gründe. In den peripheren Bereichen der Hände und Füße herrschen sowohl niedrigere Temperaturen als in anderen Körperbereichen als auch ein geringerer Blutdruck, gleichfalls Gründe, dass sich dort Schlacken zuerst niederschlagen.

Es gibt auch Verschlackungen am Ort seelischer Verlustgeschehen. Deshalb spricht der Volksmund davon, dass „ihm etwas auf den Darm, auf die Nieren oder auf die Leber geschlagen ist“.

Eine besondere Art der Schlacken bedarf der besonderen Erwähnung. Es ist das Übermaß an tierischem Eiweiß, welches zu den von Prof. Dr. Lothar Wendt erforschten Eiweißspeicherkrankheiten führt. Diese Schlacken werden in Form von Polymukosacchariden an den Kapillarinnenwänden und im Bindegewebe abgelagert. Diese Polymukosaccharide erwachsen aus dem übermäßigen Genuss von tierischem Eiweiß. Der Konsum von Schweinefleisch betrug pro Woche und Mensch im Jahre 1813 250 g und war bis zum Jahre 1870 auf 500 g gestiegen.

Betrug er im Jahre 1913 schon 1000 g, so liegt er zurzeit bei etwa der doppelten Menge von sage und schreibe 2000 g pro Mensch und Woche. Proportional zum Schweinefleischkonsum und zum Verzehr der übrigen sog. „Genussmittel“ ist die Zahl der Kranken, der Krankenhäuser, der Medikamente und Ärzte gestiegen. Über eine Umkehr darf nachgedacht werden. Sie kann nur BESCHEIDUNG heißen. Die Haltung und das Schlachten dieser riesigen Zahl von Tieren, wie es im Augenblick geschieht, muss aus den verschiedensten gesundheitlichen, wirtschaftlichen und ethischen Gründen aufhören! Oder der Mensch degeneriert zum „Aasfresser“.

Tierhaltung, Schlachtung und natürlich der übermäßige Verzehr des Fleisches schaden unserer Gesundheit. Tierhaltung ist jedoch auch unintelligent, kann man doch besser Nahrungsmittel gleich für den Menschen erzeugen, als dass man damit riesige Herden von Tieren füttert, um dann deren ungesundes Fleisch zu verzehren. Im Übrigen heißt eines der christlichen Gebote zu recht: „Du sollst nicht töten!"

Zivilisatose – was tun?

- Konsum von Genussmitteln reduzieren
- Sport und Fitness auf ein gesundes Maß reduzieren
- Fleisch- und Eiweißkonsum reduzieren
- Milchkonsum reduzieren
- Gemüse essen
- Kräutertees trinken
- mineralstoffüberschüssig essen
- Gemüsesäfte trinken
- sonnenreifes Obst essen
- Salate essen
- Samen und Nüsse essen
- regelmäßig entschlacken
- basisch körperpflegen
- energiereiches Wasser trinken

Bezeichnenderweise verlautet aus klerikalen Kreisen, dass man überlegt, dieses Gebot umzuschreiben in einen neuen Text, der ggf. lauten soll: „Du sollst nicht morden!" Wer bestimmt dann, was Tötung und was Mord ist?! Die Tiere dürften dann auf alle Fälle getötet werden. Das würde natürlich niemand als Mord bezeichnen. Denn das Tier ist nach dem heutigen Rechtsverständnis eine Sache. Diese „Sache" jedoch ist nach unserer Ansicht nicht nur belebt, sondern auch beseelt. Sie kann bewerten und Entscheidungen treffen. Bewerten und entscheiden, das kann, mit höchster Intelligenz ausgestattet, auch jedes Atom. Wenn es das nicht könnte, dann gäbe es keinen Stoffwechsel. Dann gäbe es überhaupt kein Leben.

Hier liegt das diametrale Missverständnis unserer Zivilisation, das Naturreich betreffend. Kulturen wie die keltische oder germanische, die indische, chinesische oder die indianische hatten und haben ein höheres ethisches Niveau erreicht als wir Europäer des christlichen Abendlandes. Unsere „Erfolge" gegenüber anderen Kulturen und Völkern dieser Erde beruhen weniger auf unserer überlegenen Intelligenz oder Kultur, als vielmehr auf einem Höchstmaß an Skrupellosigkeit, Verschlagenheit und Machtmissbrauch. Man frage die überlebenden Indianer Amerikas!

WIE UNTERSCHEIDET SICH DER STOFFWECHSEL VON MANN UND FRAU?

Der Mann muss ein Leben lang alle anfallenden Säuren sofort verstoffwechseln. Die Frau hält während ihrer fruchtbaren Periode anfallende Säuren von Menses zu Menses in ihrem Organismus zurück und scheidet sie dann aus.

Die Frau unterliegt erst nach den Wechseljahren den gleichen chemischen Stoffwechselgesetzen wie der Mann.

Mit Amüsement wird von dem „kleinen Unterschied“ zwischen Mann und Frau gesprochen. Von diesem Unterschied ist hier nicht die Rede, sondern von dem chemischen. Er ist so gravierend, dass es einen wundert, wieso darüber nicht schon ganze Bände geschrieben und gedruckt worden sind.

Wir selber sind darauf bei dem Studium der Literatur gestoßen, die uns Hildegard von Bingen hinterlassen hat. In ihrer Physica schreibt sie einen beim ersten Hinschauen recht lapidar klingenden Satz. Dieser lautet: „Die Frau scheidet während ihrer fruchtbaren Jahre einmal im Monat ihre schlechten Säfte aus.“

Der Unterschied zwischen Mann und Frau

Warum leben Frauen ca. 10 Jahre länger als Männer?

- weil sie sich während ihrer fruchtbaren Jahre einmal pro Monat ihrer „schlechten Säfte“ entledigen können*.

Warum verlieren Männer ihre Haare?

- weil mit den Nährstoffen des Haarbodens Säuren und Gifte neutralisiert werden und damit für den Haarwuchs nicht mehr zur Verfügung stehen.

*(Erkenntnis der Hl. Hildegard von Bingen, gest. 1179)

Bei diesem Satz fiel es uns jedoch wie Schuppen von den Augen. In dieser einzigen Bemerkung liegt die ganze Unterschiedlichkeit des Stoffwechsels von Mann und Frau begründet. Die Frau parkt zwischen ihren regelmäßigen Monatsblutungen anfallende Säuren im Blut, in der Lymphe und in der Gebärmutterschleimhaut und scheidet dann innerhalb der 3 – 5 Tage ihrer Periode diese geparkten Säuren, nach Hildegard die „schlechten Säfte“, aus.

Es liegt an dieser jahrzehntelangen regelmäßigen Entschlackung und Entsäuerung, weshalb die Frau „das schöne Geschlecht“ heißt, weshalb sie mit ihrer Schönheit viele Jahre länger blüht als der Mann und weshalb sie ihn auch um ca. 10 Jahre im statistischen Durchschnitt überlebt. Allerdings kann das Gottesgeschenk der monatlichen Säureausscheidung auch Probleme machen. Diese sind unter dem Kürzel PMS bekannt, was Prämenstruelles Syndrom bedeutet. Dessen Symptome sind in aller Regel ausschließlich säurebedingt.

Es gibt ein ganz bestimmtes Phänomen, an welchem man die Unterschiedlichkeit des Stoffwechsels von Mann und Frau festmachen kann. Es ist das Schwitzen. Der Mann ist das Geschlecht, welches wegen fehlender Regelblutung jedes Milligramm Säure, Schadstoffe und Gift mit dem eigenen Neutralisierungspotential verstoffwechseln muss.

Nachdem dieses Potential in unserer Zeit wegen der mangelhaften Ernährung einerseits und der zu großen Menge von Säuren und Schadstoffen andererseits grundsätzlich zu gering ist, greift der männliche Stoffwechsel als probates Hilfsmittel zum Schwitzen, um sich auf diesem Wege lästiger Säuren und Gifte zu entledigen. Deshalb ist der Mann das „schwitzende Geschlecht". Er schwitzt bei jeder Gelegenheit. Er schwitzt oftmals aus geringsten physischen oder psychischen Anlässen.

Erst in und nach den Wechseljahren kommt die Frau in die gleiche Stoffwechselsituation, in welcher sich der Mann bereits seit Jahrzehnten befindet. Durch den Wegfall ihrer monatlichen Blutungen erleidet sie einen „Giftstau", den der Körper bei vielen Frauen sofort mit Schwitzen beantwortet.

Der Haarwuchs zeigt den **„Kontostand"** des noch vorhandenen körperchemischen Neutralisierungspotentials an.

Wir haben den Haarboden als die „Säureneutralisierungsfeuerwehr" des menschlichen Körpers erkannt. Logischerweise sind ununterbrochen Säuren und Gifte in Richtung Haarboden unterwegs, um dort quasi „gelöscht" zu werden. Der kluge Organismus scheidet jedoch möglichst viele Schadstoffe noch vor dem Erreichen dieses Zieles aus. Deshalb schwitzen die Männer am Hals, im Nacken, im Gesicht und auf der Stirn!

Nachdem der weibliche Organismus in seiner fruchtbaren Periode die Säuren nicht verstoffwechselt, sondern diese in Blut, Lymphe und in der Schleimhaut der Gebärmutter quasi „parkt", steigt logischerweise der Säurepegel bis zur nächsten Regel Tag für Tag. Irgendwann steht dieser Pegel so hoch, d.h. sind die Körperflüssigkeiten so voller Säuren, dass es zu Depression, Gereiztheit, Migräne, zu Ödemen zwecks Säureverdünnung und anderen Missbefindlichkeiten kommt. Oft klagen Frauen darüber, dass ihr Bauch vor den Tagen anschwillt oder darüber, dass sie sich vor den Tagen wie voller Flüssigkeit fühlen. In dieser Zeit der größten Säureüberfrachtung wurden entweder der Bauch oder die Knöchel oder die ganze Frau zu einem großen Ödem zwecks Säureverdünnung.

Menstruation

- Menses = Entsorgung
- desto mehr Schadstoffe, desto länger die Menses
- Zeugungsprobleme
- Monatstropfen
- fruchtbar

Ist die Säureausscheidung am Ende der Periode vollzogen, sind auch die Symptome des Prämenstruellen Syndroms verschwunden. Diese sind so unterschiedlich und so verschieden heftig, wie sich von Monat zu Monat die Ernährung, die Genüsse und das Erleben unterscheiden. Wir haben versucht zu erforschen, welche Säuren welche psychischen oder physischen Folgen bzw. Symptome zeitigen. Nach unseren Ergebnissen spielt dabei die Zusammensetzung der verschiedenen Säuren kaum eine Rolle, sondern lediglich die Gesamtmenge der angefallenen Säuren bzw. der erreichte niedrige pH-Wert. Interessant ist auch die beobachtete Tatsache, dass sich die Dauer der Regel erheblich verkürzt und die Tage immer beschwerdefreier verlaufen, je säureärmer der Vormonat gestaltet wurde.

In dieses Bild passen Berichte von Frauen, die von ihren Erlebnissen in der Nachkriegszeit erzählen. In den Jahren der Hungerblockade von 1945 bis 1948 hatte bei vielen Frauen damals die Periode ganz und gar ausgesetzt. Es gab kaum einen Tag satt zu essen. Von Genussmitteln war keine Rede! Ergo gab es nichts auszuscheiden. Logischerweise verlieren gesunde Frauen in Naturvölkern lediglich einige Tropfen Monatsblut und sind sehr fruchtbar! Bald jedoch gab es wieder satt zu essen, und der große Babyboom begann, bis die „Pille" ihm im Jahre 1966 ein jähes Ende bereitete.

„An ihren Köpfen sollt ihr sie erkennen"!

Männer sollten auf Haarverlust achten

New York (dpa). Männer sollten den Wandel ihres vollen Haarschopfes zur Glatze genau verfolgen, raten Herzforscher. Sie schränken damit das Ergebnis früherer Studien ein, die bei Glatzenträgern unter 55 Jahren ein erhöhtes Infarktrisiko entdeckt hatten. Weitaus mehr Aussagekraft habe das Tempo, in dem die Haare ausfallen. Das fanden Forscher im Rahmen der Framingham Heart Study heraus, der weltweit größten Herzstudie mit 2017 Männern.

In all den Jahren bis zum Aussetzen der Monatsblutungen sind die Neutralisierungspotentiale der Frau kaum angegriffen worden und reichen deshalb rein rechnerisch länger zur Neutralisierung aus, als das beim Mann der Fall ist. Dieser ist nicht im Besitz des Gottesgeschenkes regelmäßiger Entschlackung und Entsäuerung. Er muss alle anfallenden Säuren aus Konkurrenzkampf und Frust, aus Fleischgenuß und sonstigen Genussmitteln, aus körperlicher Überanstrengung und sonstigen Säurequellen selbst verstoffwechseln. Nimmt er nicht genug energiereiche Mineralstoffe zu sich, um sein tägliches Neutralisierungspensum zu schaffen, greift der Körper so rücksichtslos wie rücksichtsvoll auf seine körpereigenen Mineralstoffdepots zurück und vollzieht in stummer Ergebenheit die überlebenswichtige Neutralisierungsaufgabe.

Eine bevorzugte Entnahmestelle von Spurenelementen und Mineralstoffen zwecks Säureneutralisierung ist ganz offensichtlich der Haarboden

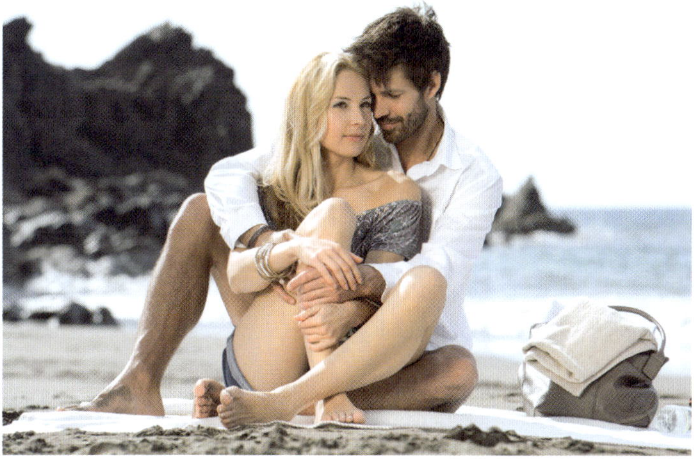

des Mannes. Dessen Haarwuchs ist ein untrügliches Zeichen dafür, wie es um seine „Schatzkammern des Lebens" bestellt ist. Trotzdem fühlt der Glatzenträger sich dabei subjektiv keineswegs schlecht. Die Neutralisierungsaufgaben sind ja erfüllt.

Das ganze Geschehen ist vergleichbar mit dem Verzehr eines ehemals vollen Kontos bei der Bank. Es wird ununterbrochen Geld abgehoben, und das Konto schmilzt und schmilzt.

Das Leben geht dahin in Saus und Braus bei freudigem Verzehr, bis das Konto eines Tages leer ist. Der Mann war stets liquide. Früher war er obendrein reich. Jetzt ist er plötzlich arm und illiquide!! Da sind sie ausgeräubert, die Schatzkammern des Lebens, und nach dem letzten fröhlichen Fest mit Kuchen und Alkohol, mit Tanz und Zigarrenqualm kommt in der Nacht der Schlackanfall. Es war kein Neutralisierungspotential mehr vorhanden. Da war das Spiel des Lebens aus. Schlackanfall – Ende! Wie gesagt, diese Erkenntnisse gelten für den Mann. Die Frau hat es besser. Sie ist die Trägerin des Lebens. Deshalb hat die Schöpfung bei ihr für ein viel höheres Maß an Gesundheit Sorge getragen. Während der Ehemann schon mit 55 Lebensjahren mit einer großflächigen Glatze im wahrsten Sinne des Wortes glänzt, kommt sie noch mit einer feschen Mähne wie aus der besten Fernsehwerbung daher.

Mittlerweile haben amerikanische Forscher im Rahmen einer großangelegten Studie herausgefunden, dass es eine enge Beziehung zwischen Glatze und erhöhtem Herzinfarktrisiko gibt. Ja, selbstverständlich! Das schnell zur Verfügung stehende Neutralisierungspotential dieser Männer ist denkbar gering und deshalb das Infarktrisiko besonders groß. Das sagt einem bereits der gesunde Menschenverstand, und dafür bedarf es wirklich nicht einer Millionen Dollar kostenden Studie an 2017 Männern!

Der Haarausfall der Männer macht dermaßene Forschritte, dass mangels Masse auf den Köpfen des männlichen Geschlechtes der Beruf des Herrenfriseurs wohl bald aussterben wird. Schwedische Forschungsergebnisse belegen, dass mittlerweile schon junge Männer ab Anfang ihrer 20er Jahre von Haarausfall betroffen sind. Wozu bedarf es da Forschungen?! Ein Blick auf die Köpfe genügt. Das Fehlen eines qualifizierten Gesundheitswissens bzw. -bewusstseins bei der Mehrzahl der Männer ist bei diesen nicht nur für den frühzeitigen Haar-, sondern auch für den frühzeitigen Lebensverlust verantwortlich.

Als weiterer Beweis dafür, dass die Mineralstoffe des Haarbodens besonders gerne und schnell vom Körper zwecks Säureneutralisierung herangezogen werden, mögen die Folgen der Chemotherapie der Krebskranken dienen. Dieser hochdramatische Giftangriff, der sich vornehmlich gegen die Krebszelle richtet, trifft natürlich nicht nur diese, sondern den ganzen Zellverband des oder der Therapierten. Im Augenblick des Angriffes wirft der bedrohte Organismus alle Neutralisierungspotentiale an die Front, vorneweg die Mineralstoffe des Haarbodens. So wird den Haaren manchmal über Nacht die Existenzgrundlage entzogen. Die Haarpracht ist dahin, und die Glatze verkündet kommendes Unheil.

Wir raten deshalb, vor jeder Chemotherapie große Mengen energiereicher Mineralstoffe einzunehmen, sich damit regelrecht vollzupumpen und natürlich auch die Ernährung rechtzeitig auf vollwertig-vegetarisch umzustellen. Das deutsche Krankenhaus ist von derartigen Präventivmaßnahmen leider meilenweit entfernt! Krankenhausessen ist in aller Regel einfachstes Kantinenessen. Fragen Sie den Koch im Krankenhaus! Er muss mit 2,50 Euro pro Patient am Tag auskommen.

„Männliches" Leben kann krankmachen

Hamburg (AP).Wenn es um die Gesundheit geht, scheinen Männer alles andere als das starke Geschlecht zu sein. Auf einer gestern in Hamburg eröffneten Tagung über Männergesundheit sagte Wolfgang Korte von der Gesundheitsbehörde der Hansestadt, die eigene Gesundheit sei ein Thema, über das „man" selten nachdenke. Dabei litten Männer häufiger als Frauen an schweren Erkrankungen.

Der Soziologe Walter Hollstein verwies auf „besonders männliches" Verhalten, das geeignet sei, krank zu machen: wenig schlafen, Schmerzen ertragen, viel Alkohol vertragen und nicht auf seinen Körper achten.

Westf. Nachrichten, 10. Okt. 1997

In Zusammenarbeit mit einem Arbeitskreis chemotherapierter Frauen an einer deutschen Universität haben wir vor Kurzem den Ablauf des Stoffwechsels nach einer chemotherapeutischen Maßnahme erarbeitet. Der erste Schritt ist die Zellvergiftung durch Zytostatika mit der möglichen Folge von Haarverlust. Die zweite Stufe der Stoffwechsel-reaktionen ist ein massenhaftes Absterben von Tumorzellen wie auch von gesunden Körperzellen. Dieses Zellsterben verstoffwechselt in die Bildung von Harnsäure und Harnstoffen.

So folgt der verabreichten Giftwoge eine Welle von Harnstoffen und Harnsäure aus Zelltod, die erneut Neutralisierung sucht. Viele chemotherapierte Patienten verlieren mit zeitlichem Verzug ihr Haar aufgrund dieser zweiten Gift- bzw. Säurewelle. In aller Regel sind durch die verabfolgten Zellgifte und die zwangsläufig nachfolgenden Harnsäure und Harnstoffe die schnell zur Verfügung stehenden Neutralisierungspotentiale bald aufgezehrt. Jetzt greift die Harnsäure direkt in das Gefäßsystem und entzieht diesem Kalzium und andere Mineralstoffe. Das so in Dichtigkeits- und Elastizitätsnot geratende Gefäßsystem braucht jetzt zu seiner Rettung bzw. Bewahrung von Dichtigkeit und Elastizität große Mengen von Cholesterin, vorwiegend HDL.

Logischerweise beobachtet der chemotherapierte Patient nach der ersten Giftwelle die dann folgende Flut von Harnsäure und Harnstoffen einen mit zeitlichem Abstand eintretenden steilen Anstieg seiner HDL-Cholesterinwerte. Dieser ist keineswegs als krankhaft, sondern als außerordentlich sinnvoll einzustufen. Insofern ist jede Chemotherapie präventiv mit einer überreichlichen Versorgung geeigneter energiereicher Mineralstoffe zu begleiten, als auch mit einer äußerst nahrhaften vegetarisch-vollwertigen Ernährung. Die deutsche Krankenhausküche weiß nichts davon!!

Wechseljahre

- Säuren und Gifte vermeiden!
- fehlende Menses durch basische Körperpflege ersetzen
- vitalstoffreich essen und trinken!

Wie warnte Friedrich Nietzsche schon vor mehr als einhundert Jahren? – „Europas Schicksal entscheidet sich in der Küche!“ Wenn er recht hatte, dann ist das alte Europa rettungslos verloren!

In den letzten Jahrzehnten sind wir Menschen unzähligen und leider auch vielen unerkannten Giften ausgesetzt. Viele davon sind in der täglichen Nahrung versteckt, die sog. „Rückstände“ der Insektizide, Pestizide, Herbizide usw. Dazu kommen die zahllosen Konservierungsstoffe, Farbstoffe und künstlichen Aromen. Eine beklagenswerte Rolle spielen die Chlorierung von Trink- und Badewasser, die Zahngifte, die rund um die Uhr wirken, und die unbekannten Spätfolgen und Wechselwirkungen von Medikamenten.

Der Körper versucht, alle diese Gifte abzuwehren. Die „Feuerwehr", die zur Giftneutralisierung herangezogen wird, ist immer der Haarboden mit seiner Fülle von Spurenelementen und Mineralstoffen. Werden an der Giftfront zu viele dieser Stoffe verbraucht, kommt es bei den betroffenen Personen oft zu stellenweisem, teils zu kreisrundem oder zu halbseitigem Haarausfall. In derartigen Fällen muss sofort nach der ursächlichen Giftquelle gesucht und diese abgestellt werden. Dann ist eine reichliche Zufuhr energiereicher Mineralstoffe angezeigt, um die erlittenen Verluste auszugleichen.

Der Unterschied im Stoffwechsel zwischen Mann und Frau

- Der Mann muss anfallende Säuren und Gifte sofort neutralisieren. (Androgene transportieren Schadstoffe in den Haarboden)
- Die Frau kann Säuren „parken" und via Uterus ausscheiden. (Östrogene transportieren Schadstoffe zum Uterus)

Alle Säurequellen sind auszuschließen! Mit einer konsequent basischen Körperpflege sind möglichst viele Gifte auszuspülen, auszubaden bzw. auszulaugen. Mit basischen Halswickeln versucht man, die Gift- und Säurezufuhr aus dem Thorax am Hals aufzuhalten und dort auszuscheiden.

Man trinkt für ein bis zwei Wochen Gemüsesäfte und Stilles Wasser und beginnt nach etwa vierzehn Tagen mit dem Versuch, deponierte Giftschlacken mittels Trinken von Kräutertees zu lösen. Starten Sie dann mit ein bis zwei Tassen pro Tag, und erhöhen Sie parallel dazu die Mineralstoffzufuhr aus Gemüsen und Kräutern! Oft zeigt der Tee, wo die Giftdepots stecken, weil es dort plötzlich weh tut. Sofort werden dort basische Wickel platziert, um lokal und zielgerichtet zu entgiften und zu entschlacken, oder es wird dort baunscheidtiert.

Wegen seiner gravierenden chemischen Benachteiligung ereilen den Mann schon in relativ jungen Jahren Haarausfall und Hoher Blutdruck, sind Herzinfarkt und Schlaganfall vorwiegend Todesursachen, die den Mann treffen. Es ist diese chemische Benachteiligung, welche der Grund für seine kürzere Lebenszeit gegenüber der Frau ist. Darum haben sich in vielen Naturheilpraxen die Aderlass- und Basen-Infusions-Therapie, auch verschiedene Sauerstofftherapien besonders bewährt. Hierdurch wird eine wesentliche Beschleunigung der Entgiftung angeregt.

Die Frau entschlackt via Uterus, während der Mann in seinen besten Jahren verschlackt. Es darf dabei allerdings nicht unerwähnt bleiben, dass durch den Zwang zur Verstoffwechselung der Säuren der männliche Stoffwechsel wesentlich besser trainiert ist, mit diesen Giften fertigzuwerden als der Stoffwechsel der Frau.

Diese kommt deshalb sehr schnell in körperchemische Notlagen, wenn mit dem Wegfall der monatlichen Entsäuerungen und Entschlackungen ein regelrechter Giftstau in ihrem Körper eintritt. Aus diesem Grunde muss die Frau ab den Wechseljahren sehr viel vorsichtiger mit allen vorgeblichen „Genüssen" dieses Lebens umgehen. Nur, das sagt ihr niemand!

So setzt sie dann ihre bisherige Lebensweise nicht nur ungewarnt fort, sondern tritt um die Zeit der Wechseljahre oder danach erst recht in die fröhliche Genussphase der Kaffeekränzchen ein, nachdem die Kinder endlich aus dem Hause und die Schulden bezahlt sind.

Jetzt geht es mit der Gesundheit schnell bergab, wenn allzu viele Säuren auf den untrainierten Stoffwechsel der Frau, betreffend die Neutralisierung von Säuren, stoßen. Bald wird über Osteoporose und über Rheuma geklagt, die unvermeidlichen Folgen von Mineralstoffraub zwecks Säureneutralisierung und von Schlackenablagerungen.

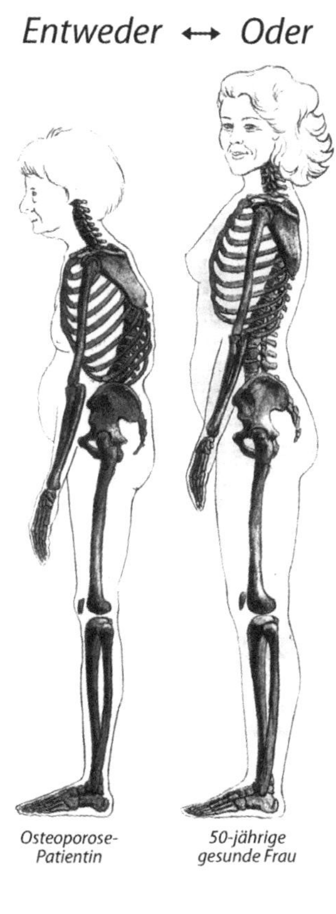

Viele Frauen gehen nun mit ihrem Kummer zum Arzt, und der verschreibt ihnen „Hormone". Manchmal setzen die Regelblutungen wieder ein. Die Ausschwemmung der Säuren findet wieder statt, und die Osteoporose hat ein Ende. So schön, so gut. Die Sache hat leider nur ein paar Haken. Erstens sind es nicht die Hormone, welche die Osteoporose stoppen, sondern das bewirkt die erneute Säureausscheidung per Monatsblutung.

Zweitens ist zu fragen, ob die so therapierten Frauen ihre Menses bis zu ihrem seligen Ende mit 89 oder 95 Jahren haben sollen. Hören sie mit der Einnahme der verordneten Hormone auf, fallen sie in aller Regel in tiefste Depressionen. Weder das eine noch das andere ist wünschenswert.

Drittens lehrt die Statistik folgendes: Bei vielen Frauen, denen nach den Wechseljahren Hormone verordnet werden, kommen die Regelblutungen NICHT wieder in Gang. Aber diese Botenstoffe signalisieren dem Stoffwechsel fälschlicherweise, dass der frühere Weg der Entgiftung und Entschlackung via Uterus erneut zur Verfügung steht. Prompt schiebt der so fehlinformierte Stoffwechsel wie früher Säuren, Giftstoffe und Stoffwechselmüll in den Uterus oder in seine Umgebung, falls keine Totaloperation vorliegt. Die Folge sind oftmals Unterleibskrebse der Eierstöcke, Eileiter, Gebärmutter oder der Vagina, wie die Statistik lehrt, innerhalb von fünf bis zwölf Jahren.

Die Statistik lehrt uns auch etwas über die Osteoporose. Dieses Phänomen tritt bei asiatischen Frauen weit seltener auf als bei Frauen in der westlichen Zivilisation. Dieser Umstand ist umso bemerkenswerter, weil der Östrogenspiegel dieser Frauen weit niedriger liegt als bei unseren Frauen! Von daher müssten Frauen in Asien besonders stark von Osteoporose betroffen sein. Mitnichten! Ihre naturbelassene und vitalstoffreiche Ernährung schützt sie vor Osteoporose!

Die Hormontheorie ist falsch! Wir finden sowohl in den Knochen als auch im Blut Kalzium. Im Knochen kann es sowohl eingelagert als auch bei Bedarf von dort mobilisiert werden, um beispielsweise Neutralisierungsfunktionen zu übernehmen.

Es gibt ein Hormon, welches u.a. die Aufgabe hat, den Kalziumspiegel im Blut aufrecht zu erhalten bzw. zu regulieren. Es ist das in den Nebenschilddrüsen gebildete Parathormon, welches neben dem Hormon Kalzitonin den Kalziumspiegel im Blut regelt. Die schulmedizinische Wissenschaft behauptet, dass es mit dem Eintreten der Wechseljahre zu einem Östrogenmangel und dadurch bedingt zu einem verstärkten Knochenabbau komme. Wieso gerade Östrogenmangel zu Kalziumabbau führen soll, wird nicht erläutert.

Für unsere Begriffe kommen Frauen heute verhältnismäßig früh in die Wechseljahre, weil ihre Ovarien verätzt, versauert und vergiftet sind und der Stoffwechsel deshalb die Hormonproduktion, beispielsweise von Östrogen, einstellt. Wiederholt ist uns davon berichtet worden, dass bei Frauen, bei denen die Regelblutungen schon ausgeblieben waren, diese erneut einsetzten, nachdem sie sich mit einer gründlichen und längeren Kur entschlackt und gereinigt hatten.

Wechseljahre
=
GIFTSTAU
=
Klimaktose

Die Fähigkeit, Gifte und Säuren auszuscheiden, hört auf. Es folgen:

1. Phase

Eine Zeitlang versucht der Organismus der Frau, der nicht an die Verstoffwechselung von Säuren und Giften trainiert ist, die sich stauenden Säuren und Gifte, wie früher in der Kinderzeit, mittels erhöhter Körpertemperatur abzubrennen. Dazu bedient er sich der sog. Hitzewallungen und des Schwitzens.

2. Phase

In dieser Phase reagiert der „Verzehrstyp" mit beginnendem Substanzverlust der Haut, Knochen, Gewebe, Nägel und Gefäße. Der Organismus schaltet schnell auf den quasi „Männerstoffwechsel" um und beginnt, Säuren und andere Gifte aus der eigenen Substanz zu verstoffwechseln, d. h. zu neutralisieren.

Der „Ablagerungstyp" bleibt dem bisherigen „Frauenstoffwechsel" treu und speichert weiter Säuren und Gifte, die er mit zunehmenden Wasseransammlungen zu verdünnen versucht. Diese ödematösen Aufquellungen beginnen in den Füßen, Beinen, Händen und Unterarmen. Auf die Dauer erfassen sie jedoch den gesamten Organismus.

Ab der 2. Phase kommt es wegen der saurer werdenden Ausscheidungen von Häuten und Schleimhäuten zu fortschreitendem Pilzbefall der Nägel und Füße, auch der Schleimhäute, z. B. im Genital-, aber auch im Darmbereich.

3. Phase

In dieser Phase setzen auch beim Ablagerungstyp zunehmende Substanzverluste der Gewebe, Haut, Gefäße, Nägel und Knochen mit der Folge von Gicht, Rheuma, Krampfadern, Osteoporose usw. ein.

Der Stein der Weisen liegt offensichtlich nicht bei den Hormonen, sondern bei der inneren Reinheit des Körpers! Funktionieren die Regelblutungen wieder, werden die Säuren und Schlacken wieder ausgeschieden. Logischerweise stoppt die Osteoporose.

Bis zu ihren Wechseljahren hat die Frau via Uterus entschlackt mit Ausscheidungen und Ausflüssen, mit Monatsblutungen und selbst mit der beklagenswerten „Entsorgung in das Embryo".

Es ist traurig aber wahr, dass die Entschlackung via Uterus nicht vor dem wachsenden Leben haltmacht. Als Beweis mögen die unzähligen Kinder unserer Tage dienen, die mit Krebs oder Neurodermitis, mit Schuppenflechte oder allen möglichen Müllablagerungen am Körper geboren werden.

Es sind der Müll und das Gift von Vater und Mutter, welche die Natur in diesen kleinen, unschuldigen Körpern abgeladen hat. Sie können nichts dafür. Ihre Zeuger haben sich auf das Sträflichste an ihnen versündigt. Die beiden haben vielleicht 10 Minuten vor der Zeugung ihre letzte Zigarette ausgedrückt und sich schnell noch eine Cola „gegönnt".

Der Mann verschlackt	Die Frau verschlackt via Uterus
· Haarausfall	· Ausscheidungen
· Hämorrhoiden	· Ausflüsse
· Herzinfarkt	· Monatsblutungen
· Schlaganfall	· „Entsorgung" in das Embryo und in das Fruchtwasser
· kurze Lebenszeit	

Niemand hält unsere Jugend zu gesundheitlicher Disziplin an. Ganz im Gegenteil wird die chemische Vergiftung mit der Pille ebenso gefördert und beworben wie das Rauchen oder der Süßwarenkonsum. Angeblich ist der Mensch ja frei, sich zu entscheiden. Wie aber soll er sich entscheiden, wenn es keine andere Werbung gibt als diejenige für schädliche Medikamente und vergiftende Genüsse?!

So ist es denn heute ein gewohntes Bild, wenn uns zwei Generationen von Ehepaaren „entgegentreten", wo die beiden Damen mit voller Haarpracht glänzen, sich das Haar bei dem Schwiegersohn schon lichtet und Vater Glatze trägt. Bald ereilt ihn der Schlackanfall, während seine Frau noch in vollster Mineralstoffblüte steht. Und während sie zwanzig Jahre später schon den dritten Rentner zu Ende betreut, hat sie ihren ersten Ehemann vielleicht schon vergessen. Nur die gemeinsamen Kinder aus erster Ehe halten die Erinnerung noch wach, und alle zusammen freuen sich dann über das von Mal zu Mal wachsende Erbe.

Nach unseren Forschungen sind es besonders die Milchsäure, aber auch Gerbsäure, Harnsäure und Essigsäure, die zu frühzeitigem Haarausfall führen. Von dem übermäßigen Anfall von Milchsäure sind natürlich besonders die Jogger, die Hanteler in den Fitness-Centern und die Leistungssportler betroffen. Schauen Sie sich einmal die Sportler an, wie viele von diesen nur noch mit einem äußerst spärlichen Haarschopf herumlaufen!

VOLKER

5. 5. 1939 - 16. 2. 2002

Während des geliebten Tennissports wurdest Du aus unserem Kreis heraus in die Ewigkeit abberufen.

Wir danken Dir für die vielen Jahre, in denen Du uns Freund und fairer Sportsmann warst.
Wir sind sehr traurig. Dein Lachen,
Deinen Witz und Deine oft kritische Meinung
werden wir sehr vermissen.

Max - Karl-Heinz - Butsch - Helmut
Wolfram - Hermann - Helmut - Josef - Manfred
Alois - Hartwig - Horst - Dieter
Wolf-Rüdiger - Uwe - Ingo - Ernst

…n, 16. 2. 2002

Der Säuretod nach :
- Überanstrengung
- Feiern
- Don Juans „letzte Nacht"
- Hyperstress

Soforthilfe: Natron

Viele Männer sterben allerdings auf dem Tennisplatz oder beim Joggen, wenn sie versuchen, die kohlensaure Bewegungsarmut des Tages oder die durch Kohlensäure verursachte Müdigkeit mit übertriebenem Sport, Joggen oder Fitness nach Feierabend zu kompensieren. Dann gesellt sich schnell zu der Kohlensäure, welche die Zellen und den gesamten Organismus vergiftet, Milchsäure aus anaerober Bewegung unter Sauerstoffnot. Sport und Fitness sollten grundsätzlich nie unter Sauerstoffmangel ausgeführt werden. Denken Sie immer wieder an die beiden Gesetze des gesunden Sports: „Vorher basenbildend mineralisieren! Nachher basisch entsäuern!"

Dem Haarwuchs, der Cellulite und dem Stoffwechsel des Sportlers haben wir im Folgenden besondere Kapitel gewidmet. Es ist sicherlich von Interesse, wenn diese Themen gesondert abgehandelt werden. Was wird heute oftmals von Menschen im Alter zwischen 45 und 60 Jahren beklagt? – Es ist die sog. „Midlife crisis". Was hat es mit dieser Krise in der Mitte des Lebens auf sich?

Betrachten wir im folgenden speziell die Probleme, die in der Zeit der Wechseljahre zwischen den beiden Geschlechtern bzw. auch für jedes einzelne der beiden Geschlechter entstehen. Nur zu oft münden sie in die Trennung der beiden bisherigen Geschlechtspartner oder zumindest in eine Beendigung des bisher so harmonischen geschlechtlichen wie familiären Zusammenlebens.

Die hauptsächliche Ursache für dieses Missgeschick ist das Missverständnis, die Wechseljahre auf eine einzige Problematik zu reduzieren, nämlich auf diejenige, dass jetzt die fruchtbare Periode der Frau zu Ende geht. Die Problematik der Wechseljahre betrifft jedoch in Wahrheit beide Geschlechter gleichermaßen. Im Grunde genommen ist der Mann in seinem Lebensabschnitt zwischen dem 55. bis 65. Lebensjahr von seinen Wechseljahren noch viel intensiver betroffen als die Frau. Wie wir gesehen haben, ist er der Aspirant von körperlichem Verzehr, von Verätzung und Verschlackung gleichermaßen.

Logischerweise ist das Jahrzehnt zwischen seinem 55. und 65. Lebensjahr oft dasjenige, in welchem den Mann der Herzinfarkt, der Bandscheibenvorfall oder das Prostataleiden ereilt. Dagegen sind die Hitzewallungen und die Schweißausbrüche der Frau, einsetzendes Rheuma oder dicke Knöchel oder die oftmals beobachtete Aufquellung des Frauenkörpers zur Matrone vergleichsweise die bessere Wahl.

Leider bleibt es beim Mann nicht bei den eben aufgezeigten Verzehrs- oder Verschlackungsproblemen. Oftmals lässt ab dem 55. bis 65. Lebensjahr nicht nur der Haarwuchs nach, sondern auch die emotionale, intellektuelle oder sexuelle Kraft. Diese negativen Phänomene werden desto gravierender in Erscheinung treten, je weniger der Mann oder seine ihn seit Jahrzehnten bekochende Ehefrau seine Ernährung, Körperpflege und Gesundheit beachtet haben.

Jahrzehnte lang war die sorglose Ehefrau es gewöhnt, einen nimmermüden starken Siegfried oder Wilhelm Tell im Hause zu haben. Mit größter Selbstverständlichkeit und Sicherheit nahm er die Dinge von Beruf und Familie, von Entscheidung und Sexualität in die Hand. Die Befriedigung von Lebensunterhalt und Zärtlichkeit seiner Kinder und seiner Frau war ihm ein Leichtes. Aber die Dinge ändern sich!

Während die Glieder verschlacken, wächst im Mann der Wunsch nach Dankbarkeit und Zärtlichkeit. Leider finden in dieser Situation nur wenige Männer den Mut, ihre diesbezüglichen Wünsche, zumindest nach mehr Zärtlichkeit und Initiative von Seiten der Frau, in liebe Worte zu kleiden und sich auf ein neues Rollenverständnis zu verständigen.

Statt dass in den Wechseljahren die Frau zärtlicher wird und hin und wieder, wenn Not am Mann ist, die Initiative ergreift und die Dinge der Sexualität in die Hand nimmt, erschüttert sie das Selbstvertrauen ihres älter werdenden Geschlechtspartners mit der Feststellung, dass dieser „leider wohl auch nicht mehr der alte sei".

Derartige Feststellungen treffen einen Mann, dessen Standfestigkeit bereits erschüttert ist, an einem ganz empfindlichen Nerv und verstärken die von der Ehefrau beklagte Situation eher, als dass sie diese überwinden.

Möglicherweise sinkt jetzt das Niveau der ehelichen Sexualbeziehung auf ein klägliches Niveau, oder der Mann packt bald frustriert seine Sachen u nd zieht zu einer 35jährigen Geliebten. Diese ist froh, noch einen Sexualpartner gefunden zu haben und überhäuft ihn mit Zuneigung und Zärtlichkeit. Da wundert sich die verlassene Ehefrau, wie ihr Mann plötzlich wieder aufblüht. Das hätte sie jedoch zu Hause auch haben können!

Wechseljahre bedeuten nicht nur, dass die Frau jetzt aus ihrer fruchtbaren in die unfruchtbare Periode der Fortpflanzung wechselt. Wechseljahre bedeuten den Rollenwechsel der beiden Geschlechter. Das gilt beileibe nicht nur für den Sexualbereich. Das gilt ganz allgemein für die Lebensführung in des Wortes vielfältiger Bedeutung im letzten Drittel unseres Lebens. In diesem Drittel dominiert in fortschreitendem Maße die Frau, je weiter die Jahre fortschreiten.

Was haben Mann und Frau in den Wechseljahren zu tun, um weitere Jahrzehnte in sexueller wie familiärer und gesellschaftlicher Harmonie zusammenzuleben? Der Mann hat sich bewusst mit einem weitgehenden Enthalt von Genussmitteln, mit mäßiger körperlicher Bewegung und mit einer vollwertig-vegetarischen Ernährung gesund und leistungsfähig zu halten. Er bespricht mit seiner Frau seine und ihre Probleme und erarbeitet ein neues Rollenverständnis und eine neue Rollenverteilung, wenn aufgrund zu beobachtender körperlicher oder seelischer Phänomene die Zeit dafür gekommen ist. Noch besser spricht man über diese Dinge natürlich bereits vorher!

Die Frau achtet in Zukunft wesentlich mehr als bisher auf eine gesunde basische Körperpflege sowohl ihres eigenen Körpers als auch desjenigen ihres Ehemannes oder Sexualpartners. Und sie achtet in einem hohen Maße darauf, dass mit einer gesunden Ernährung der Grundstock für eine lange dauernde Kraft des Geistes und der Emotionen und auch der Sexualität gelegt wird.

Die Unachtsamkeit, welche heute der Ernährung entgegengebracht wird, ist ganz im Gegensatz dazu die Grundlage für körperliche Verzehre, Verluste und Verschlackungen. Sobald die Wechseljahre einsetzen, intensiviert die Frau ihre basische Körperpflege als quasi „Ersatzmenses" zur Ausleitung aller Schadstoffe, die sie bislang mit den Menses ausgeschieden hat. Gleichzeitig unterlässt sie übertriebene sportliche Betätigung, vermeidet weitestgehend Genussmittel und ernährt sich konsequent mineralstoffüberschüssig. Gleichzeitig wächst sie in Abstimmung mit ihrem Mann oder Geschlechtspartner in ihre neue Rolle einer zukünftigen Führung sowohl in familiären wie geschäftlichen oder geschlechtlichen Dingen hinein.

Die Alten Römer wussten es besser als unsere heutige Zeit. Sie ließen sich für viele Jahrhunderte von einem jungen tatendurstigen Kaiser regieren, der oftmals im großen Reich unterwegs war. Das Zepter zu Hause hatte seine Mutter, die alte Kaiserin, in eisenharter Hand.

So wie sich mancher Mann während der Wechseljahre aus seiner Ehe auf und davon macht, wenn ihm seine Frau zu dominant wird und seine Wünsche nach mehr Zärtlichkeit und Hilfe nicht erfüllt, so macht sich in unserer Zeit so manche Frau aus der jahrzehntelangen harmonischen Verbindung auf und davon. Sie will endlich frei sein, nicht mehr nach der Pfeife des Mannes tanzen müssen und endlich „ihr eigenes Leben leben".

Nichts leichter als das! Mit einigen intelligenten Handgriffen werden Positionen über die Jahre gleitend gewechselt. Und in Zukunft gehen Zärtlichkeit und Führung gleichermaßen desto mehr von der Frau aus, je weiter die Zeit fortschreitet.

SCHWANGERSCHAFT: SCHÖNE MUTTER, GESUNDES KIND

In keiner Zeit ihres Lebens ist die Frau normalerweise so gesund wie während der Zeit, in welcher sie ein Kind erwartet. Keine Frau braucht während der Zeit ihrer Schwangerschaft einen Verlust ihrer eigenen Schönheit und Attraktivität zu erleiden: keine Schwangerschaftsstreifen, keine Krampfadern, keinen Haarverlust, keinen Zahnverlust, keine Pickel und keine Hämorrhoiden.

Sie hat jedoch während der Zeit ihrer Schwangerschaft zwei Gebote zu beachten:

1. Verdreifache deine Mineralstoffzufuhr!
2. Praktiziere basische Körperreinigungs als „Ersatzmenses"!

Leider haben wir jedoch keine normalen Zeiten. Deshalb sind die eben beklagten Begleitumstände einer Schwangerschaft heute zwar nicht die Regel, aber auch nicht die Ausnahme. Das Gleiche gilt für die vielen Neugeborenen, die mit unappetitlichen Hautablagerungen, Neurodermitis, Schuppenflechte, Krebs, Allergien ober bis in den Darm verpilzt zur Welt kommen.

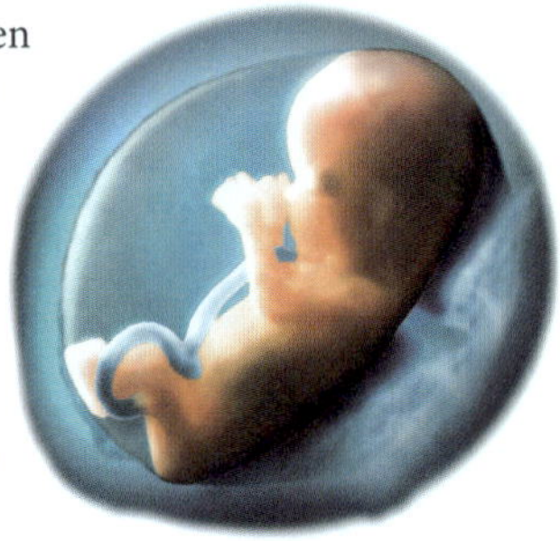

Wo liegen die Ursachen für dieses augenblickliche beklagenswerte Geschehen? Was hat die junge Mutter zu beachten und zu tun, damit sie keinen Attraktivitätsverlust erleidet und damit sie ein gesundes Kind zur Welt bringt?

Im vorigen Kapitel war bereits von schädlichen Wirkungen der Pille, der sauren Genüsse unserer Zeit und schädlicher Medikamente die Rede. Die schon wiederholt beklagten Genüsse als auch die Einnahme der Pille zur Empfängnisverhütung und auch die Einnahme von in aller Regel schmerzlindernden Medikamenten geht in unserer Zeit normalerweise einer Schwangerschaft voraus.

Vergiftungen führen bei der Mutter zu:

saurem Fruchtwasser

Mineralstoffverzehr
- Haarverlust
- Zahnverlust
- Gefäßverlust = Krampfadern
- Hautverlust = Schwangerschaftsstreifen
- Diabetes mellitus

Schadstoffstau
- Hämorrhoiden
- Krampfadern
- Cellulite

Schadstoffauswurf
- Pickel
- Hämorrhoiden

Leider wird das unheilvolle Zusammenwirken von Genüssen, Pille und Medikamenten für den Stoffwechsel der jungen Frau zu wenig oder überhaupt nicht bedacht. Des Pudels Kern liegt bei der Pille. Diese versetzt die Frau in eine Scheinschwangerschaft und verhindert mit lediglich schwachen Schmierblutungen anstelle notwendiger Monatsblutungen die konsequente Ausscheidung der von Monat zu Monat angesammelten Säuren, Gifte und Schadstoffe. Die logische Folge dieser künstlichen Zurückhaltung und Aufstauung von Säuren, Schadstoffen und Giften während der Zeit der Pilleneinnahme sind Erscheinungsbilder wie Pickel, Akne und vor allen Dingen Cellulite und Übergewicht!

Vergiftungen der Mutter führen bei Kindern zu:

- Neurodermitis
- Psoriasis
- Krebs
- Allergien
- Hautablagerungen
- Missbildungen
- Verpilzungen

Verschlimmert wird dieser Stau durch den neuen Trend zu Pillen oder Implantaten, welche die monatlichen Reinigungsblutungen komplett unterbinden. Mancher Frau mag das auf den ersten Blick sehr „praktisch" scheinen. Auf die Dauer ist es eine Tragödie für ihre Gesundheit, da in Zukunft Säuren und Gifte nicht mehr ausgeschieden werden, sondern in ihrem Körper verbleiben. Je nach Veranlagung und Stoffwechseltyp werden sie dort zu Strukturschäden, zu Ablagerungen, zu Gewichtszunahme oder zu unappetitlichen Ausscheidungen führen.

Die Frauen sollten berücksichtigen, dass der Gebrauch der Pille via Gift- und Säurestau u.a. zu Problemen mit dem Haarwuchs führen kann, die der Frau früher unbekannt waren. Haarwuchsprobleme bei Frauen, welche die Pille benutzen, sind besonders dann möglich, wenn diese Frauen viel Kaffee oder Cola trinken oder sehr viel Sport betreiben.

Eine andere Folge des Giftstaus sind logischerweise Kopfschmerzen und Migräne. Dagegen werden dann Schmerzmittel verordnet, welche in aller Regel Acetylsalizylsäure enthalten. Genau davor warnte vor Kurzem die Barmer Ersatzkasse, weil diese Säure die Blutungsneigung verstärke. Korrekterweise sei hinzugefügt, dass Acetylsalizylsäure die Gerinnungsfähigkeit des Blutes herabsetzt.

Die Pille verursacht:		
Scheinschwangerschaft	reduzierte Periode	Giftstau
Gewichtszunahme	Wasserstau	Cellulite
Haarprobleme	Hautprobleme	Libidoverlust

Die Empfehlung der Barmer Ersatzkasse richtet sich dann weiterhin leider nicht auf eine Ausschaltung der Ursachen von Migräne, Kopf- oder sonstigen Schmerzen, sondern auf die Empfehlung eines alternativen Arzneimittels. Ganz offensichtlich sind den Damen und Herren in den Chefetagen unserer Krankenkassen die Ursachen der als unheilbar geltenden modernen Zivilisationskrankheiten bislang nicht bekannt.

Oftmals kommt es bei jungen Frauen, welche die Pille einnehmen, nicht nur zu den unterschiedlichsten Schmerzzuständen, zu Pickeln oder

Akne, sondern auch zu einer unerwünschten Gewichtszunahme. Diese ist begründet in einer Wasserzurückhaltung zwecks Verdünnung gespeicherter Säuren und Gifte. Zu denen gehören auch die Hormone der eingenommenen Pille. Wird die Pille nun abgesetzt, weil sich die Frau entschlossen hat, ein Kind zu bekommen, und wird sie dann tatsächlich schwanger, setzt sofort die Entsorgung bislang zurückgehaltener Gifte, Säuren und Schadstoffe sowohl in das Fruchtwasser als auch in den wachsenden Fötus hinein ein. Die Folge ist ein übelriechendes, trübes Fruchtwasser und ein oftmals bis in den Darm verpilztes Kind, welches bereits mit Allergien oder Schuppenflechte zur Welt kommt.

Die Säure- und Giftretention ist nicht nur für die Neurodermitis, die Schuppenflechte, die Allergien und den Krebs oder auch für die unterschiedlichsten Ablagerungen auf der Haut des Neugeborenen verantwortlich, sondern auch für die Krampfadern, Hämorrhoiden oder Pickel der Mutter. Logischerweise treten diese Phänomene desto stärker zutage, je mehr sich die Schwangerschaft dem Ende zuneigt oder sogar noch während der Stillzeit, solange die Frau keine neue Periode bekommen hat. Der Stoffwechsel der Frau speichert nun einmal Säuren, Gifte und andere Schadstoffe, immer in Erwartung einer bald fälligen Ausscheidung via Uterus und Menses.

Die Periode ist von Frau zu Frau unterschiedlich lang. Zwei oder drei Tage werden ebenso beobachtet wie fünf oder zehn Tage. In seltenen Fällen blutet eine Frau ununterbrochen. Sie ist dann mit Sicherheit von irgendetwas derart vergiftet, dass der Körper mit dieser Blutung versucht, dieses Gift auszuscheiden.

Beobachten wir in unserer augenblicklichen westlichen Zivilisation, dass sich die Dauer der monatlichen Periode ohne die Einnahme der Pille immer mehr verlängert oder durch die Einnahme der Pille künstlich auf eine „reduzierte Periode" verkürzt, so wird aus armen Entwicklungsländern nicht von Monatsblutungen, sondern von „Monatstropfen" berichtet.

Schaut man sich Bilder aus diesen Ländern an, auf denen viele junge Männer und Frauen abgebildet sind, so sieht man oftmals verhärmte Gestalten, wobei die jungen Frauen in aller Regel ein Neugeborenes auf dem Arm tragen und von einer Schar von Kindern umringt sind. Ganz offensichtlich sind die Monatstropfen der jungen Frauen mit einem Höchstmaß an Fruchtbarkeit vergesellschaftet, wie die lange dauernde Periode unserer jungen Genussgeneration mit zunehmender Unfruchtbarkeit einhergeht. Monatstropfen bedeuten, dass dieser Körper keine Säuren, Gifte und Schadstoffe auszuscheiden hat, während eine lange Periode exakt das Gegenteil bedeutet.

Werfen wir einen kurzen Blick auf die verschiedenen Unterbrechungen oder Abbrüche, welche die Ausscheidungsmöglichkeit der Frau via Uterus erfahren kann. Mit der Einnahme der Pille erfährt die Ausscheidungsmöglichkeit eine drastische Drosselung mit der logischen Folge eines Rückstaus ausscheidungspflichtiger Schadstoffe. Die Folge des Rückstaus haben wir bereits besprochen mit Schmerzen, Kopfschmerzen, Pickeln, Akne und Gewichtszunahme bzw. Ödemen. Die gleichen Phänomene treten oftmals nach einer Totaloperation auf. Durch die Entfernung der Gebärmutter kommt es nicht nur zu einer Drosselung der notwendigen Schadstoffausscheidung, sondern zu einem Totalausfall der Ausscheidung via Uterus.

Während der Wechseljahre kommt die monatliche Ausscheidung zuerst ins Stocken. Bald fällt sie ganz aus mit den möglichen Folgen von Gewichtszunahme, Hitzewallungen und Schweißausbrüchen. Stellt die Frau ihren Konsum von Genussmitteln nicht konsequent ein, ernährt sie sich hinfort nicht mineralstoffüberschüssig und verhält sich so, dass möglichst wenig Säuren, Gifte und Schadstoffe anfallen, dann wird sie bald sowohl unter Rheuma als auch unter Osteoporose leiden. Dann zwingt sie ihren Stoffwechsel zur Entnahme von beispielsweise Kalzium aus den Knochen, um damit nicht ausgeschiedene Säuren zu neutralisieren. Die so gebildeten Schlacken werden ihr im Bindegewebe oder in Muskeln oder Gelenken als harnsaure Salze deponiert mit der Folge von Gicht, Rheuma, Weichteilrheumatismus o. Ä.

Eine derartige Unterbrechung der natürlichen Schadstoffausscheidung via Uterus ist jedoch auch die Schwangerschaft der Frau. Oder vielleicht nicht?!Geht es nach der landläufigen Meinung, gibt es eine angeblich bestehende Plazentasperre. Diese besteht jedoch nicht!!

„An ihren Früchten sollt ihr sie erkennen!" sagt Jesus Christus. Die mit Neurodermitis, Krebs, Allergien und allen möglichen unappetitlichen Hautablagerungen zur Welt kommenden Neugeborenen unserer Tage sprechen eine beredte Sprache, dass die moderne Wissenschaft einmal mehr etwas diametral Falsches behauptet.

Die Hebammen sind klüger und wissen mehr. Sie wissen beispielsweise, dass das Fruchtwasser der jungen Mutter früher eine klare und wohlriechende Flüssigkeit gewesen sei. Sie hätten sich diese Flüssigkeit gern über die Stirn gerieben. Die Babys zurückliegender Jahrzehnte seien von einem derartigen Wohlgeruch gewesen, dass man am liebsten die Nase gar nicht von deren Haut genommen hätte.

Heute lägen die Neugeborenen oftmals in einer regelrechten Kloake übelriechenden Fruchtwassers. Sie müssten sich alle Mühe geben, nach der

Geburt aus den armen, zur Welt gekommenen Wesen ein Menschlein herauszuputzen.

Was ist passiert? Der durch die Pille bzw. durch die künstlich hervorgerufene Schwangerschaft zurückgehaltene Körpermüll von Nikotin und Zigarettenteer, von geparkten Hormonen, Giften und Schadstoffen wird während der Schwangerschaft in das Fruchtwasser entleert. Dieses umgibt dann für neun Monate das wachsende Leben, weshalb uns die Hautkrankheiten und Allergien nicht wundern dürfen, an welchen die jungen Menschen seit den letzten Jahrzehnten des sog. „Wohlstandes“ und der Genüsse leiden.

Fruchtwasser früher:

- pH-Wert 8,5
- wohlriechend
- klar
- hautpflegend

Fruchtwasser heute:

- pH-Wert 7 (saurer als das Blut)
- übelriechend
- trübe
- hautschädigend
- organschädigend

Während eines Vortrages, den wir vor Kurzem im Curio-Haus in Hamburg gehalten haben, bemerkte eine dort anwesende Gynäkologin, dass in ihrem Krankenhaus sogar Kinder mit Krebs zur Welt kämen. Am nächsten Tag nach diesem Vortrag rief uns die Leiterin der Veranstaltung an und berichtete davon, dass sie zwei Jungens im Alter von 12 und 13 Jahren habe. Der ältere habe von Kindesbeinen an starke Neurodermitis. Niemand habe ihm bis heute helfen können.

Den zweiten Jungen habe sie bereits am Ende der Stillzeit empfangen, so dass er zwölf Monate nach seinem älteren Bruder zur Welt gekommen sei. Er sei „pumperlgesund“, wie sie bemerkte. Nach unserem Vortrag sei ihr klar geworden, dass sie alle damals zurückgehaltenen Schadstoffe in ihren Ältesten entsorgt habe, so dass sie das zweite Kind mit einem absolut gereinigten Organismus empfangen habe.

Sie wisse jetzt, wie sie mit einer Umstellung auf vollwertig-vegetarische Kost, auf konsequent basische Körperpflege mit der Einbeziehung von Basentrunk, pflanzlichen Vitalstoffen und basischen Einläufen ihren ältesten Sohn innerhalb von Jahresfrist versuchen würde, von seiner Neurodermitis zu befreien.

Logischerweise berichten immer wieder naturheilkundlich orientierte Ärzte von Patienten, die seit ihrem Säuglingsalter unter massiver Neurodermitis litten. Gleichzeitig bestätigen sie, dass diese Patienten, manchmal bis zu dreißigjährige junge Männer und Frauen, seit ihrer Geburt an krankmachenden Hefepilzen im Darm litten. Diese Pilze haben sie schon aus dem Mutterleibe mitgebracht!

Gegen diese Pilze empfiehlt die Medizin Präparate wie Nystatin und nach dieser Radikalkur zur Pilzvernichtung die Wiederaufforstung mit beispielsweise Coli-Keim-Stamm-1917. Möglicherweise helfen aber auch zweimal am Tag ein Basentrunk mit einem Glas Gemüsesaft, Leitungswasser oder Stilles Mineralwasser mit einer Messerspitze basischen Salzes, z.B. NATRON. Zur Auflösung von Schlacken werden pro Tag ein bis zwei Tassen Kräutertee getrunken, dazu über den Tag verteilt drei bis vier Tassen Wasser. Am besten eignen sich weiches Leitungswasser oder Stilles Mineralwasser ohne Kohlensäure. Einmal pro Woche oder alle 14 Tage wird ein basischer Einlauf mit einem Liter Tee gemacht, dem man eine Messerspitze basischen Salzes beimischt. Dazu gehören natürlich regelmäßig genommene und lange dauernde basische Vollbäder für den Neurodermitiker und Allergiker.

In den letzten Jahrzehnten haben jedoch nicht nur die Neugeborenen gesundheitliche Probleme, sondern zunehmend auch die jungen Mütter. Obwohl wir der sicheren Überzeugung sind, dass keine junge Frau einen Verlust ihrer Attraktivität mit dem Auftreten von Schwangerschaftsstreifen, Haarverlust, Zahnverlust oder mit Hämorrhoiden, Krampfadern oder Pickeln erleiden muss, sind diese Phänomene bei jungen Frauen doch oftmals zu beobachten. Das muss überhaupt nicht sein!

Von Beginn der Schwangerschaft an erfolgt eine Entsorgung bislang zurückgehaltener Schadstoffe in das Fruchtwasser hinein. Das gilt natürlich nur für die Frau, in deren Blut, Zellflüssigkeit und Lymphe sich entsprechende Schadstoffe befinden. Logischerweise schrieb uns vor Kurzem eine junge Frau, dass sie seit der Pubertät unter Akne leide. Ihre Haut hätte sich während der sehr gut verlaufenen Schwangerschaft deutlich gebessert. Einige Wochen nach der Entbindung „blühte“ ihre Haut jedoch wieder auf, und alles war beim alten.

Wir haben die liebe Frau sofort nach Eingang ihres Briefes angerufen und sie gefragt, in welchem Zustand ihr Baby zur Welt gekommen sei. Die Antwort war wörtlich: „Der ganze Leib war voller Pickel. Man hat mir im Krankenhaus gesagt, das sei hormonbedingt.“ Klar ersichtlich ist, dass dieses Kind die weitergereichte Akne der Mutter schnell durch die eigene Haut ausgeschieden hatte.

Warum treten trotz der zu beobachtenden Entsorgung in das Fruchtwasser und in das Embryo Phänomene wie Pickel und sogar Hämorrhoiden bei schwangeren Frauen auf? Warum sind diese Phänomene besonders am Ende von Schwangerschaft und manchmal sogar während der Stillzeit zu beobachten?

Die Ursache liegt darin, dass der Stoffwechsel der Frau zum Ende der Schwangerschaft, erst recht danach, Schadstoffe wieder zurückhält in Erwartung einer bald wieder einsetzenden Ausscheidung via Uterus und Menses. Diese Rückhaltung mündet in die Phänomene von Pickeln und Hämorrhoiden. Beides lässt sich mit einer basischen Körperpflege vermeiden, welche in der Zeit von Schwangerschaft und Stillzeit die ausbleibenden Monatsblutungen mit einer Ausscheidung durch die Haut ersetzt.

Die wichtigsten Hilfen dabei sind ausgiebige basische Vollbäder von wenigstens einer Stunde Dauer und auch basische Wickel auf dem Bauch und der Leber. Die werdende Mutter hat diese basische Körperpflege jeden Tag quasi als Ersatzmenses zu betreiben, um mit basischen Bädern und Wickeln über den Monat die gleiche Menge an Säuren und Giften durch die Haut auszuscheiden, wie sie diese bis zum Beginn ihrer Schwangerschaft via Menses ausgeschieden hat.

Schwangerschaft ohne:

- Genussmittelgifte
- Zahngifte
- Umweltgifte
- Schadstoffrückstau / Pille

=

- **schöne Mütter**
- **gesunde Kinder**

Jetzt bleibt noch die Frage nach den Ursachen von Haar- und Zahnverlust, von Schwangerschaftsstreifen und Krampfadern zu beantworten. Alle diese Phänomene sind nicht mehr und nicht weniger als stoffliche Verluste aus dem Körper der Mutter zum Aufbau des wachsenden Lebens! Darf sich die werdende Mutter während der Zeit ihrer Schwangerschaft und Stillzeit die liebgewonnenen Genüsse unserer Zeit nicht mehr ungestraft gönnen, so muss sie sich gleichzeitig „für drei" vollwertig vegetarisch ernähren. Hilfreich ist in unserer an energiereichen Lebensmitteln armen Zeit natürlich auch die reichliche Einnahme energiereicher Mineralstoffe, Spurenelemente, Aminosäuren, Vitamine und anderer Vitalstoffe aus geeigneten Nahrungsergänzungsmitteln, noch besser omnimolekularen Lebensmitteln. Diese entstammen gescheiterweise in chemisch wie thermisch unveränderter Qualität Kräutern, Gemüsen und Gewürzen und stehen so für den sofortigen Einbau in den Organismus von Mutter und Kind zur Verfügung.

Nur mit einer derartig konsequenten Überversorgung an Mineralstoffen quasi „für drei" bleiben der werdenden Mutter stoffliche Verluste aus dem Haarboden, aus dem Gebiss, aus der Haut und aus dem Gefäßsystem erspart. Nur so bekommt sie keinen Haarausfall und verliert sie keinen Zahn. Nur so bekommt sie keine Schwangerschaftsstreifen, und nur so bekommt sie keine Krampfadern. Letztere sind nicht mehr und nicht weniger als stofflicher Verzehr aus dem Gefäßsystem der Schwangeren.

Warum schreiben wir, dass die schwangere Frau einen dreifach erhöhten Vitalstoffbedarf hat? Sie hat ihren normalen Bedarf, um ihre Stoffwechselprozesse zu gewährleisten und die Schönheit und Gesundheit ihres Körpers zu erhalten. Sie hat für neun Monate keine Menses, muss also die Säuren, Gifte und Schadstoffe während dieses „Giftstaus" zusätzlich verstoffwechseln, neutralisieren oder unschädlich machen. Und sie braucht Vital- und Baustoffe für das in ihr wachsende Leben. Daher resultiert der um das Dreifache erhöhte Vitalstoffbedarf. Wird er nicht gedeckt, kann es zu allen möglichen Mangelerscheinungen des Haarverlustes, des Zahnverlustes oder des Hautverlustes in Form von Schwangerschaftsstreifen kommen.

Jede schwangere Frau weiß selbst, wie lange sie die Pille genommen hat, dass und wie lange sie geraucht hat, welchen Genüssen der Süßwaren, des Kaffees o.ä. sie nicht widerstehen konnte. Je länger die Pille genommen worden ist und je mehr Genussmittelgifte zurückgehalten worden sind, desto größer ist die Notwendigkeit zu basisch ableitender Körperpflege. Es müssen nicht immer einstündige oder länger dauernde Vollbäder sein. Auch lange dauernde Fußbäder sind äußerst hilfreich. Während der Fuß- und Vollbäder wird immer wieder in Ausscheidungsrichtung gebürstet. Der Fuß ist bekanntermaßen die Hilfsniere des Körpers und in der Lage, große Mengen von Schadstoffen auszuscheiden.

Gesunde Kinder – schöne Mutter

basische Körperpflege mit pH 8,5

- Vollbäder
- Fußbäder
- Leberwickel
- Bauchwickel
- Genitalpflege

} **Entsorgung**

Versorgung für drei mit energiereichen

- Mineralstoffen
- Spurenelementen
- Vitaminen
- Aminosäuren

} **Versorgung**

Basische Strümpfe eignen sich hervorragend für die Entsäuerung und Entgiftung über Nacht und helfen zusätzlich bei Einschlaf- und Durchschlafproblemen sowie bei angeschwollenen Füssen und Beinen. Im Grunde genommen ist es unendlich einfach, während einer Schwangerschaft gesund zu bleiben und diese neun Monate ohne jegliche Probleme des Haarausfalls oder des Zahnverlustes, ohne Schwangerschaftsstreifen und ohne Cellulite oder ohne Hämorrhoiden zu erleben. Man braucht seinen Körper nur viel konsequenter und intensiver als vorher mit Mineralstoffen und Spurenelementen, mit Vitaminen und Aminosäuren, also mit allen möglichen Vitalstoffen zu versorgen.

Und die schwangere Frau hat die jetzt während neun Monaten oder länger gestauten Säuren und Schadstoffe konsequent und täglich zu entsorgen. Das geschieht äußert erfolgreich und problemlos mit basischen Voll- und Fußbädern, basischen Leberwickeln, Bauchwickeln und mit basischer Darm- und Genitalpflege. Wir nennen diese unterschiedlichen, aber sehr wirkungsvollen Maßnahmen basischer Körperpflege, die sowohl über die Haut als auch über die Schleimhäute zu betreiben sind, Ersatzmenses. Diese Körperpflege ist dem basischen Fruchtwasser der gesunden Schwangeren abgeschaut, in welchem jedes Baby für neun Monate ein langes Vollbad nimmt. Die schwangere Frau sollte möglichst oft mit dem Badesalz Meine Base diese basischen Fuß- und Vollbäder und die anderen Maßnahmen der basischen Wickel und Spülungen betreiben. Das Badesalz ist so rezeptiert, dass es dem Fruchtwasser mit seiner Alkalität möglichst nahekommt. Auch Babys und Kleinkinder sollten in Zukunft basisch baden. So badet Baby oder Kleinkind weiterhin wie in Mamas Bauch.

Auch die Babys und Kinder sollten in Zukunft mit diesem Badesalz baden. Sie brauchen für 20 l Badewasser nur einen gehäuften Teelöffel, und schon badet Ihr Baby oder Kleinkind wieder wie in Mamas Bauch. Sie vermeiden so die totale Entfettung der empfindlichen Babyhaut mit Schaumbädern. In basischen Bädern fettet sich die Haut selber, so wie sie das im Fruchtwasser für neun Monate getan hat. Abends dient das basische Bad zusätzlich als wunderbare Einschlafhilfe. Das gilt gleichermaßen für Mutter und Kind.

Auch die tägliche Gesichts- und Windelpflege sollte basisch sein. Dazu wird eine Prise MeineBase in einer Tasse Wasser aufgelöst. Mit dieser Lauge können die Babys wunderbar gepflegt werden. Zusätzlich wird Pickelbildung und wunden Stellen effektiv vorgebeugt. Ein Eincremen der zarten Babyhaut ist nach basischen Anwendungen nicht nötig.

Hilfreiche Badesalze haben pH-Werte von ca. 8,5. Das war früher der pH-Wert des wohlriechenden Fruchtwassers gesunder junger Mütter. Heute ist dieser Wert auf klägliche pH 7 gesunken, wie im medizinischen Nachschlagewerk PSCHYREMBEL nachzulesen ist. Damit liegt der durchschnittliche Wert des Fruchtwassers im Augenblick unter demjenigen des Blutes, der ca. pH 7,35 beträgt. Bei der Frau liegt dieser Wert nach der Periode sogar bei ca. pH 7,45.

Neurodermitis

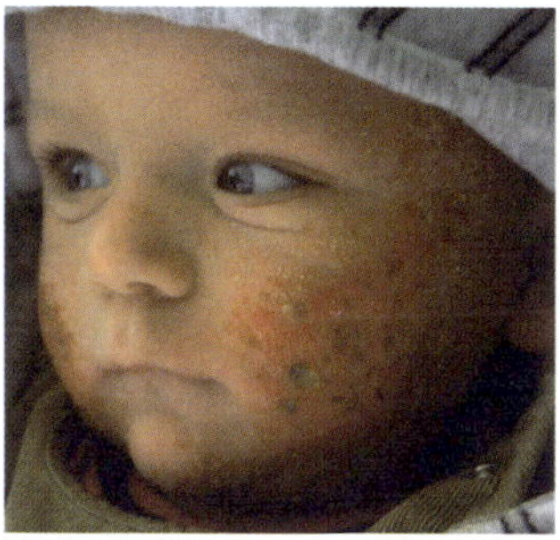

mit/nach „normaler“ Therapie

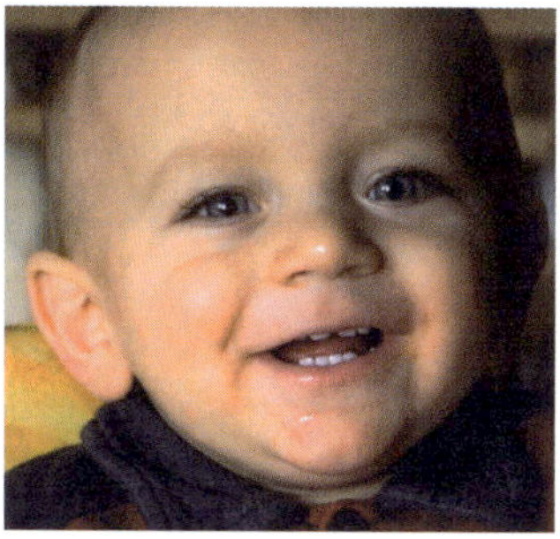

nach drei Monaten basischem Baden

Das beklagenswerte Abrutschen des chemischen Wertes des Fruchtwassers, seines Säuregrades mithin, ist analog zu dem Absinken der pH-Werte der menschlichen Oberhaut zu sehen. Auch dort sind die Werte seit einigen Jahrzehnten von Jahr zu Jahr gesunken. Der Grund ist nicht der angeblich bestehende Säureschutzmantel der Haut. Diese Schutzfunktion müsste sich logischerweise mit sinkenden, also immer stärkeren Säuregraden verbessert haben. Nein, der Grund der sinkenden, also immer saureren pH-Werte der Haut liegt einzig und allein darin begründet, dass in unserer genusslastigen Zeit immer mehr Säuren und Schadstoffe über die Haut den Körper verlassen müssen, so dass diese wegen der austretenden Säuren chemisch immer saurer wurde.

Nirgendwo fühlt sich die Haut so wohl wie in einem basischen Bade mit dem pH-Wert von 8,5, demjenigen optimalen Fruchtwassers. Man liegt „wie in Mutters Schoß“. Aus diesem kamen früher die Neugeborenen mit der „Käseschmiere“ am Leibe zur Welt, wie die Hebammen sagen. Diese Käseschmiere war Ausscheidung und Schutz zugleich. Die Ausscheidung war durch die Talgdrüsen des heranwachsenden Körpers erfolgt. Die gleiche Ausscheidung via Talgdrüse erlebt jeder Badende in einem pH 8,5-Bad. Die Haut fettet sich desto besser und angenehmer, je länger man in dem Bade verweilt. Schließlich hat das Neugeborene neun Monate in einer derartigen Flüssigkeit zugebracht!

Heutzutage muss die junge Mutter nicht nur auf Pille und Genussmittelgifte, sondern auch auf alle möglichen Umwelt- und Zahngifte achten, ebenso auf die Vermeidung dessen, was man jetzt als Stress bezeichnet. Hebammen und kluge Frauen, die sich mit der Erforschung vorgeburtlicher Erlebnisse beschäftigen, wissen zu berichten, dass derartige Stresssituationen oft dazu führen, dass Babys Stuhl in das Fruchtwasser entleeren. Das ist nicht die Regel. Normalerweise kommen Neugeborene mit dem sog. Kindspech in der Ampulla recti zur Welt.

Die Schwangerschaft sollte mithin eine Zeit der Harmonie und gegenseitigen Fürsorge beider Ehepartner sein, gleichermaßen eine Zeit der vitalstoffreichen Versorgung „für drei" und auch die Zeit einer konsequenten basischen Körperpflege zwecks Ausleitung von Schadstoffen durch die Haut. So braucht keine Mutter einen Attraktivitätsverlust ihrer Haut und Haare, ihrer Gefäße, Brüste oder Zähne zu erleiden, auch keine Pickel und keine Hämorrhoiden zu bekommen. Aber ein gesundes Kind wird die schöne Mutter zur Welt bringen!

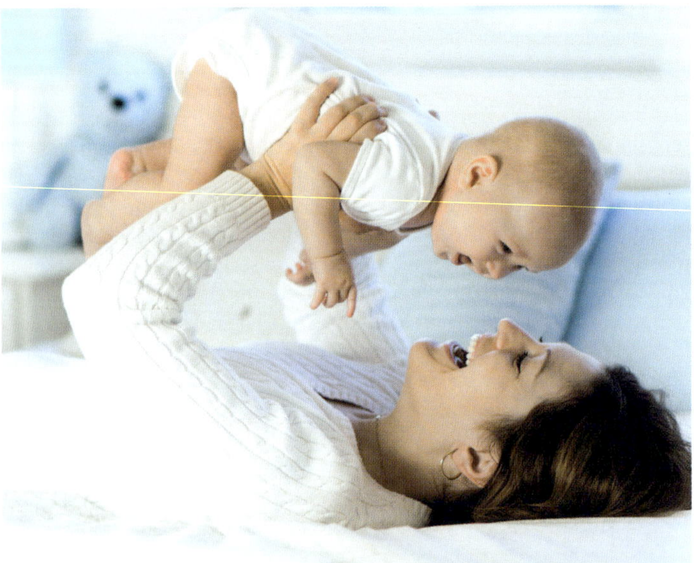

In den letzten Jahren ist die Zahl der legasthenischen und lernschwachen Kinder extrem stark gestiegen. Die Presse meldet, dass mittlerweile 15% der Schulkinder in Deutschland an Legasthenie leiden. Ohne besondere Förderung liefen sie Gefahr, sich nicht in die Gesellschaft integrieren zu können. Ganz sicher brauchen diese Kinder liebevolle Hilfe, ebenso sicher aber auch liebevolle Strenge. Diese Strenge hat sich insonderheit auf das Verbot jeglichen Süßwarenkonsums zu richten. Mit Sicherheit ist die Mehrheit dieser Kinder, wenn nicht gar alle, von Geburt an verpilzt. Diese Pilze sondern eigene Stoffwechselgifte wie Acetaldehyd und Aflatoxine ab, welche schwedische Forschungsergebnisse als ursächlich für die Legasthenie erkannt haben. So wichtig mit Sicherheit Lernhilfen sind, so wichtig ist eine Entpilzung, Entsäuerung und Kräftigung dieser Kinder!! Fluortabletten, fluoridiertes und chloriertes Wasser und das Fernsehen tun ein Übriges, um Geist und Körper unserer Kinder zu vergiften und sie in ihrer Entwicklung zu behindern.

Wir müssen aufpassen, dass aus unserem Volk von ehedem der „Dichter und Denker“ nicht ein Volk der Legastheniker wird. Vor allen Dingen müssen unsere jungen Frauen bei dem Stillen aufpassen. Die junge Mutter muss wissen, dass alle möglichen Genussmittelgifte und auch Bestandteile verschiedener Körperpflegemittel mit der Muttermilch ausgeschieden und damit auf das gestillte Baby übertragen werden. Das gilt für das Nikotin der rauchenden ebenso wie für das Coffein der Kaffee trinkenden Mutter. Das gilt logischerweise auch für das Aluminumhydroxid, welches in vielen Deodorants und Antitranspirants enthalten ist. All diesen Zivilisationsgiften hat die stillende Mutter weiträumig aus dem Wege zu gehen. Es sollte einmal darüber nachgedacht werden, ob nicht der Plötzliche Kindstod mit den Zivilisationsgiften unserer Zeit in Zusammenhang stehen könnte.

Wir wollen Bio-Kinder:

- unbeschallt
- unbestrahlt
- unbehandelt
- ungespritzt

Am besten sollte die Frau vor ihrer gewünschten Schwangerschaft eine Entsäuerungs- und Entgiftungskur machen, um ihren Organismus gründlich zu reinigen. Dazu sollte sie den von uns erfundenen „Dreisprung der Entschlackung“ praktizieren. Für viele Frauen ist erst nach einer derartigen Kur der lange gehegte Kinderwunsch in Erfüllung gegangen.

Bewusste Schlackenlösung, ob mit Homöopathica oder Salzsole, ob mit Kräutertees oder Obstessig, sollte grundsätzlich außerhalb von Schwangerschaft und Stillzeit praktiziert werden. Die bewusste Lösung vorhandener Ablagerungen reaktiviert deponierte Schadstoffe. Diese würden den Stoffwechsel während der Schwangerschaft unnötigerweise belasten, und sie gehören auch nicht in die Milch der stillenden Mutter!

WARUM VERLIERT DER MENSCH KOPFHAAR?

Die Erhaltung und mögliche Regenerierung von Haarwuchs

Der Haarboden ist mit seinen Mineralstoffen und Spurenelementen die Neutralisierungsfeuerwehr des menschlichen Stoffwechsels. Säuren oder Gifte verzehren entweder kontinuierlich oder abrupt, z. B. während der Chemotherapie, diesen Mineralstoffspeicher. Die Folge ist Haarverlust. Dieser kann durch Entgiftung, Entschlackung und Remineralisierung gestoppt oder verhindert werden. Verlorener Haarwuchs kann erneut wachsen.

Wir beschäftigen uns jetzt mit vielen interessanten Fragen:
Warum verlieren Männer oftmals schon frühzeitig ihre Kopfhaare?
Wie kann man Haarausfall stoppen?
Wie kann man verlorenes Kopfhaar wiedergewinnen?
Was bedeutet Haarverlust für den Körper?

Der menschliche Körper enthält wichtige Mineralstoffspeicher. Das sind z. B. seine Haut und seine Nägel, seine Zähne und seine Knochen und auch seine Haare und der HAARBODEN. Mit letzterem hat es eine besondere Bewandtnis. Der Haarboden ist eine Art „Feuerwehr“, die immer dann im Einsatz ist, wenn es an der Säurefront des Körpers „brennt“. Das ist immer dann der Fall, wenn diese ätzenden Flüssigkeiten oder Gifte neutralisiert werden müssen und wenn diese Aufgabe von den Mineralstoffen des Blutes und der Lymphe allein nicht mehr bewältigt werden kann.

Sind die Mineralstoffspeicher des Körpers gefüllt, blühen die menschliche Schönheit und Gesundheit. Aber der Verlust dieser Mineralstoffe, beispielsweise der Verlust von Kalzium, Natrium, Kalium, Magnesium, Zink, Eisen usw. ist das, was wir ALTERN nennen. Es ist wie bei einem Haus, wo Steine fehlen, oder wo der Putz bröckelt. Auch hier liegt „Mineralstoffverlust“ vor. Leider ist der Haarboden des Menschen von diesem Verlust in aller Regel als erster betroffen. Schauen Sie sich jedes Christusbild an! Sie sehen dort immer ein vergeistigtes Gesicht, von Vollbart und wallender Lockenpracht umgeben. Niemand könnte sich einen Christus anders vorstellen! Am wenigsten einen spiegelblanken Glatzkopf. Kaum jemand denkt über die Bedeutung dieser Haarpracht auf jedem Christusbild nach. Diese Haarpracht bedeutet das Vorhandensein vollkommener Gesundheit! In diesem Gesicht darf kein Attribut vollkommener Gesundheit fehlen. Christus mit gelichtetem Haar, Christus mit einer „hohen Stirn“ undenkbar!

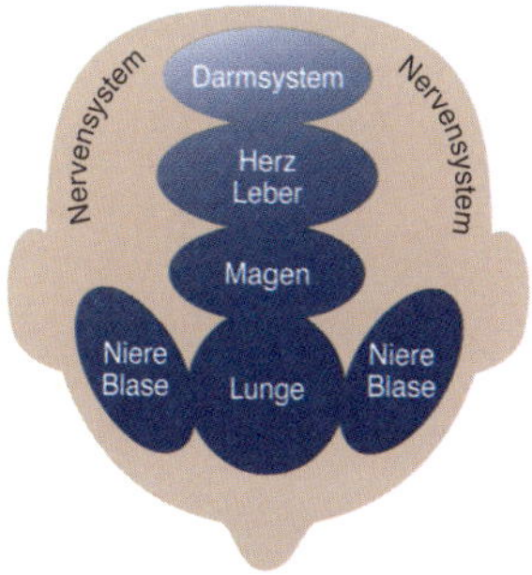

Ursachen von Haarausfall nach Körperregionen

Unmöglich! Ein solches Erscheinungsbild würde einen gesundheitlichen Makel mit einem möglicherweise dahinterstehenden Fehlverhalten bedeuten. Wie aber wollte jemand, der nicht einmal seine eigene Gesundheit und seinen eigenen Körper vorbildlich in Ordnung hält, die Menschen lehren, wie sie sich verhalten sollen?! Viele Therapeuten halten sich deshalb an den lustigen Spruch: „Tut, was ich euch sage, nicht das, was ich tue!“

Mineralstoffverluste erleidet der Körper dann, wenn er zur Neutralisierung von Säuren Mineralstoffe benötigt. Durch diese Neutralisierung entstehen Salze, die der Volksmund „Schlacken“ nennt, z. B. harnsaures Kalzium, schwefelsaures Kalzium, milchsaures Magnesium usw. Normalerweise entnimmt der Körper diese Mineralstoffe aus der täglichen Nahrung. Zur Entnahme aus körpereigenen Mineralstoffdepots ist er jedoch dann gezwungen, wenn mit der täglichen Nahrung nicht hinreichend viele neutralisierungsfähige, d.h. energiereiche Mineralstoffe aufgenommen werden.

Der zuerst betroffene und bald geleerte Mineralstoffspeicher ist leider, wie wir bereits gesehen haben, der Haarboden. Es ist diese jahre- und jahrzehntelange Entnahme von Mineralstoffen zwecks Säure- und Giftneutralisierung aus dem Haarboden, die zum Haarausfall bei so vielen Männern führt. Frauen sind von diesem Phänomen, wenn überhaupt, dann erst im hohen Alter betroffen. Der Grund dafür liegt in der Andersartigkeit des Stoffwechsels von Mann und Frau. Nach den Wechseljahren allerdings ist der Stoffwechsel der gleiche. Deshalb treten Haarverluste auf dem Kopf auch bei Frauen erst ab ca. fünfundsechzig bis siebzig Jahren auf.

Im Gegensatz zur Frau, welche während ihrer fruchtbaren Periode einmal im Monat ihre Säuren ausscheiden kann, muss der Mann sämtliche anfallenden Säuren ein Leben lang selbst, quasi mit eigenen „Bordmitteln“, verstoffwechseln. Das ist die Harnsäure aus dem Fleischverzehr, die Essigsäure aus dem Süßwaren- und Fettkonsum, die Gerb- und Salzsäure aus dem Genuss von Kaffee und Schwarzem Tee. Das ist die Milchsäure aus übertriebener Muskeltätigkeit und die Salzsäure aus Stress, Angst und Ärger. Das ist die Schwefelsäure aus dem Schweinefleisch oder aus nicht abgelassenen Blähungen, wenn durch deren Eintritt in die Körperflüssigkeiten aus dem Schwefelwasserstoffgas Schwefelsäure wird.

Auch die Kohlensäure aus kohlensauren Getränken will verstoffwechselt werden, ebenso wie das Nikotin vom Rauchen und die Acetylsalizylsäure aus Schmerzmitteln. Leider ist die heutige Ernährung aus Konserven und Fast Food nicht mehr so mineralstoff- und energiereich wie früher die Ernährung aus dem eigenen Garten oder aus Großmutters Eintopf. Deshalb ist der Körper immer häufiger gezwungen, auf die eigenen Mineralstoffvorräte in den Knochen und Zähnen und vor allen Dingen im HAARBODEN zurückzugreifen.

Sind die Mineralstoffe jedoch zwecks Säureneutralisierung verbraucht, stehen sie für die Ernährung der Haare nicht mehr zur Verfügung. Haarverlust ist die unausweichliche Folge. Insofern zeigt der Zustand des

Haarwuchses auf dem Kopf in aller Regel, wie es um die Neutralisierungspotentiale des betreffenden Menschen steht. Diese Neutralisierungspotentiale schont der Stoffwechsel der Frau während ihrer fruchtbaren Periode, so dass sie ihr lebensverlängernd etwa zehn Jahre länger zur Verfügung stehen als dem Mann.

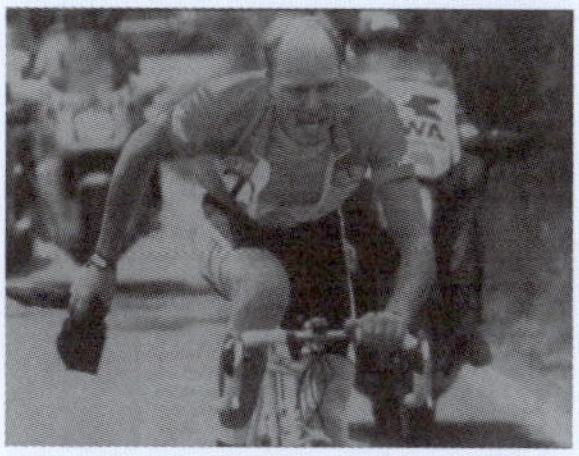

Viele Hochleistungssportler glänzen nicht nur mit körperlichen Höchstleistungen, sondern auch mit einer „hohen Stirn". Sie vernachlässigen ihre Mineralstoffversorgung. Mineralstoffraub aus dem Haarboden zwecks Neutralisierung der im Übermaß anfallenden Milchsäure ist Schuld an ihrem Haarausfall.

Es gibt ein untrügliches Warnzeichen, welches der Körper sendet, wenn Säuren vorhanden sind. Das sind die Kopfschmerzen. Diese sind so zu deuten, dass der Körper Säuren und Gifte in den Haarboden schiebt, damit sie dort mit den hier normalerweise reichlich vorhandenen Mineralstoffen neutralisiert werden. Vorher hat der Stoffwechsel versucht, diese Neutralisierung mit den Mineralstoffen des Blutes zu bewerkstelligen. Ist das entweder wegen eines Übermaßes an Säuren oder wegen eines Mangels an neutralisierungsfähigen Mineralstoffen nicht gelungen, erst dann wird der Haarboden zuhilfe genommen. Logischerweise klagen zahllose Menschen immer wieder über Kopfschmerzen, aber niemand über Hinternschmerzen.

Die Kopfschmerzen halten solange an, bis die Säuren neutralisiert sind. Ist das geschehen, sind zwar die Kopfschmerzen vorbei, aber der Haarboden hat wieder Mineralstoffe verloren und kann noch weniger Haare ernähren als zuvor. So schwindet der Haarschopf manchen Mannes oder mancher älteren Frau Tag für Tag, Woche für Woche und Jahr für Jahr. Was ist zu tun, um Haarausfall zu stoppen und erneuten Haarwuchs zu bewirken?

Die schlimmsten Säure- und Giftverursacher sind zu reduzieren!! Das ist bei dem einen der Zigarettenkonsum, bei dem nächsten der Konsum von Fleisch, möglicherweise auch übertriebene körperliche Anstrengungen, die Milchsäure im Übermaß hervorrufen. Deshalb sind viele Hochleistungssportler von frühzeitigem Haarverlust betroffen. Auch Süßwaren, Light-Getränke, Schmerztabletten und Stress verursachen Säuren. Grundlage jeden Erfolges einer regenerativen Haarkur ist die drastische Reduzierung dieser Säuren und die Entfernung der im Haarboden abgelagerten Schlacken.

Als nächstes ist die Zufuhr von geeigneten, neutralisierungsfähigen und energiereichen Mineralstoffen drastisch zu erhöhen! Hier muss wirklich geklotzt, hier darf nicht gekleckert werden! Sonst bewegt sich nichts. Bestenfalls wird ein Stillstand des Haarausfalles erreicht.

Erfahrungsgemäß eignen sich für eine notwendige Remineralisierung des Haarbodens sowohl eine überwiegend vegetarische und vitalstoffreiche Ernährung als auch mineralstoffreiche omnimolekulare Lebensmittel, die aus Pflanzen gewonnen wurden. Diese entsprechen am ehesten den körperchemischen und energetischen Bedürfnissen des menschlichen Organismus.

Jetzt müssen nur noch die Schlacken aus dem Haarboden hinaus und die neuen Mineralstoffe hinein. Vorher ist noch mit der Anwendung basischer Halswickel und basischer Achselkissen dafür zu sorgen, dass möglichst wenig weitere Säuren und Schadstoffe aus dem Thorax und dessen Stoffwechsel Nacht für Nacht in den Haarboden strömen.

Der Haarverlust erfolgt nämlich in aller Regel besonders nachts während der beiden Säurefluten, die den Organismus von 23:00 Uhr abends bis 1:00 Uhr morgens durchfluten und mit der zweiten starken Säureflut von morgens 5:00 bis 7:00 Uhr. Wegen dieser beiden Säurefluten liegen morgens Haare auf dem Kopfkissen oder gehen beim Schamponieren des Haares in der Dusche verloren.

Gehen wir also davon aus, dass der Haarverlust seinen normalen oder primären Grund in einem Verlust der Mineralstoffe des Haarbodens hat. Aus dem vormals fruchtbaren Acker wird mit der Umwandlung der energiereichen Mineralstoffe in neutralisierte Schlacken quasi ein Boden, aus und auf dem nichts mehr wachsen kann.

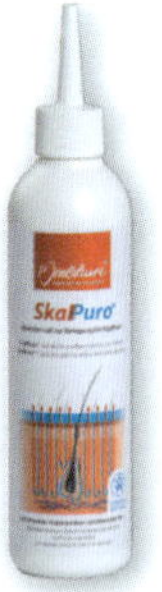

Der Versuch wird gemacht, diesen verschlackten Haarboden zu entschlacken. Das versuchen wir mit einem alkalischen Gel (z. B. Skalpuro von Jentschura oder Entschlackungsgel von Ovimed), welches wir einmal oder zweimal pro Woche, oder gegebenenfalls auch öfter, auf und in den Haarboden einreiben und dort für wenigstens 15 – 30 Minuten wirken lassen.

Das können wir ebenso auf der Glatze versuchen wie bei immer lichter werdendem Haarwuchs. Nach der Einwirkzeit schäumen oder waschen wir das Gel hinaus und massieren anschließend ein den Haarwuchs förderndes Tonikum wie bspw. das von uns entwickelte 3x3 Haartonikum in den Haarboden ein.

Wir Menschen entsorgen unsere Schadstoffe nach vorne, leider ins Gesicht hinein, in den Hals, das Dekolletee und die Büste hinein, ebenso wie in den Bauch oder in die Knie. Die Versorgung unseres Organismus geschieht quasi hinten, sodass wir in aller Regel, je älter wir werden, über eine verwelkende Vorderansicht und eine nach wie vor intakte und optisch attraktive Rückfront verfügen. Dieses Wissen um die Entsorgung nach vorne und die Versorgung von hinten machen wir uns mit intelligenten Kopfmassagen zunutze. Wir massieren den Nacken und die Schläfen nach oben und schieben die Mineral- und Vitalstoffe von unten und von hinten in den Haarboden. Die Stirn massieren wir nach unten, die verschiedenen Wege abwärts an den Ohren vorbei, die Nase hinunter, immer bis in die Achselhöhlen hinunter.

Eine weitere Möglichkeit, den Haarboden zu hegen und zu pflegen, ist das Zu- und Abflussbürsten des Kopfes. Die Versorgung des Kopfes geschieht so, dass die vom Organismus im Dünndarm aufgenommenen und von der Leber verarbeiteten Vitalstoffe den Rücken hoch in den Haarboden transportiert werden. Ist dieser verschlackt, treibt es die gebildete Haarsubstanz aus den Augenbrauen und aus der Nase, aus den Ohren, aber auch als Oberlippen- oder als Kinnbart aus dem Gesicht. Um das alles zu vermeiden, ist der Haarboden kontinuierlich zu entschlacken.

Noch intelligenter ist es, den Haarboden ein Leben lang gut zu versorgen und gleichzeitig von Schadstoffen zu entsorgen. Zu diesem Zweck bürsten wir seit unserer Jugend immer wieder die Schläfen und den Nacken hoch und befördern so Blut, Vitalstoffe und gebildete Haarsubstanz in den Haarboden hinein. Wir bürsten und streichen regelmäßig aus Stirn und Haaransatz das Gesicht hinunter an den Ohren vorbei, den Hals hinunter bis in die Achselhöhlen und transportieren so, dem lymphatischen Abflusssystem folgend, möglichst viele Schadstoffe via Schweißdrüsen aus den Achselhöhlen bzw. aus dem Organismus hinaus. Die mögliche Abfolge haben wir auf den Seiten 295 – 297 in Bildern visualisiert.

Meiden bei Haarverlust

- Bohnenkaffee
- Süßwaren
- Fleisch- und Fleischprodukte
- Light- und Colagetränke
- Stress
- Gifte
- Überarbeitung
- Körperliche Überanstrengung
- Fast Food
- Abnehmkuren
- Diuretica
- Drastische Schlackenlösung (Essigkuren, Grüner Hafertee o. Ä.)
- Zahnherde
- Erdstrahlen
- Nuklear- und Röntgenstrahlen

Basische Körperpflege bei Haarverlust

- Stirn und Nase öfter gründlich mit Seife waschen
- Basische Stirn-, Kopf- und Nackenwickel
- Öfter über den Tag Base/Lauge auftupfen
- Basische Fußbäder
- Basische Vollbäder
- Basische Auslaugebäder (3 – 6 Std.)
- Basische Nasenspülungen und Gurgeln
- Basische Zahnpflege
- Basisches Inhalieren
- Basische Kopfbäder

Der Haarverlust des Mannes ist in der Regel nichts weiter als überhöhter Mineralstoffverzehr zwecks Säureneutralisierung bei gleichzeitiger Verschlackung des Haarbodens. Wird der Mineralstoffverzehr gestoppt, und wird sogar der geleerte Mineralstoffspeicher des HAARBODENS wieder aufgefüllt, können die Haare erneut sprießen. Das lässt sich oft innerhalb von sechs bis zwölf Monaten erreichen. Entscheidend ist vor allem eine so geeignete wie konsequente und absolut hohe Mineralstoffzufuhr!!

Hilfreich ist natürlich auch die Reduzierung von Stoffwechselsäuren aus übertriebener Muskeltätigkeit, Genussmitteln, Stress und deren Ausscheidung über die Haut. Dazu eignet sich u.a. eine konsequente Körperpflege mit basischen Vollbädern und Fußbädern, basischen Kopf- und Halswickeln, Basentrunk, Spülungen und das tägliche Trinken von etwa 1 bis 1,5 Liter kohlensäurefreiem und mineralstoffarmem Wasser.

Jeden Abend ein basisches Fußbad von 45 Minuten Dauer oder länger und jede Woche ein bis zwei basische Vollbäder von 45 bis 150 Minuten Dauer haben sich zur Entsäuerung gleichfalls bewährt.

Regenerierung von Haarwuchs

- Basische Körperpflege
- Vollwertig-vegetarische Küche
- Pflanzliche, energiereiche Nahrungsergänzung
- Licht und Luft
- Muskelpumpe durch Trampolin, Gymnastik, Rudern, Wandern o. Ä.

Vorrangig jedoch ist die mineralstoffüberschüssige Ernährung. Was heißt „mineralstoffüberschüssig“? Dies bedeutet, dass tagein tagaus mehr neutralisierungsfähige, energiereiche Mineralstoffe aufgenommen werden müssen, als zur Verstoffwechselung der täglich anfallenden Säuren benötigt werden. Energiereiche Mineralstoffe sind solche, die ohne chemische oder thermische Bearbeitung dem Pflanzenreich entnommen und weder chemisch noch thermisch behandelt wurden.

Dadurch macht man den Abbau von Mineralstoffen aus Körperdepots, vor allen Dingen aus dem Haarboden, später jedoch auch aus den Knochen, überflüssig. Es erfolgt dann kein weiterer Haarverlust mehr. Nimmt man aber große Mengen geeigneter Mineralstoffe zu sich, können sich vorher geleerte Mineralstoffspeicher sogar wieder auffüllen und die Kopfhaare erneut sprießen.

Für eine derartige Kur der Säurereduzierung und gleichzeitigen Remineralisierung sollte man sich wenigstens zwölf bis achtzehn Monate Zeit nehmen. Das gilt besonders für junge Frauen, die während oder nach einer Schwangerschaft Haare verloren haben. Sie hatten mit absoluter Sicherheit ein erhebliches Mineralstoffdefizit in ihrer Ernährung. Deshalb hat ihr Organismus Mineralstoffe für das wachsende Leben aus den Depots der Mutter entnommen. Der Verlust von Haaren oder Zähnen ist dann die logische und beklagenswerte Folge.

Ein weiterer Gedanke könnte einem natürlich auch kommen. Man könnte die Säureverursacher einfach weglassen! Dann würden im Haarboden überhaupt keine Säuren mehr ankommen. Was sollen Personen trinken, die Probleme mit ihrem Haarwuchs haben? Das ist eine Frage mit unterschiedlichen Antworten:

1. Es gibt Haarausfall aufgrund von Vergiftungen. Das bekannteste Beispiel ist der Haarausfall nach Chemotherapie. Absolut wahrscheinlich sind auch halbseitiger oder kreisrunder Haarausfall als Folgen von Vergiftungen. Die ursächlichen Gifte hat der Organismus neutralisiert oder verdünnt. Er hat deshalb entweder Kopfhaar verloren oder ist „aufgequollen“, hält also Wasser zur Säure- oder Giftverdünnung zurück, wenn seine Neutralisierungspotentiale erschöpft sind.

In diesem ersten Fall empfiehlt sich das schon besprochene hohe Maß an Mineralstoffzufuhr, dazu den Basentrunk morgens, ggf. auch noch abends. Über den Tag gibt es ansonsten Gemüsesäfte und z. B. Stilles Wasser zu trinken. Gut geeignet sind außerdem Pflanzenpresssäfte von Brennessel, Löwenzahn und Artischocke. Ein Esslöffel von dem Saft wird auf ein Glas oder auf eine Tasse genommen. Dann wird mit Wasser aufgefüllt. Mit dem Trinken von Kräutertee, zielgerichtet zum Schlackenlösen, kann man nach etwa zwei bis drei Wochen anfangen mit zwei Tassen täglich und steigert dann über drei bis sechs Monate bis auf sechs Tassen über den Tag. Die Mineralstoffzufuhr bleibt immer auf hohem Niveau. Auch das Trinken von täglich ein bis zwei Litern Wasser wird fortgesetzt.

Den kreisrunden Haarausfall führen wir auf Vergiftungen, Zahngifte, Verpilzungen im Darm oder auf ein Übermaß an Stress zurück. Bei kreisrundem Haarausfall ist auf alle Fälle eine starke Mineralisierung hilfreich. Sie bringt auch oft den kreisrunden Haarausfall zum Verschwinden. Dadurch ist jedoch niemand der Notwendigkeit enthoben, nach den eigentlichen Ursachen zu fahnden. Die starke Zufuhr von geeigneten Mineralstoffen sollte parallel zu einer drastischen Entschlackung und Entgiftung betrieben werden! Da diese zwangsläufig zu einem hohen Mineralstoffbedarf zwecks Neutralisierung der gelösten Gifte und Säuren führt, muss die Mineralstoffzufuhr hier extrem hoch sein!

2. Wir unterscheiden bei den Männern und Frauen mit Haarwuchsproblemen solche, die nur mineralstoffverzehrt sind, und solche, die sowohl mineralstoffverzehrt als auch obendrein noch verschlackt sind. In der Praxis hat es sich bewährt, mit der einige Wochen dauernden Neutralisierung mit Mineralstoffen zu beginnen, den Organismus in dieser Zeit mit basischer Körperpflege zu unterstützen, jedoch auf Schlackenlösung in dieser Zeit weitgehend zu verzichten.

Mit der Schlackenlösung wird „einschleichend" mit ein bis zwei Tassen pro Tag nach den vorbereitenden ein bis zwei Wochen begonnen und immer weiter gesteigert. Auf die Dauer können dann etwa 1 Liter Tee pro Tag getrunken werden, dazu bis zur doppelten Menge Wasser.

Es ist möglich, dass viele Schlacken gelöst werden. Möglicherweise stehen dann nicht genug Mineralstoffe zwecks Neutralisierung von Säuren zur Verfügung, die aus Schlackenlösung hervorgegangen sind. Diese nicht neutralisierten Säuren führen dann zu den bekannten „FASTEN-KRISEN". Solche Entschlackungskrisen müssen unbedingt vermieden werden! Führen sie beispielsweise zu Kopfschmerzen, wäre das bestimmt kein gutes Omen für erneuten Haarwuchs!

Wir bleiben also für unsere Haarkur bei der bewährten Zeitfolge: Ein bis zwei Wochen mineralische Neutralisierung und basische Säureableitung ohne Schlackenlösung, dann für einige Wochen langsam einschleichende Schlackenlösung, beginnend mit ein bis zwei Tassen Kräutertee, weiter Neutralisierung, Übermineralisierung und Ableitung mit 1 bis 2 Liter Wasser, dann sechs Monate weiter wie bisher mit vier bis sechs Tassen oder mehr schlackenlösendem Kräutertee, weiter mit reichlich energiereichen Mineralstoffen und konsequenter basischer Säureableitung über die Haut. Besonders wirkungsvoll sind ausgiebige basische Auslaugebäder mit pH-Werten um ca. pH 8,5. Derartige Bäder können oder sollen ohne weiteres vier bis sechs Stunden dauern.

Eines muss klar sein: Bei der Wiedergewinnung von verlorenem Kopfhaar sollte die Schlackenlösung in den ersten Wochen unterbleiben und dann vorsichtig begonnen werden. Es würde dem ganzen Vorhaben der „Wiederaufforstung“ sogar schaden, würde man mittels übertriebener Schlackenlösung alte, neutralisierte Säuren aus deponierten Schlacken lösen! Damit wird gescheiterweise erst nach ein bis zwei Wochen begonnen. Solange kann man mit Schlackenlösung und Teekur warten. Bis dahin gibt es stille Mineralwässer, möglichst keine sogenannten Säuerlinge, vor allen Dingen aber Gemüsesäfte, auch einmal ein Bier und einen Korn zu trinken, damit die Männer nicht den Spaß an dem Vorhaben verlieren.

Wir haben uns die Mühe gemacht, die Ursachen von Haarverlust prozentual zu ermitteln und sind zu folgendem Ergebnis gekommen:

Etwa 85 Prozent des Haarausfalles in unserem Zivilisationskreis sind bedingt durch Mineralstoffverzehr zwecks Säureneutralisierung.

Etwa fünf Prozent des Haarausfalles haben ihren Grund in den verschiedensten Vergiftungen aus Zahngiften, Umweltgiften, Medikamenten, Wohngiften, Lebensmittelzusatzstoffen usw.

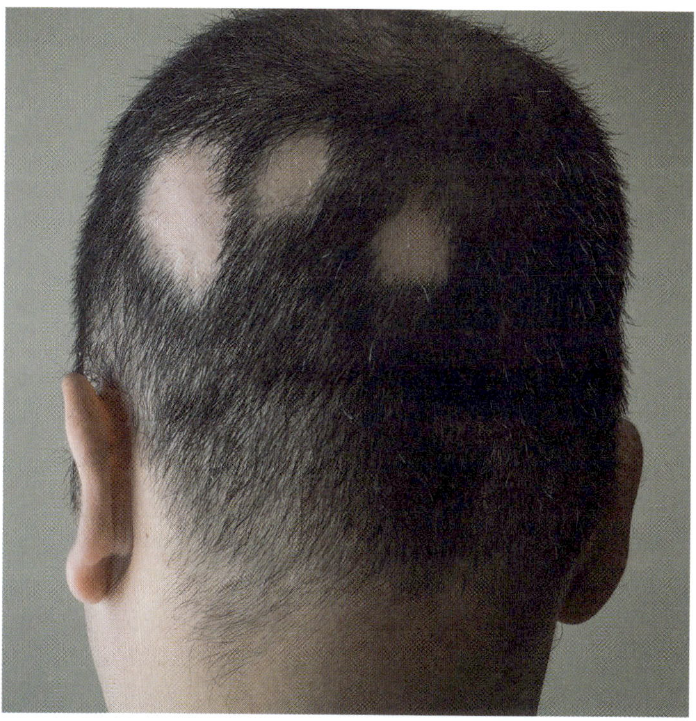

Etwa fünf Prozent des Haarausfalls haben ihren Grund in einer Schwangerschaft und sind auf den Mineralstoffverzehr zurückzuführen, den die werdende Mutter durch das wachsende Leben dann erleidet, wenn sie sich nicht hinreichend mineralstoffreich ernährt.

Etwa drei Prozent sind auf Stress und Negativerleben zurückzuführen, ein Prozent auf hormonelle und ein Prozent auf erblich-genetische Ursachen. Die mineralstoffunterschüssige Ernährung der schwangeren und erst recht der stillenden Frau beschert ihr meistens Haarverluste, Zahnverluste, Krampfadern und Hautverluste. Mineralstoffverzehr aus dem Haarboden führt zu Haarverlust, Mineralstoffverzehr aus dem Gebiss zu Zahnverlust, Mineralstoffverzehr aus der Haut zu Schwangerschaftsstreifen. Mineralstoffverzehr aus dem Gefäßsystem führt zu Krampfadern. Alles das lässt sich durch eine reichliche Zufuhr energiereicher Mineralstoffe vermeiden.

Gleichfalls lassen sich durch eine vollwertig-vegetarische Küche, eine bewusste Entschlackung und gleichzeitige Mineralisierung Pickel und Hämorrhoiden während oder am Ende einer Schwangerschaft vermeiden. Beide Erscheinungsformen sind lediglich Folgen der neun Monate währenden Ausscheidungspause und des gleichzeitigen Giftstaus.

Es gibt nicht nur Männer und Frauen, die über Haarverlust klagen. Viele Personen lassen sich ihnen überflüssig erscheinende Körperhaare entfernen. Für diese Depilation werden verschiedene Methoden angewandt. Eine davon ist das Aufbringen von warmem Wachs auf die Haut. Nach dessen Erkalten wird die Wachsschicht samt den Haaren vom Körper gezogen. Das geht nicht schmerzfrei ab.

Oftmals bleibt ein Rücken oder anderer Körperteil zurück, der ausschaut, als wenn man dort mit Brennesseln behandelt worden wäre. Eine derartige Haarentfernung geht sehr viel schmerzloser und einfacher vonstatten, wenn man vor der Depilation für etwa 15 Minuten einen basischen Wickel auflegt. Dann frottiert man trocken, lässt die Haut einige Minuten nachtrocknen und beginnt dann mit dem Auftragen des Wachses. Nach der Depilation kann man noch einmal für einige Zeit einen zweiten basischen Wickel auflegen. Bei einem derartigen Vorgehen gibt es kaum Hautrötungen, und die Haarentfernung geht relativ schnell und schmerzlos vonstatten.

Das oberste Gebot bei Haarverlust

Ein Jahr lang übermineralisieren

WARUM BEKOMMEN NUR FRAUEN CELLULITE?

Der Organismus der Frau hält Säuren zurück und scheidet diese während der Menses aus. Nicht mehr in Blut, Lymphe, Zellflüssigkeit und Gebärmutterschleimhaut speicherbare Säuren und Gifte werden zu Schlacken verstoffwechselt und in dieser neutralisierten Form in den Fettgeweben von Hüften, Oberschenkeln oder Oberarmen abgelagert. Diese Schlacken sind relativ leicht löslich und auszuscheiden.

Mit einem einzigen Satz lehrt uns Hildegard von Bingen schon im Jahre 1150 n. Chr. den Unterschied im Stoffwechsel von Mann und Frau, wenn sie sagt: „Die Frau scheidet einmal im Monat ihre schlechten Säfte aus."

Bis zu dieser Ausscheidung hält der Stoffwechsel der Frau anfallende Säuren, Hildegards „schlechte Säfte", auf quasi drei „Parkplätzen" zurück. Der erste Parkplatz ist das Blut und die Lymphe. Der zweite ist die Gebärmutterschleimhaut, und der dritte Parkplatz sind Hüften, Gesäß und Oberschenkel.

Nur bei einem Übermaß an Säuren muss der „Parkplatz Nr. 3" in Anspruch genommen werden. Dieser „Parkplatz Nr. 3" tritt uns jedoch als regelrechtes PARKHAUS entgegen. Dieses Parkhaus sind Hüften, Gesäß, Oberarme und Oberschenkel der Frau. Und die Autos, die dort stehen, sind neutralisierte Säuren zu deren Speicherung Blut, Lymphe und Gebärmutterschleimhaut nicht mehr in der Lage waren. Normalerweise genügt die Parkkapazität von Blut, Lymphe und Gebärmutterschleimhaut. Je mehr Säuren im Laufe des Monats „geparkt" werden, desto mehr Missbefindlichkeiten, z. B. Kopfschmerzen, Migräne und Ödeme zwecks Säureverdünnung stellen sich ein, und desto schlechter wird die Stimmung. Unsere Frauen sagen, dass sie „empfindlicher" werden. Die Männer werden dann umso rücksichtsvoller!

Die Frau ist dann am „empfindlichsten", wenn der Säurepegel in ihren Zellen, Geweben und in ihrem Blut am höchsten steht. Dann sind die pH-Werte ihres Blutes am niedrigsten und betragen beispielsweise pH 7,25. Die Verläufe der pH-Werte des Blutes unterscheiden sich gravierend zwischen einer sehr gesundheitsbewusst lebenden Frau und einer Cellulite-Frau.

Zwei Grafiken sollen veranschaulichen, wie unterschiedlich pH-Werte des Blutes bei Frauen verlaufen können. Es darf dabei davon ausgegangen werden, dass diese Verläufe desto unterschiedlicher sind, je mehr sich die „Genießerinnen" entweder basischen oder sauren Genüssen zuwenden. Logischerweise sinken die Werte aufgrund „saurer" Genüsse oder anderer Säureverursacher tiefer ab als bei einer basenüberschüssig orientierten Lebens- und Ernährungsweise.

Am Ende der Periode steigt bei allen Frauen der pH-Wert des Blutes auf etwa den gleichen Wert an, nachdem sämtliche Säuren ausgeschieden worden sind. Der Unterschied ist lediglich derjenige, dass die Menstruation bei der säurebelasteten Frau mit Schmerzen verbunden sein kann und einige Tage länger dauert als bei der wenig belasteten Frau.

Cellulite – JA oder NEIN?

Basisches Blut (pH 7,35 – 7,45) ist unsere Lebensgrundlage. Deshalb neutralisiert unser Organismus Säuren und Gifte, die nicht über Nieren, Darm und Lunge und auch nicht über Haut und Schleimhäute ausgeschieden werden können, mit Mineralstoffen zu neutralen Salzen. Da er diese auch nur begrenzt ausscheiden kann, lagert er überschüssige Neutralsalze, gebunden an Fett und Wasser, als Schlacken ab.

Verlauf des durchschnittlichen Blut-pH-Wertes während des 28-tägigen Zyklus

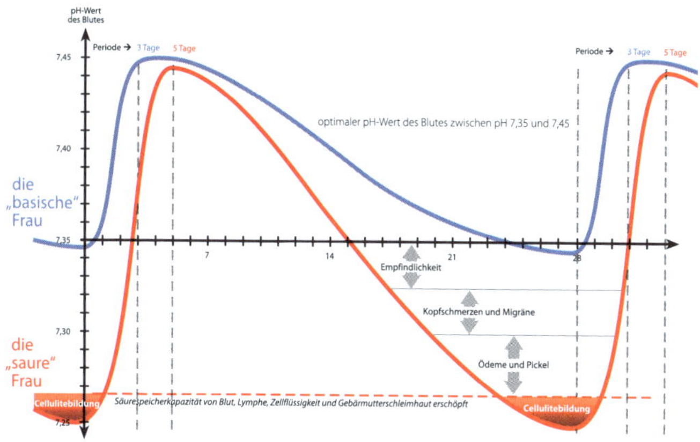

die „basische" Frau

- basenüberschüssige Ernährung
- mental ausgeglichen
- moderater Sport im aeroben Bereich

- 3 empfindliche Tage

- 3 Tage Periode
- keine Cellulitebildung

die „saure" Frau

- säureüberschüssige Ernährung
- Stress, Hektik
- übertriebener Sport im anaeroben Bereich

- 13 überempfindliche Tage
  - davon 11 Tage Kopfschmerzen und Migräne
    - davon 8 Tage Ödeme und Pickel
- 5 Tage Periode
- 7 Tage Cellulitebildung

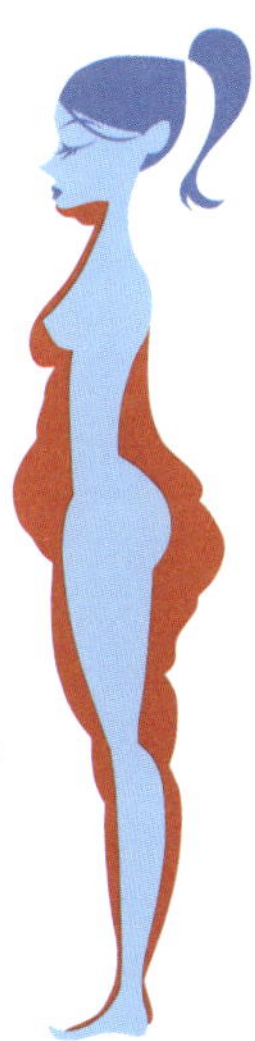

Hildegard von Bingen (ca. 1150 n. Chr.) über die Periode:
„Die Frau kann während ihrer fruchtbaren Jahre einmal im Monat ihre schlechten Säfte ausscheiden!"

- **Pille & Co.** verringern die Periode, verstärken jedoch die Cellulitebildung.
- **Schwangerschaft** bedeutet aufgrund der für neun Monate ausbleibenden Periode einen neunmonatigen Säure- und Giftstau.
- **Wechseljahre** bedeuten aufgrund der ausbleibenden Periode einen dauerhaften Säure- und Giftstau.

➡ Die zurückgestauten **Säuren und Gifte** begünstigen eine Gewichtszunahme, Wassereinlagerungen, Cellulite und weitere Probleme.

Im Übrigen treten bei der höheren Säurebelastung alle die Symptome auf, welche die Frauen als mögliche Bestandteile des Prämenstruellen Syndroms kennen: psychische Empfindlichkeit, Kopfschmerzen und Migräne, Pickel und Ödeme und natürlich CELLULITE und Übergewicht. Ob und welche Missbefindlichkeiten auftreten, hängt primär von der absoluten Menge der angefallenen Säuren ab bzw. von dem erreichten pH-Wert des Blutes. Es darf davon ausgegangen werden, dass die Speicherkapazität bzw. die pH-wertmäßige Belastbarkeit des Organismus von Frau zu Frau unterschiedlich ist.

Cellulite

Die Frau hat zwei „Säureparkplätze“:

· 7 Liter Blut, Lymphe und Zellflüssigkeit
· Plazenta

Ein „Schlackenparkhaus“:

· Hüften, Oberschenkel und Oberarme

Die beiden Grafiken machen deutlich, dass es besonders die „Spitzen“ des Säureanstieges vor den Menses sind, welche die verschiedenen Missbefindlichkeiten erklären. Selbstverständlich werden immer wieder Ausnahmen die Regel bestätigen.

Dabei wird natürlich die Stoffwechselschwäche oder Stoffwechselstärke einer Frau eine besondere Rolle spielen.

Leber und Nieren der einen Frau werden mit Sicherheit Mengen von Säuren verstoffwechseln können, welche diese Organe bei einer anderen Frau nicht schaffen. Bei der sind dann PMS-Symptome ausgeprägter trotz niedriger Säuremengen als bei der stoffwechselstarken Geschlechtsgenossin, die sich manche Sünde aufgrund besserer Konstitution ungestraft leisten kann.

Woher kommen nun die vielen Säuren, die wegen der unterschiedlichen Lebens- und Ernährungsweisen von Mensch zu Mensch unterschiedlich anfallen?

Harnsäure und Harnstoffe fallen an aus Fleischverzehr und aus dem Absterben körpereigener Zellen. Essigsäure entsteht aus dem Konsum von Süßwaren, schlechten Fetten und Light-Getränken, Gerbsäure aus dem Genuss von Kaffee und Schwarzem Tee, Milchsäure aus übertriebener Muskeltätigkeit, Acetylsalizylsäure aus Schmerztabletten, Salzsäure aus Stress und Ärger, Kohlensäure aus kohlensauren Getränken und aus Bewegungsmangel. Schwefelsäure resultiert aus dem Genuss von Schweinefleisch und aus zurückgehaltenen Winden, Salpetersäure aus gepökeltem Fleisch und vielen Käsesorten, Oxalsäure aus Spinat, Rhabarber und Kakao.

Was ist Cellulite?

Cellulite resultiert aus einem Übermaß an Säuren und Giften, welche der Stoffwechsel der Frau von Periode zu Periode nicht mehr in Blut, Lymphe, Zellflüssigkeit oder in der Plazenta „parken" kann und deshalb „verschlackt", also neutralisiert und ablagert.

Ursachen dafür:

1. **Ein Übermaß an Säuren / Giften / Schadstoffen**
2. **Stoffwechselschwächen z. B. der Leber oder Nieren**
3. **Verpilzung des Dickdarmes**

Wir hatten einmal den Gedanken, dass möglicherweise eine ganz bestimmte Säure für die Psyche, eine andere für die Cellulite, eine andere für Ödeme, eine andere für Pickel. verantwortlich sein könnte. Das ist nach unseren Forschungen jedoch nicht der Fall. Alle diese Missbefindlichkeiten resultieren aus der absoluten Menge der zu verstoffwechselnden Säuren, kaum aus deren Zusammensetzung. Der erreichte niedrige pH-Wert, die Höhe der Azidität also, ist entscheidend und nicht die Sorten der vorliegenden Säuren.

Diese Säuren muss der Organismus unter Zuhilfenahme von Vitalstoffen neutralisieren, damit seine Gewebe und Zellen, seine Drüsen und Organe nicht verätzt werden. So bilden sich Schlacken, neutralisierte Säuren, welche der Stoffwechsel der Frau in den Hüften, den Oberschenkeln, Oberarmen und im Gesäß ablagert. Die Frau braucht bis zum Ende der Wechseljahre die bei ihr anfallenden Säuren nur im Falle der Cellulite zu verstoffwechseln. Ursächlich dafür ist in erster Linie ein Übermaß an monatlich anfallenden Säuren, ggf. auch eine Stoffwechselschwäche z. B. der Leber oder der Schadstoffstau durch die Pille.

Auch Zahngifte mit ihren Schwermetallbelastungen muss der Stoffwechsel neutralisieren.

Über Schwermetalltests sind Stärke und Nachweis derartiger Belastungen in darauf spezialisierten Praxen kostengünstig und innerhalb von zehn Minuten erhältlich. Auch durch Zahngifte entstehen Schlacken, die möglicherweise an Cellulite beteiligt sind. Hier haben sich in der therapeutischen Praxis besonders verschiedene Algenpackungen mit Pflanzenextrakten, Salzpeeling und Basenwickel bewährt.

Verschlackte Körperbereiche sind logischerweise schlecht durchblutet. Das trifft natürlich auch auf von Cellulite befallene Körperstellen zu. Dort ist nachmessbar die Gewebetemperatur niedriger als in normal durchblutetem Gewebe. Nach den Wechseljahren befindet sich die Frau in einer abrupt und total geänderten Situation ihres Stoffwechsels. Sie muss jetzt alle bisher ausgeschiedenen oder vorher geparkten Säuren selbst verstoffwechseln. Dafür benötigt sie energiereiche Mineralstoffe zur Neutralisierung der täglich anfallenden Säuren und Gifte. Passt sie jetzt nicht in höchstem Maße auf, erleidet ihr Mineralstoffhaushalt drastische Einbußen, ist er doch im Gegensatz zum Stoffwechsel des Mannes nicht trainiert, Säuren und Gifte zu verstoffwechseln. Deshalb bekommen so viele Frauen nach den Wechseljahren Zivilisatose in Form von gleichzeitig Osteoporose und Krampfadern, Gicht und Rheuma.

Oftmals wird jetzt zu Hormonen gegriffen, welche die Osteoporose verhindern sollen. Das tun sie bestenfalls indirekt. Bei manchen Frauen lösen sie die Monatsblutungen wieder aus. So werden die Säuren wieder ausgeschwemmt wie in jungen Jahren. Es ist diese erneute Säureausschwemmung, welche eine Entnahme von z. B. Kalzium aus den Knochen überflüssig macht bzw. machen soll und die Wechseljahresbeschwerden erst einmal lindert.

Fragebogen CELLULITE / HAARVERLUST

Woher kommen meine Celluliteschlacken?
Woher kommt mein Haarverlust?

vom Rauchen (Nikotin)	Ja	Nein
von Süßigkeiten, gesüßten Getränken, Weißmehlprodukten und zuviel Fett (Essigsäure)	Ja	Nein
von der Pille und von Giftstau (allgemeiner Säurestau)	Ja	Nein
vom Schweinefleisch (Harn-, Schwefel- und Salpetersäure)	Ja	Nein
von Schmerzmitteln (Acetylsalicylsäure)	Ja	Nein
von Kaffee oder Schwarzem Tee (Gerbsäure)	Ja	Nein
von körperlicher Überanstrengung (Milchsäure)	Ja	Nein
von Stress/Angst/Ärger (Salzsäure)	Ja	Nein
von kohlensauren Wässern und Bewegungsmangel (Kohlensäure)	Ja	Nein
von Cola- und Light-Getränken (Phosphorsäure)	Ja	Nein
vom Wein (Weinsäure, Schwefelsäure)	Ja	Nein
von Zahngiften wie Amalgam, Palladium, Quecksilber, Blei oder anderen Vergiftungen (Schwermetalle)	Ja	Nein

Fünf Monate Cellulitekur

1. Feststellung der beiden größten Säureverursacher
2. deren Einstellung oder Reduzierung zwecks Säureminimierung
3. ein Liter Kräutertee pro Tag zur Schlackenlösung
4. reichlich energiereiche Mineralstoffe und Vitamine zwecks Säure- und Giftneutralisierung
5. ein bis zwei Liter Wasser pro Tag zum Ausschwemmen trinken.
6. jeden oder jeden zweiten Tag ein Vollbad von 90 – 150 Minuten Dauer oder länger in einem alkalischen Bad pH 8,5, die anderen Tage basische Fußbäder und basische Strümpfe
7. Bürsten in Ausscheidungsrichtung
8. Gymnastik oder andere Bewegungen ohne Anstrengung (Kniebeugen, Gehen)
9. Lymphdrainage und Massagen
10. entschlackende Institutsbehandlungen wie Algenpackungen mit speziellen Pflanzenextrakten, Salzpeeling und Basenwickeln, manuelle oder apparative Schröpfmassage, manuelle oder mechanische Lymphdrainage u.a.
11. Unterstützung der Entgiftungs- und Entschlackungsfunktionen durch eine Stärkung der Stoffwechselfunktionen von Leber (basische Wickel) und Darm (basische Einläufe)
12. Oft muß zum endgültigen Erfolg einer Cellulitekur vorher der Darm in Zusammenarbeit mit einem Therapeuten saniert werden (Candida o. Ä.)

Gibt es eine logische Begründung, weshalb Hormontherapien mit Östrogenen und Gestagenen bei Frauen nach den Wechseljahren Osteoporose verhindern sollen?

Wir haben festgestellt, dass bei der Mehrzahl der hormontherapierten Frauen die Monatsblutung nicht wieder einsetzt und damit der Grund für die Heilung von Osteoporose entfällt. Warum wird dann trotzdem weiter hormontherapiert? Gibt es vielleicht tatsächlich eine Verzögerung oder Verhinderung von Osteoporose durch derartige Therapien?

Ganz sicher tritt eine Verlangsamung ein, weil durch die „Botenstoffe" namens Hormone Schadstoffe, Säuren und Gifte in den Unterleib transportiert und dort abgelagert werden. Das Erscheinungsbild derartig therapierter Frauen spricht oftmals Bände. Sie werden dick und dicker. Immer mehr Wasser wird zwecks Verdünnung der deponierten Schadstoffe in allen Geweben des Unterleibes und der Oberschenkel zurückgehalten, bis eines Tages der ganze Bauchraum dermaßen mit Schadstoffen angefüllt ist, dass in diesem Körperbereich die unterschiedlichsten Krebserkrankungen oder Wucherungen auftreten.

Nach den Wechseljahren heißt es deshalb für jede Frau, konsequent Säuren, Gifte und Schadstoffe zu meiden und die ehemaligen Menses durch sinnvolle basische Körperpflege zu ersetzen. Das gleiche Vorgehen muss während jeder Schwangerschaft mit regelmäßigen basischen Vollbädern, Fußbädern und basischen Strümpfen praktiziert werden!!

Wie bekommen wir nun die CELLULITE mit ihren kohlensauren, harnsauren, schwefelsauren, milchsauren, essigsauren oder salpetersauren Schlacken aus den Geweben heraus?

Grundlage jeden Erfolges einer CELLULITE-Kur ist die drastische Reduzierung der Säuren und die Lösung der aus ihnen bisher hervorgegangenen und dann abgelagerten CELLULITE-Schlacken!

Die erste Maßnahme besteht in der Reduzierung der Säuren aus den verschiedenen Genussmitteln und aus möglichen Fehlverhalten oder Übertreibungen. Wenn die beiden hauptsächlichen Säureverursacher einer mit Cellulite behafteten Frau reduziert werden, ist bereits die Hälfte gewonnen! Diese Säure-„Spender“ gilt es zu ermitteln!

Die Raucherin muss den Zigarettenkonsum einschränken, die Fleischesserin den Fleischkonsum. Übertriebene Muskeltätigkeit ist ebenso zu reduzieren wie hoher Konsum von beispielsweise Schmerztabletten und Schokolade. Die Kaffeetrinkerin muss sich mit ein bis zwei Tassen pro Tag bescheiden. Auch der Konsum von Süßwaren ist einzuschränken!

Als nächstes wird pro Tag ein Liter Kräutertee getrunken, um die Celluliteschlacken zu lösen. Parallel dazu ist auf eine mineralstoffüberschüssige und vitalstoffreiche Ernährung zu achten. Eventuell werden geeignete omnimolekulare Lebensmittel gegessen. Am besten helfen zur Neutralisierung solche, die aus Pflanzen gewonnen wurden, weil deren Neutralisierungsfähigkeit am höchsten ist. Dazu werden pro Tag 1 bis 2 Liter energiereiches, mineralstoffarmes Wasser zum Ausschwemmen getrunken.

Als nächste Maßnahme haben sich lange Sitz- und Vollbäder in basischem Badewasser mit Badedauern von einer Stunde bis zu zwei Stunden oder sogar länger als hilfreich erwiesen.

Derartige Bäder werden für einige Wochen jeden Tag oder wenigstens jeden zweiten Tag gemacht, dazu jeden Abend ein Fußbad in basischem Wasser von wenigstens 60 Minuten Dauer. PH-Werte von ca. 8,5 haben sich am besten bewährt.

Hilfreich sind während der ersten Entschlackungswochen auch zusätzliche Lymphdrainagen oder Massagen, wobei immer in Ausscheidungsrichtung massiert wird. Bei derartigen Massagen kann man zusammen mit einem Massageöl basische Salze in die Haut einreiben.

Unter „Ausscheidungsrichtung" verstehen wir eine Massage oder ein Streichen zu den Fingerspitzen hin, zu den Zehen hin, zu Achselhöhlen und/oder zu unserem Genital- und Analbereich hin. Wir haben die These verworfen, dass derartige Massagen immer zum Herzen oder zur Leber hin zu erfolgen haben. Wir wollen diese wichtigen Organe unseres Organismus nicht überlasten, sondern wir folgen den Ausscheidungsrichtungen und den Ausflussrichtungen, wie sie aus den Abflussrichtungen unserer Körpersäfte abzulesen sind.

Gibt es bei unserer Methode Probleme an den „Ausscheidungsenden", so helfen wir uns mit lange dauernden basischen Bädern oder mit über Nacht zu tragenden basischen Ärmeln oder mit basischen Strümpfen.

Sinnvoll sind jetzt auch Gymnastik oder andere Bewegungen, ohne aus der Puste zu kommen, um mit dieser „Muskelpumpe" die Körperflüssigkeiten in Bewegung zu bringen. Hilfreich sind selbstverständlich auch professionelle Anwendungen wie Algenpackungen mit speziellen Pflanzenextrakten in Kombination mit Salzpeelings und Basenwickeln, manuelle oder apparative Schröpfmassagen oder manuelle oder mechanische Lymphdrainage. Hilfreich sind natürlich auch invasive Maßnahmen wie blutiges Schröpfen und Baunscheidtieren in Verbindung mit basischen Wickeln oder Bädern. Heute sitzen die Menschen zu oft und zu lange. Dabei werden die auftretenden Blähungen nicht abgelassen, treten in die Körperflüssigkeiten ein und bilden dort Schwefelsäure aus dem z. B. Schwefelwasserstoff der Blähungen.

Es ist unbedingt darauf zu achten, sich grundsätzlich seiner Winde zu entledigen! Basische Bäder, besonders solche von langer Dauer, verbessern drastisch das Erscheinungsbild der Haut. Sie regen die Ausscheidung von Säuren und Schlacken an und aktivieren dabei die Schweiß- und vor allen Dingen die Talgdrüsen. Dadurch kommt es zu einer guten Selbstfettung der Haut. Das Wasser perlt desto besser ab, je länger man in derartigen Bädern verweilt.

Eine besonders gute Entschlackungs- und auch Selbstfettungswirkung erzielt man in derartigen basischen Bädern, wenn man alle etwa 5 bis 10 Minuten die Haut mit einem griffigen Waschlappen oder mit einer Badebürste abreibt. Mit diesem Bündel von Maßnahmen der Säurereduzierung, der Schlackenlösung, der Säureneutralisierung, der Ausschwemmung durch Wasser, der Ausscheidung über die Haut und weiteren Maßnahmen wie Algenpackungen mit speziellen Pflanzenextrakten, Salzpeeling, Basenwickeln und Schröpfmassagen gelingt es oftmals innerhalb von einigen Wochen oder längstens Monaten, Cellulite drastisch zu reduzieren oder sogar gänzlich aufzulösen. Wichtig ist natürlich auch die Umstellung auf eine überwiegend vegetarisch-vollwertige Kost!

Auch auf eine Stärkung der Leberfunktion sollte geachtet werden. Dafür eignen sich Produkte auf Basis der Kräuter Mariendistel, Löwenzahn, Artischocke und Erdrauch und feuchtwarme, basische Leberwickel.

Auf Dauer sind zu beachten: Algenpackungen mit speziellen Pflanzenextrakten, basische Salzpeelings, Basenwickel und Schröpfmassagen, die Fortsetzung der lange dauernden basischen Bäder, die reichliche Mineralstoffversorgung, Vorsicht vor den vielen cellulite-trächtigen Säureverursachern, Stärkung der Leberfunktion und individuelle professionelle Maßnahmen wie Lymphdrainagen oder Gymnastik.

Auch basische Einläufe bei verpilzten Därmen und die Colon-Hydro-Therapie sowie ein spezieller Aufbau der Darmflora haben sich zur Reinigung und Entschlackung des Körpers bewährt. Erfahrungsgemäß steht oft eine starke Darmverpilzung, manchmal auch -verschlackung, dem Erfolg einer Cellulitekur entgegen.

Wichtig ist bei Lymphdrainagen und Massagen, darauf zu achten, dass parallel zu diesen Ausleitungsverfahren vitalstoffreich und überwiegend vegetarisch gegessen wird! Eine hohe Vitalstoffzufuhr ist jetzt besonders wichtig, damit die aus ihren Deponien gelösten Gifte und Säuren verstoffwechselt werden können und nicht im „Giftstau“ vor der Leber steckenbleiben oder anderen Organen bis dahin nicht gehabte Stoffwechselprobleme bereiten, z. B. Hämorrhoiden.

Wichtig für die Anregung des Lymphflusses, für unser Abflusssystem, ist tiefes Atmen. Was viele Menschen nicht wissen: Die Lunge ist unsere Lymphpumpe. Sie pumpt Tag und Nacht die Lymphe, so wie das Blut ein Leben lang vom Herzen gepumpt wird.

Fünf Monate Cellulitekur

Vor der Behandlung | Nach zwei Monaten | Nach fünf Monaten

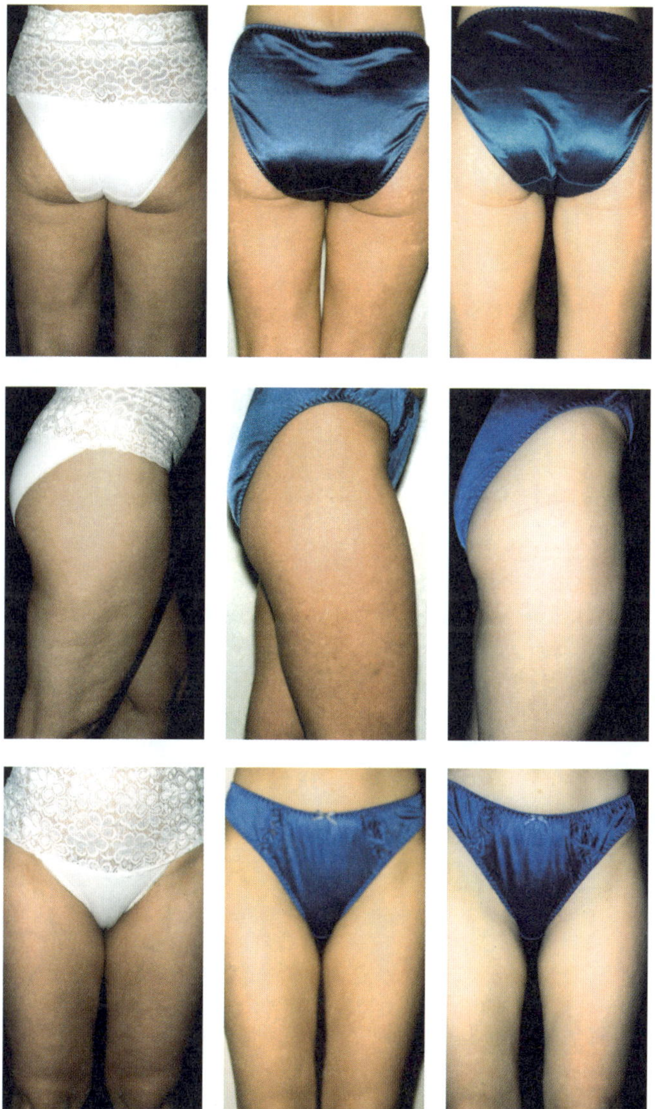

STOFFWECHSEL DES SPORTLERS

Bei starker anaerober Muskeltätigkeit fällt Milchsäure in der Muskulatur an. Würde sie nicht bei starker körperlicher Beanspruchung von dem kolloidalen Bindegewebe aufgenommen, würde der pH-Wert des Blutes unter pH 7 sinken, und der Tod würde eintreten. Die Milchsäure muss mit Mineralstoffen neutralisiert werden. Diese werden am besten präventiv vor dem Sport eingenommen.

Nach jeder sportlichen Anstrengung sollte mit basischer Körperpflege eine Entlastung von der Milchsäure über die Haut betrieben werden! Leider ist die Milchsäure nicht die einzige Säure, die beim Sport entsteht oder die im Stoffwechsel eines Sportlers entstehen kann. Die typischen Sportlersäuren entstehen bei der Energiegewinnung und das umso mehr, je intensiver der Sport betrieben wird.

Auf einer großen internationalen Fitnessmesse haben wir uns im Frühjahr 1997 mit den sportmedizinischen Betreuern eines international renommierten ausländischen Fußballclubs und dem Trainer einer ausländischen Leichtathletik-Nationalmannschaft unterhalten. Beide wollten mit uns über die körperchemischen Belange von Hochleistungssportlern sprechen.

Naturgemäß standen im Mittelpunkt der Dinge das Bestreben nach einer möglichst langen Ausdauer der Sportlerinnen und Sportler und auch das Streben nach dem Erbringen möglichst herausragender sportlicher Leistungen.

Wir eröffnen derartige Gespräche stets mit dem Bericht von dem ersten historischen Test einer von uns entwickelten Badesalz-Rezeptur. Als die erfunden war, ist das Ehepaar Gertrud und Peter Jentschura zu einem außergewöhnlichen Test zu guten Freunden nach Österreich auf Besuch gefahren. Dort geht es in den Alpen gleich hinter der Pension auf die Hütte hinauf. Der Aufstieg dauert ganze vier Stunden. Diesen Aufstieg haben die beiden Jentschuras bewältigt, oben auf der Hütte eine halbe Stunde gerastet und sind dann wieder hinabgestiegen. Jeder Freund des Wanderns im Gebirge weiß, dass der Abstieg die Muskeln noch stärker in

Die typischen Sportlersäuren entstehen bei der Energiegewinnung, und zwar umso mehr, je intensiver der Sport betrieben wird:

Kohlensäure

- aus gesteigerter Energiegewinnung mit Hilfe von Sauerstoff
- Die Belastung mit Kohlensäure wird häufig zu wenig beachtet, stellt jedoch eine nicht zu unterschätzende Belastung des Blutes, der Lunge, Bronchien und Atemwege dar.

Milchsäure

- aus gesteigerter Glukoseverbrennung, insbesondere bei der anaeroben Glukoseverbrennung Essigsäure, Ketosäuren u. a.
- aus gesteigerter Fettverbrennung, insbesondere bei der unvollständigen Fettverbrennung ohne Glukose

Harnsäure

- aus gesteigerter Eiweißverbrennung, insbesondere wenn das Muskelglykogen verbraucht ist und immer noch schnell verfügbare Energie benötigt wird, z. B. in einem Endspurt, in einer Verlängerung beim Fußball o. Ä.
- aus vermehrtem Zellsterben (Bei blauen Flecken, einem Sturz, einem Marathon o. Ä. sterben mehrere Mio. Zellen.)
- aus übermäßigem Eiweißkonsum (Empfohlen werden 0,8 - 1,7*g Eiweiß pro kg Körpergewicht, gemäß internationaler Konsensuskonferenz.)

**Dieser Wert sollte auch von Kraftsportlern nicht überschritten werden.*

Anspruch nimmt als der Aufstieg. Nach achteinhalb Stunden waren die beiden Jentschuras wieder in ihrer Pension und wurden dort erst einmal gehörig ausgeschimpft. So etwas könnten nur unerfahrene Flachlandtiroler machen! Sie würden bald wegen Schmerzen heulen vor unvermeidbar sich einstellenden Muskelkaterschmerzen, ggf. sogar -krämpfen!

Radfahrer im Ziel

Die unterschiedlichen Verläufe und Erholungsphasen der pH-Werte seiner Muskelzellen

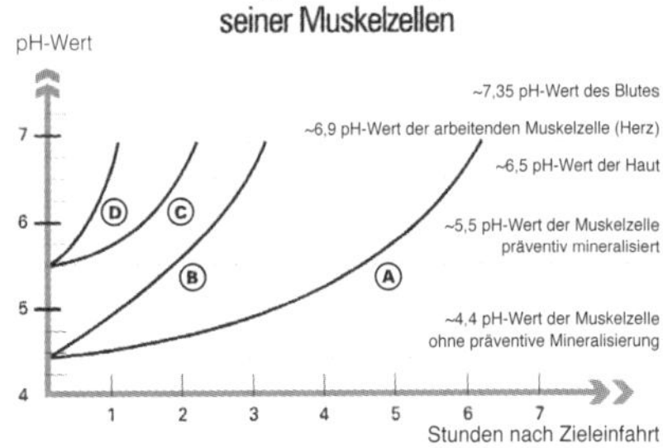

Ⓐ ohne präventive Mineralstoffe, ohne basische Körperpflege in 6 Stunden von pH 4,4 auf pH 6,9

Ⓑ ohne präventive Mineralstoffzufuhr, aber mit nachfolgender basischer Körperpflege in 3 Stunden von pH 4,4 auf pH 6,9

Ⓒ mit präventiven Mineralstoffen, ohne basische Körperpflege in 2 Stunden von pH 5,5 auf pH 6,9

Ⓓ mit präventiven Mineralstoffen und mit basischer Körperpflege in 1 Stunde von pH 5,5 auf pH 6,9

(Hypothese Jentschura/Lohkämper)

Jetzt war die Stunde der Wahrheit nahe. Mangels eines zur Verfügung stehenden Bades bediente sich das Ehepaar Jentschura der Dusche, ließ das Becken randvoll Wasser laufen, gab zwei Esslöffel seines Badesalzes hinein und hat sich dann in dieser Lauge etwa eine Viertelstunde immer wieder die Beine und den Rücken gegenseitig abgerieben. Nach dieser Körperpflege ging es zum Abendessen. Von Schmerzen keine Spur, – nicht am Abend und auch nicht in der Nacht und auch nicht am nächsten Morgen und am Tag!!! Aber unsere Österreicher hatten wunderschöne große, blaue Augen und konnten sich nur wundern.

Kein Wunder, dass sich derartige Dinge mittlerweile bis zu leibhaftigen Fußball-Europameistern und Leichtathletik-Nationalmannschaften herumgesprochen haben!

Dabei ist das Ganze nichts weiter als so einfache wie einleuchtende Körperchemie. Die Milchsäure, die sich bei Hochleistungssportlern in beeindruckend hohen Lactatwerten von bis zu 12 oder sogar 15 Punkten äußert – normal sind 1,5 bis 2,5, wird in diesem Bad oder mit derartigen basischen Abreibungen oder auch mit Wickeln, alle von pH 8,5, in Windeseile über die Haut aus den Muskeln gezogen. So kann sich beispielsweise jede Fußballmannschaft in der fünfzehnminütigen Pause ganz schnell wieder fit machen.

Es bedarf dazu nur eines ganz bestimmten Szenarios. Am besten ist natürlich ein großes Planschbecken, in welches sich die 10 Feldspieler sofort stürzen, nachdem sie sich ihrer Trikots und Unterwäsche entledigt haben. Es muss nur hinreichend viel Badesalz in dem Wasser sein, damit sich alle Spieler dort tummeln, immer wieder abreiben und so schnell entsäuern können. Nach 10 Minuten sind sie fit. In der Zwischenzeit können sie sich noch die Anweisungen ihres Trainers für ihr Verhalten und Spielen in der zweiten Halbzeit anhören. Dann wird sich wieder angekleidet, und frisch geht es hinaus in die zweite Halbzeit.

Was entsäuernd wirkt, ist das Weltgesetz des Konzentrationsausgleiches zwischen hoher Säurekonzentration im Muskel und niedriger Konzentration im basischen Bad. Es ist für jeden Spannungs- oder sonstigen Potentialausgleich verantwortlich. Wir nutzen den Unterschied zwischen ca. pH 4,5 bis pH 5,5 in den von Milchsäure geplagten Muskelzellen der Sportler und pH 8,5 eines basischen Bades.

Die Erholungsphase kann natürlich noch weiter abgekürzt werden, wenn sich die Spieler rechtzeitig vor Beginn des Spieles reichlich mit geeigneten Mineralstoffen versorgen. Dann sinkt der pH-Wert in der Zelle erst gar nicht unnötig weit ab. Es fällt weniger nicht neutralisierte Milchsäure an, welche die Muskelfasern anätzt und dort bei weiterer starker Beanspruchung ggf. zu kleinen Verätzungen oder sogar Verletzungen des Muskelgewebes führt, zu den gefürchteten Mikromuskelfaserrissen.

Diese präventive Mineralisierung muss nur wenigstens zwei bis drei Stunden vor der sportlichen Herausforderung eingenommen werden, damit die Mineralstoffe rechtzeitig verstoffwechselt werden und dann zwecks Säureneutralisierung zur Verfügung stehen.

Die Grafik auf Seite 165 „Radfahrer im Ziel" veranschaulicht, wie die pH-Werte der Muskelzelle entweder mit oder ohne vorherige Mineralisierung des Organismus ins Saure absinken können und wie kurz oder länger Erholungsphasen sein können, wenn danach mit basischen Bädern oder Abreibungen die Haut und die Muskulatur entsäuert werden oder nicht.

Haarverlust und **Cellulite** treten bei Sportlern/innen nicht trotz, sondern wegen zuviel Sport / Milchsäure auf.

Es hat also jede Sportlerin und jeder Sportler für sich und natürlich auch jeder Trainer in der Hand, ob er die ihm anvertrauten Schützlinge „sauer trainiert" oder ob er sie präventiv mit geeigneten, energiereichen Mineralstoffen ausstattet, um derartiges Missgeschick zu verhindern. Es liegt in seiner Hand, mit der rechtzeitigen Gabe von Mineralstoffen Muskelschmerzen, Mikromuskelfaserrisse, Muskelkater, Leistungsabfall und geringe Ausdauer zu vermeiden oder im Umkehrschluss eine gute Kondition, Schmerzfreiheit, hohes Leistungsvermögen und Ausdauer zu bewirken.

Von Prof. Sander wissen wir, dass bei anaerober körperlicher Überanstrengung Milchsäure in die kollagenen Fasern des kolloidalen Bindegewebes abgeschoben wird, damit während der Überanstrengungsphase der pH-Wert des Blutes nicht bis auf pH 7 absinkt. Das hätte nämlich den schnellen Tod zur Folge. Für die Bewältigung seiner vielfältigen Aufgaben benötigt das Blut einen leicht basischen Wert von ca. pH 7,35 bis pH 7,45. Diese Alkalität sorgt auch für die Viskosität des Blutes, besonders für die Verformbarkeit der Roten Blutkörperchen. Es ist diese lebenslange Überfrachtung der kolloidalen Fasern durch Säuren, die uns viel von unserer auch optisch attraktiven Substanz verzehrt. Kollagencremes bringen diese Substanz kaum zurück.

MENSCHEN

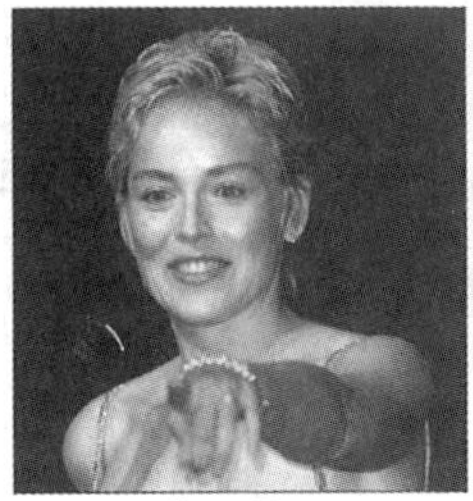

Sharon Stone

Der US-Filmstar **Sharon Stone** (43) hat bereits einen festen Platz im Filmlexikon. Doch nun könnte ihr Name Eingang in Medizinbücher finden, berichtet die „Daily Mail". Die Ärztevereinigung von Nordkalifornien will den Begriff „Stone-Syndrom" einführen. Sie verstehen darunter einen Schlaganfall, der bei Menschen über 40 durch übertriebenes Fitnesstraining ausgelöst wird. Ärzte glauben, dass in den USA jährlich Tausende Frauen daran sterben, die Probleme mit dem Älterwerden haben. Stone ist als Fitness-Fanatikerin bekannt und hatte jüngst eine Gehirnblutung. (dpa)

Bei dieser Gelegenheit muss noch einmal auf das Problem des Haarausfalles eingegangen werden. Allen Theorien zum Trotz, dass Erbanlagen oder hormonelle Voraussetzungen der Grund für vorzeitigen Haarausfall sind, sprechen die Köpfe von Fußballern und anderen Hochleistungssportlern eine beredte Sprache, dass es vor allen Dingen die im Übermaß anfallende Milchsäure ist, welche bei Sportlern und auch bei den Bodybuildern den Haarwuchs verzehrt. Bei den Bodybuildern kommt noch ein Übermaß an Harnsäure aus deren übermäßigem Eiweißkonsum hinzu.

Der Haarboden ist und bleibt der für die Säureneutralisierung am schnellsten zur Verfügung stehende Mineralstoffspeicher. Viele Männer haben deshalb Kopfschmerzen, wenn sie sich aus den unterschiedlichsten Gründen Säuren zugezogen haben, ob aus Kaffeegenuss oder aus Überanstrengung, ob aus Stress und Ärger oder Fehlernährung. Der Körper schickt ihnen die angefallenen Säuren zwecks Neutralisierung mit den Mineralstoffen des Haarbodens in den Kopf. Dort dauern die „Kopfschmerzen", bis die Säuren neutralisiert sind.

Säße das Neutralisierungspotential nicht unter dem Haarschopf, sondern im Gesäß, dann hätte der Mensch logischerweise dort die Schmerzen.

Sind die Säuren mit den Mineral- und sonstigen Vitalstoffen des Haarbodens verstoffwechselt, dann lässt der Kopfschmerz nach und verschwindet. Aber gleichzeitig sind wieder ein paar Haare zu Schaden gekommen und verschwinden demnächst auch. Es ist wie mit den absterbenden Bäumen auf dem sauren Boden nach dem sauren Regen.

Bei dem Phänomen des Haarverlustes gibt es noch den Unterschied im Stoffwechsel von Mann und Frau zu beachten. Während die Frau in der Lage ist, anfallende Säuren im Blut, in der Lymphe, in der Zellflüssigkeit und in der Gebärmutterschleimhaut kurzfristig zu speichern, muss der Mann sämtliche anfallende Säuren sofort aus dem eigenen Stoffwechselpotential neutralisieren. Deshalb ist er der Anwärter für frühzeitigen Haarausfall und nicht die Frau!

Wenn Säuren bei Frauen im Übermaß anfallen, werden auch diese überschießenden Säuren geparkt. Das geschieht dann aber nicht mehr im Blut, der Lymphe und in der Gebärmutterschleimhaut, sondern als CELLULITE in den Schenkeln und Hüften, im Bauch und in den Oberarmen. So ist auch die Cellulite ein Säure- und Schlacken-Park-Problem, ein glücklicherweise relativ leicht lösbares! Man muss nur hinreichend viel schlackenlösenden Tee trinken und gelöste Säuren aus vorherigen Celluliteschlacken neutralisieren, dann mit dem Trinken von täglich einem oder mehr Liter Wasser und mit geeigneter Gymnastik hinauspumpen und mit basischer Körperpflege auslaugen.

Bezeichnenderweise wirken Gymnastik und Sport der Cellulite nur dann entgegen, wenn die Schlacken vorher wirkungsvoll gelöst und die gelösten Säuren gleichfalls wirkungsvoll verstoffwechselt werden. Gymnastik und Sport ohne eine derartige Schlackenlösung und Säureneutralisierung wirken eher noch verschlimmernd bei der Cellulite! Manche Spitzensportlerin kann ein Lied davon singen.

Die Verschlimmerung der Cellulite geschieht deshalb, weil ohne Säureneutralisierung das Säurepotential durch starke körperliche Beanspruchung mit einem extrem hohen Aufkommen von Milchsäure weiter gesteigert wird. Das zu große Säurepotential kann im Blut, der Lymphe, der Zellflüssigkeit und in der Gebärmutterschleimhaut nicht mehr gespeichert werden. Der Organismus ist jetzt zur Neutralisierung, damit zu Salz- bzw. weiterer Schlackenbildung, gezwungen.

Diesen Wirkmechanismus kennen leider viele junge Sportlerinnen nicht und wundern sich, dass sie bei all ihrem Sport ihre Cellulite nicht verlieren, sondern dass diese ganz im Gegenteil wider alles Erwarten sogar noch zunimmt. Entschlackung ist angesagt! Dazu hat sich sowohl schlackenlösender Kräutertee hervorragend bewährt als auch eine vitalstoffreiche, überwiegend vegetarische Kost, zusätzlich energiereiche

Mineral- und Vitalstoffe zur Säureneutralisierung. Auch bei der Cellulite ist das konsequente basische Baden zwecks Säureausscheidung durch die Haut von größter Wichtigkeit. Basische Bäder bis zu einer Stunde Dauer und noch länger sind besonders wirkungsvoll.

Im Grunde genommen gelten für die figurbewusste Frau, die unter Cellulite oder Übergewicht leidet, die gleichen Gesetze wie für den Sportler, bei dem sich die Haare lichten. Beide leiden unter Säuren und aus diesen via Neutralisierung hervorgegangenen Schlacken. Der männliche und der weibliche Organismus verfügen lediglich über unterschiedliche Stoffwechselabläufe.

Die wichtigsten chemischen Lebensaufgaben für beide Geschlechter lauten:

1. Mineralstoff- und vitalstoffreiche Ernährung
2. Vermeidung anaerober Überbeanspruchung der Muskulatur
3. Vermeidung von zu viel Säuren
4. Schlackenlösung mit Kräutertee
5. Säureneutralisierung mit Basen und energiereichen Mineralstoffen
6. Ausschwemmung mit Wasser
7. basische Körperpflege zwecks Ausleitung von Säuren und Schlacken über die Haut mit basischen Bädern, Abreibungen, Wickeln, Massagen und Spülungen
8. Remineralisierung und Regenerierung mit energiereichen Mineral- und Vitalstoffen

Mit der Erfüllung dieser acht Aufgabenstellungen lässt sich sowohl für die Gesundheit und Schönheit unserer Sportlerinnen und Sportler als auch für deren Ausdauer und Leistungsfähigkeit viel erreichen.

Zu ihrer Verwunderung wie Enttäuschung haben viele an sich schlanke Sportlerinnen Cellulite. Das gilt besonders für Sportarten wie beispielsweise Handball, Schwimmen usw., die eine starke und lange dauernde Muskelbeanspruchung mit sich bringen. Die daraus resultierenden Milchsäuremengen überschreiten immer wieder die Speicherfähigkeit von Blut, Zellflüssigkeit und Lymphe und führen deshalb zur Bildung von Celluliteschlacken.

Die „Zwei Gebote" für den Sport

Vorher basenbildend mineralisieren! Nachher basisch entsäuern!

Mit einem einzigen Handgriff wird diese Schlackenbildung ab sofort vermieden. Kaum ist die junge Frau zu Hause, geht sie für 15 bis

30 Minuten in ein basisches Voll- oder Sitzbad und reibt sich alle fünf Minuten mit Waschlappen oder Badebürste die Beine, den Rücken, den Bauch und die Hüften ab. Nach dem Bade hat die Milchsäure den Körper durch die Haut verlassen. Es gibt keine neuen Celluliteschlacken. Es gibt auch keine Muskelschmerzen und keinen Muskelkater mehr.

Für den Fall, dass doch noch Muskelschmerzen und Muskelkater auftreten, gibt es nur eine einzig Erklärung. Dann ist die Badezeit zu kurz gewesen, und es ist nicht intensiv genug gebürstet worden.

Die Entfernung der noch vorhandenen Celluliteschlacken erfolgt mit dem erprobten Dreisprung der Entschlackung: Teetrinken zum Lösen der Schlacken, Neutralisierung der jetzt anfallenden Säuren durch eine vollwertig-vegetarische Küche bzw. durch energiereiche omnimolekulare Lebensmittel und Auslaugung und Entfernung durch Wassertrinken, basische Bäder, Gymnastik, Massagen, Tiefenwärme, Lymphdrainagen oder weitere sinnvolle Methoden, wie sie viele Kosmetikinstitute, therapeutische Praxen und Schönheitsfarmen anbieten.

Sportose

Die Karriere der Sportose

- Versauerung
- Muskelkater
- Brüche, Risse, Dehnungen
- Operationen
- Gelenkverschleiß
- Herzinfarkt

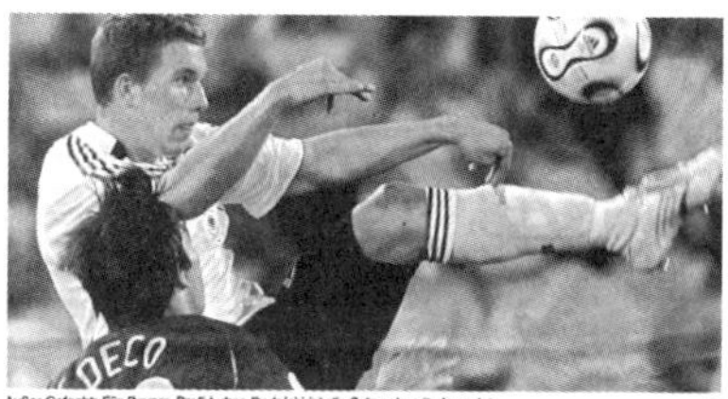

Außer Gefecht: Für Bayern-Profi Lukas Podolski ist die Saison bereits beendet.

Westfälische Nachrichten, Mai 2007

Übrigens sollte nicht nur das intensiv Sport treibende weibliche Geschlecht nach dem Training oder Wettkampf ins basische Bad steigen! Das Gleiche gilt selbstredend für jeden Boxer, Leichtathleten, Fußballer, Radfahrer und Jogger männlichen Geschlechtes. Dieses bewahrt sich mit einer derartigen Körperpflege, die dem Organismus die schwer zu verstoffwechselnde Milchsäure nach sportlicher Anstrengung entzieht, seinen Haarschopf. Nicht nur das! Der Sportler bewahrt sich durch die Auslaugung der Milchsäure auch ein Höchstmaß an Leistungsfähigkeit, indem er unnötige Verätzungen seiner Muskelfasern ab sofort vermeidet.

Haben Sie schon einmal darüber nachgedacht, was das Wort „ausgelaugt" bedeutet? Es will verdeutlichen, dass hier ein total versauerter Organismus aller seiner Laugen und auch seiner basenbildenden Mineralstoffdepots zwecks Säureneutralisierung beraubt, dass seine Basen „ausgelaugt", wurden.

Schätzungsweise bezahlen 5.000 bis 10.000 Männer und Frauen zwischen 15 und 75 Jahren jedes Jahr diese Auslaugung mit ihrem Tode. Sie litten an Sportose mit Todesfolge. Sie glaubten, einen stressigen und von der Ernährung her säurelastigen Tag mit besonders intensiv betriebener anaerober Muskeltätigkeit am Abend kompensieren zu können.

Sie wollten, wie sich herausstellt, den Teufel mit dem Beelzebub austreiben. Die Karriere der Sportose führt bei diesen Menschen vom Haarausfall über häufige Verletzungen zu Gelenk- und Sehnenproblemen, schließlich zu einer allgemeinen Versauerung des gesamten Organismus und dann bei einer extremen Überanstrengung zum plötzlichen Schlaganfall oder Herzinfarkt.

Man muss wissen, dass sich analog zu den Milchsäuremengen der pH-Wert verändert. Normalerweise beträgt die Menge an Milchsäure pro Deziliter Blut in unserem Organismus 5 – 20 mg. Bei diesen normalen Milchsäurewerten haben wir unseren normalen Säuregrad des Blutes von pH 7,35. Steigt die Milchsäuremenge auf 100 mg, sinkt der pH Wert des Blutes auf 7,30. Bei 200 mg pro Deziliter Blut beträgt der pH-Wert des Blutes lediglich noch 7,26, bei 300 mg/dz nur noch pH 7,20. Jetzt wird es lebensgefährlich, denn bei 350 mg liegt das Blut bei einem dann erreichten pH-Wert von 7,14 nur noch minimal über der Lebens- bzw. Todesschwelle von pH 7,1.

Allen Sportmedizinern, Trainern und Hobbysportlern sei ein so wichtiger wie wirkungsvoller Tipp auf den Tennisplatz, auf den Fußballplatz, auf die Jogging- oder Fahrradtour mitgegeben. Es ist der Tipp, jederzeit Natronwasser zur Verfügung zu haben. Eine Flasche Natronwasser mit einem Esslöffel Natron auf 0,7 l gehört auf jeden Tennisplatz und bei unserer versauerten Jugend mittlerweile auch auf jeden Fußballplatz, wenn dort gespielt wird.

Natronwasser ist die erste Hilfe, um keinen Herzinfarkt tödlich verlaufen zu lassen. Die basische Lösung muss nur schnell und in möglichst großen Mengen hinuntergetrunken werden. Dann löst sich die Säurestarre der Herzmuskulatur und der Roten Blutkörperchen innerhalb von ein bis drei Minuten. Rettungswagen und Notarzt können getrost parallel gerufen werden.

Bei älteren Hobbysportlern werden noch zwei Phänomene beobachtet, die in aller Regel bisher keine logische und einleuchtende Erklärung finden. Männer, die sich ungesund ernähren und ihre säurelastige Lebensweise abends durch starke sportliche Betätigung kompensieren wollen, leiden oftmals unter Blähungen, unter Hämorrhoiden oder unter beiden

Symptomen gleichzeitig. Sowohl die Blähungen als auch die Hämorrhoiden sind als sinnvolle Ausscheidungen des von Säuren und Schadstoffen geplagten Organismus zu werten.

Blähungen sind in diesem Falle nichts weiter als in giftiges Gas und Wasser gespaltene Säuren. Die Hämorrhoiden sind ein sinnvolles Ablassventil, um vom Organismus weder speicherbare noch zu verstoffwechselnde Säuren auszuscheiden.

Diese Hämorrhoiden sind unter keinen Umständen zu veröden. Das brächte den betroffenen Sportler bei Fortsetzung seiner anaeroben Muskelüberlastung mit zwangsläufiger Milchsäurebildung ganz nahe an Herzinfarkt und Tod, ggf. als Folge einer im unteren Bauchraum geplatzten Pfortader.

Besonders bedenklich ist die Durchführung von Entsäuerungs- und Entgiftungsmaßnahmen ohne parallel betriebene reichliche Neutralisierung und basische Ableitung, jedoch verbunden mit nach Feierabend oder am Wochenende betriebener starker anaerober Muskelbeanspruchung. Wer derart riskant mit seiner Gesundheit und seinem Körper umgeht, nimmt bitte grundsätzlich die Natronflasche mit auf seine Fahrrad- oder Joggingtour oder auf den Tennis- oder Fußballplatz!

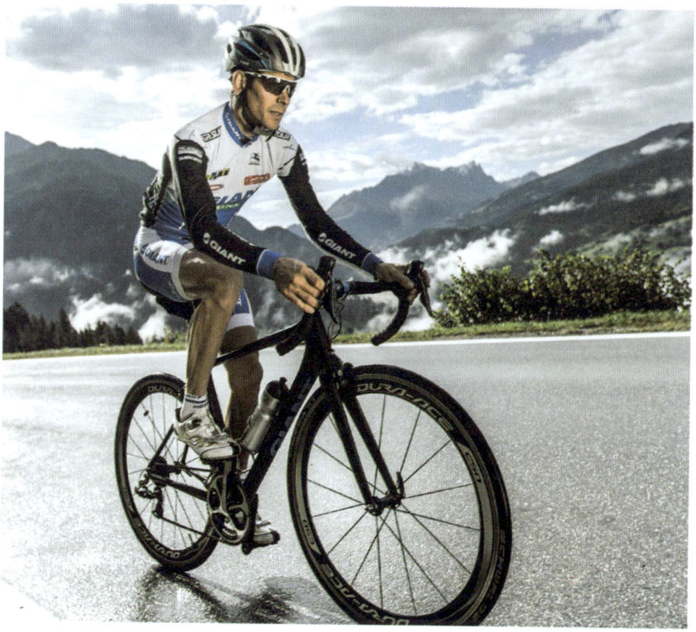

VERSCHLACKUNGSKRANKHEITEN SIND ZIVILISATOSE

Je nach Veranlagung oder je nach Stärken oder Schwächen von Organen oder Funktionen führen Verschlackungen zu Ablagerungskrankheiten, zu Ausscheidungskrankheiten oder zu Mineralstoffmangelkrankheiten oder aufgrund saurer Hautausscheidungen zu Verätzungen oder Verpilzungen. Bevor die Säuren und Gifte neutralisiert sind, verätzen sie Zellen, Gewebe, Drüsen, Organe, Kapseln, Gelenke und Funktionen.

Wie erkennt man nun, ob oder wie verschlackt man ist? Oder wie entmineralisiert?

Gott der Herr ist streng und schreibt es uns ins Gesicht. Haarwuchs und Hautbild, das Zahnfleisch und die Zähne, das Erscheinungsbild der Nägel an Zehen oder Händen sprechen Bände. Das Gleiche tun schlecht durchblutete Hände oder Füße, Säcke unter den Augen, alle möglichen Ausscheidungen durch Häute oder Schleimhäute, Mülldeponien auf der Haut, Wasseransammlungen in den Geweben, Altersflecken oder Offene Beine.

Was macht der Pferdekäufer, um die Gesundheit eines Gaules zu testen? Er schaut sich das Gebiss an. Da gibt es beim erwachsenen und erst recht beim älteren Menschen meistens nur noch die Arbeit des Zahnarztes oder des zahntechnischen Labors zu bewundern, nicht aber dessen eigenes Gebiss. Jedoch können aus diesem Tatbestand hinreichende Schlüsse gezogen werden.

Man schaue sich morgens nach dem Aufstehen im Spiegel an, ohne Gebiss und ohne Brille, ohne Make-up und ohne Perücke. Wer ist das?

Ins Gesicht geschrieben!

Woran erkenne ich, dass, ob oder wie verschlackt ich bin?

- Haarwuchs geht zurück
- Hautbild fahl und faltig
- Zahnfleisch blutet
- Zähne locker
- Nägel der Zehen und Hände verformt
- Durchblutung der Hände und Füße gestört
- Augensäcke
- Ausscheidungen
- Mülldeponien auf der Haut
- Wasserretentionen / Ödeme
- Altersflecken

Erkennt man diese Person als sich selbst, freut sich, endlich einmal einen hübschen und sympathischen Menschen zu sehen und grüßt mit einem Lächeln in den Spiegel? Oder schaut man sein Gegenüber griesgrämig an und fragt: „Wer sind Sie denn?" Es ist überhaupt sehr ärgerlich, dass die Natur uns in blanker Boshaftigkeit alles ins Gesicht schiebt, was sie uns sagen und zeigen will. Die tiefen Falten gibt es doch sonst nirgendwo am Körper! Warum hängen die Säcke gerade unter den Augen? Warum ist gerade das Gesicht so verquollen? Warum nicht irgendeine Stelle am Körper, die niemand sieht? Warum erscheinen die Altersflecken gerade im Gesicht und auf den Händen und nicht auf dem Hinterteil?! Warum kommen auch die Aknepickel genau im Gesicht, im Nacken und im Dekolleté heraus und nicht auch dort, wo sie niemand sieht?

1. Gruppe der Zivilisatose: Mineralstoffraubkrankheiten

- Karies
- Parodontose
- Osteoporose
- Arteriosklerose
- Krampfadern
- Bandscheibenleiden
- Leistenbrüche
- Haarausfall
- Falten

Warum bilden sich bei besonders hochgradigen Verschlackungen dicke Beulen im Gesicht, die dann möglicherweise als „Krebsnester" diagnostiziert werden, wie wir das bei einem uns bekannten Zeitgenossen vor einigen Jahren erlebt haben? Er war ein mit 49 Jahren vorzeitig verrenteter Fernfahrer, der die letzten zwölf Jahre in ganz Europa Tag und Nacht unterwegs gewesen war. Dabei hatte er sich nach eigenem Bericht mehr oder weniger ausschließlich von schwarzem Kaffee, Bratwürstchen und Pommes frites, mal „weiß" und mal „rot" ernährt, immer phantasievoll wechselnd zwischen Mayonnaise und Ketchup.

Mehr als „Verschlackung" war jedoch bei ihm von uns nicht festzustellen. Sie zeigte sich in einer harten, drallen Dickleibigkeit und nicht zu überbietenden Steifheit des Mannes. Er konnte nicht einmal mehr die Zeitung halten, so sehr schmerzten alle Muskeln. Das ganze Gesicht war voll von unappetitlichen, dicken Beulen, welche eine große Klinik im Münsterland als „Krebsnester" diagnostiziert hatte.

Es waren mitnichten Krebsnester. Es waren Schlackendeponien, die der kluge Körper diesem weniger klugen Mann so stumm wie provozierend ins Gesicht geschoben hatte. Wir haben ihm zu einer vorsichtig zu beginnenden und dann immer konsequenter und drastischer durchzuführenden Entschlackung geraten. Er solle sich erst einmal einige Wochen nur vegetarisch ernähren. Über den Tag solle er ein bis zwei Liter Wasser trinken, dazu auch noch Gemüsesäfte, Rote Bete-Saft und Sauerkrautsaft.

Man darf bei derartig hochgradig verschlackten Personen nicht gleich mit ein paar Litern Tee zum Schlackenlösen anfangen, damit der Körper nicht aus Schlackenhalden Säurefluten löst und man plötzlich einen „Schlackanfall" oder Herzinfarkt provoziert!!

Gleich von Anfang an müssen zu der vegetarisch-vollwertigen Ernährung reichlich energiereiche Mineralstoffe aus Nahrungsergänzungsmitteln zwecks Neutralisierung von Säuren in Blut, Lymphe, Zellen und Geweben zugeführt werden. Gleichzeitig ist mit einer säureableitenden basischen Körperpflege mittels Vollbädern, Fußbädern, Spülungen und Basentrunk zu beginnen zwecks Neutralisierung von Säuren und Ableitung von Schlacken durch sämtliche Poren und Ausscheidungsdrüsen der Haut.

Nach ein oder zwei Wochen beginnt die eigentliche Entschlackung. Begonnen wird mit einem halben Liter Kräutertee pro Tag zum Schlackenlösen. Dann wird von Woche zu Woche bis auf ca. 1 Liter Tee gesteigert. Gleichzeitig werden weiter 1 bis 2 Liter Wasser pro Tag getrunken.

Jetzt lösen sich endlich die Schlacken auch aus den Ablagerungen werden ausgeschwemmt.

Vorher sind die in den Säften schwimmenden Säuren neutralisiert und als ausscheidungspflichtige Neutralsalze über die Nieren und den Darm ausgeschieden worden.

2. Gruppe der Zivilisatose: Ausscheidungskrankheiten

- Akne
- Fußschweiß
- Zahnplaque
- eiterige Mandeln
- Ekzeme
- Furunkel
- Karbunkel
- Offenes Bein
- Neurodermitis
- Allergien
- Schuppenflechte
- Hautjucken
- Hämorrhoiden

In der eigentlichen Entschlackungsphase des Teetrinkens ist der Konsum von Mineralstoffen tendenziell sogar zu erhöhen! Das Gleiche gilt zwecks Säureentlastung auch für die Zahl und die Dauer der Bäder. Jeden zweiten Tag ein basisches Vollbad von anfangs 30 und später 60 bis 120 Minuten Dauer haben wir ihm empfohlen. Dieser Mann hatte praktisch überhaupt keine schlackenfreien Säfte mehr. Deshalb durften diese zu Beginn der Entschlackung nicht mit weiteren Säuren aus Schlackenlösung überfrachtet werden!

Es sei noch einmal darauf hingewiesen, dass jede Schlackenlösung bedeutet, dass die alte, vormals neutralisierte Säure wieder lebendig gemacht wird, weil die Schlackenlösung eine Trennung des neutralen Salzes in den vorderen mineralischen Bestandteil, beispielsweise Kalzium, bedeutet und in den sog. Säurerest, beispielsweise Harnsäure. Die ist dann wieder reaktiviert und bedarf durch die tägliche vegetarische Ernährung oder durch die Zuführung von neutralisierungsfähigen Mineralstoffen einer erneuten Neutralisierung, um dann als ausscheidungsfähiges Neutralsalz den Körper über die Nieren, den Darm oder die Haut verlassen zu können, wobei wir den Organismus mit dem stetigen Trinken von klarem, energiereichem Wasser unterstützen.

Über ein Jahr konsequenter Entschlackung und konsequenter basischer Körperpflege hat unser Fernfahrer gebraucht. Dann waren alle ehema-

3. Gruppe der Zivilisatose: Ablagerungskrankheiten

· Arteriosklerose	· Rheuma	· Altersflecken
· Gallensteine	· Gicht	· Zahnstein
· Nierensteine	· Arthrose	· Lipome
· Blasensteine	· Schlaganfall	· Fibrome

ligen „Krebsnester" verschwunden. Es geht ihm heute gut. Er hat sich einen flotten Sportwagen gekauft und baut gerade ein Ferienhaus an der Ostsee. Seine Rente wird er sicherlich noch 30 oder 40 Jahre beziehen, denn ganz bestimmt laden ihn weder die Schulmedizin noch die Rentenkassen jemals wieder zur Nachuntersuchung vor. So fest ist man von der Unheilbarkeit seiner „Krankheit" überzeugt. Kein Wunder, dass die Krankenkassen von einem Milliardenloch in das nächste fallen bzw. die Beiträge bis zur Unbezahlbarkeit steigen!

Unser Fernfahrer hat ein für allemal begriffen, mit welchen Mitteln er sich entschlacken kann und dass dafür ein hohes Maß an Mineralstoffzufuhr notwendig ist.

Wenn dieses Wissen Allgemeingut wäre, gäbe es nicht die zahllosen Mineralstoff-raubkrankheiten, die allesamt nur deshalb auftreten, weil der tägliche Bedarf an für die Säureneutralisierung notwendigen Mineralstoffen nicht mit der Nahrung aufgenommen wird. So ist der Körper denn gezwungen, dieses Neutralisierungspotential aus den verschiedensten Depots, aus den Schatzkammern unseres Lebens, zu entnehmen. Karies und Parodontose, Osteoporose und der angeblich zu hohe Cholesterinspiegel mit Arteriosklerose sind die Folgen, ebenfalls Krampfadern und Bandscheibenleiden, Leistenbrüche wegen stofflicher Verzehre aus der Haut, Haarausfall wegen Mineralstoffentnahme und Nagelverformungen.

Die Trinkmenge entscheidet über:

- die Konzentration von Schlacken in den Körperflüssigkeiten
- die Ablagerung von Schlacken
- die Lösung deponierter Schlacken
- die Verdünnung anfallender Säuren

Je höher der Konzentrationsgrad von Schlacken im Blut, desto mehr Schlacken werden abgelagert.

Eine geringe Blutmenge führt zu einem hohen Konzentrationsgrad.

Mehr trinken!

Was geschieht in der Zeit, die der Körper zur Neutralisierung der angefallenen Säuren und Gifte benötigt? In dieser Zeit laufen Vergiftungs- und Verätzungsprozesse. Diese sind oftmals von Schäden an Geweben,

Organen, Drüsen und Funktionen begleitet. Wir sehen Krankheiten wie Legasthenie, den Diabetes mellitus, Gastritis, Arthritis, Colitis, auch Parkinson und Alzheimer als Folgen von Vergiftungen und Verätzungen.

Angeblich kommt es beispielsweise bei der Zuckerkrankheit zu dem sog. Jugenddiabetes mit Störungen der Insulinproduktion. Bei weiter fortschreitender Verätzung der Insulin produzierenden Langehans'schen Inseln innerhalb der Bauchspeicheldrüse sinkt die Insulinproduktion, bis sie eines Tages gänzlich ausfällt. Zuerst wird mit Tabletten therapiert, später mit Spritzen. Dabei dreht es sich am Anfang um eine Anregung der Insulinproduktion, später um eine Substitution der nicht mehr zur Verfügung stehenden Insulinmenge. Es gilt jedoch, die Ursachen zu finden und auszuschalten! Die Forschungen der Familie Leisen weisen den Weg. Sie sehen Schwefel, also Schwefelsäure, als ursächlich für die Zuckerkrankheit an.

Ebenso wie die verschiedensten Drüsen zunehmend verätzt werden, so geschieht das gleichermaßen auch mit Kapseln, Organen und den verschiedensten Funktionen des Bewegungsapparates, des Gehirns und anderer Organe. Immer stehen am Anfang Störungen und Schmerzen. Der Körper beantwortet Gift- und Säureangriffe, bei denen die Gefahr von Verätzungen besteht, in aller Regel mit Entzündungen. Er zieht Wasser zur Verdünnung und Blut zum Abtransport an der gefährdeten Stelle zusammen und macht dort gleichzeitig Druck und erhöhte Temperatur, um die Schadstoffe zusammen mit dem Verdünnungswasser durch das Blut abzutransportieren.

Insofern macht es wenig Sinn, aus dick geschwollenen Knien das dort sinnvoll vom Körper platzierte Verdünnungswasser abzuziehen. Damit ist in aller Regel wenig geholfen. Die Ursache muss beseitigt werden! Der Zustrom von Giften, Säuren und Schadstoffen muss beendet werden! Dann kommt es weder zu Verätzungen und Vergiftungen noch zu Entzündungen und Schmerzen, auch nicht zur Schlackenbildung. Es ist intelligenter und vor allen Dingen hilfreicher, bei Ödemen viel Wasser zu trinken, als den Ödemen das Verdünnungswasser zu entziehen! Noch intelligenter und hilfreicher ist es, dem Organismus Säuren und Gifte zu entziehen, die er in bzw. mit den Ödemen verdünnt, damit sie seine Strukturen nicht verätzen.

Mancher Mensch mag sich nun fragen, warum Ablagerungen von Schlacken überhaupt erfolgen. Warum scheidet der Körper mit seinen zahlreichen Ausscheidungsmöglichkeiten der Haut und des Darmes, der Lunge und der Nieren nicht einfach alle Giftstoffe aus?

Der Körper tut ganz sicher, was er kann. Er drückt die Gifte als Schwefelgase zum Darm hinaus. Er atmet sie als übelriechenden Atem durch die

Lunge aus. Gifte und Schlacken gehen durch den Darm und durch die Blase ab. Wir schwitzen Gifte und Schlacken aus oder drücken sie mit dem Fußschweiß hinaus. Aknepickel befördern Gifte hinaus, ebenso wie Zahnbeläge, eiterige Mandeln, Ekzeme, Furunkel und Karbunkel.

4. Gruppe der Zivilisatose: Verätzungen & Vergiftungen

- Legasthenie
- Diabetes mellitus
- Gastritis
- Colitis ulcerosa
- Parkinson
- Alzheimer
- Arthritis
- Morbus Crohn
- Morbus Bechterev

Schuppenflechte und allergische Reaktionen können gleichfalls als Ausscheidungsfunktionen oder -versuche gedeutet werden. Erst recht gilt dies für das Offene Bein und für alle möglichen Hautablagerungen und Altersflecken, die sich in mehr oder weniger starker Dicke im Alter auf der Haut zeigen.

Warum jedoch waren die Schlacken, die in den Fett- oder Bindegeweben, in den Muskeln oder Organen abgelagert wurden, aus den verschiedensten Gründen nicht mehr hinauszuschaffen? Einer dieser Gründe ist die von Prof. Manfred von Ardenne erforschte Nierensperre. Diese bedeutet, dass die Nieren des Menschen nur in der Lage sind, Flüssigkeiten bis zu einem Säuregrad von pH 4,4 auszuscheiden. Bei Säurewerten darunter, also noch saurer, würde sich das Nierengewebe selbst verätzen, was es klugerweise nicht tut. Ergo werden Mineralstoffe zu Hilfe genommen, um überschießende resp. zu starke Säuren zu neutralisieren. Ein gewisses Maß von Säuren haben wir ein Leben lang in unserem Organismus, ist unser ganzes Leben doch eine Gratwanderung an der Basenkante von pH 7,35 entlang, bezogen auf den normalen Säuregrad unseres Blutes. Die wichtigsten Säuren, mit denen wir uns auseinanderzusetzen haben, das sind die Harnsäure, die Milchsäure und die Kohlensäure. Weil letztere in aller Regel über unser Abgas, das Kohlenstoffdioxid, das CO2, schnell entsorgt wird, wenden wir uns an dieser Stelle nur den beiden Säuren Harnsäure und Milchsäure zu.

Im Blut des Mannes befinden sich normalerweise Mengen dieser Säure zwischen 3,5 und 7 mg/dl. Bei der Frau sind es wegen der jahrzehntelangen Menstruation lediglich 2,5 bis 5,5 mg/dl. Diese Richtwerte bedeuten, dass jeder Mann darauf achten sollte, dass sich in seinem Blut nach Möglichkeit unter 6 mg/dl Harnsäure befinden. Bei der Frau sollten es maximal 4 – 5 mg/dl sein. Besonders der chemotherapierte Patient sollte auf seine Harnsäurewerte achten. Nach unserer Meinung sollte die Harnsäuremenge 12 – 15 mg/dl nicht übersteigen.

Bei der Milchsäure liegen die normalen Werte zwischen 5 – 20 mg/dl. Bei außerordentlichen Anstrengungen, wie sie bei Radrennfahrern oder auch bei Langstreckenläufern, da besonders im Endspurt, beobachtet werden, können diese Mengen schon einmal bis auf 200 oder sogar 300 mg/dl hochschießen.

Analog zu den steigenden Mengen an Milchsäure sinkt der Säuregrad des Blutes. Er mag bei 100 mg/dl bei pH 7,3 liegen, bei 200 mg/dl bei ca. pH 7,25 und bei 300 mg bei pH 7,2. Wir unterstellen, dass bei einer Milchsäuremenge von mehr als 300 mg/dl Blut dessen Säuregrad auf pH 7,15 sinkt, was mit dem Leben nicht mehr vereinbar ist. Schon bei Werten ab 200 mg kommt es zu Krämpfen in der Muskulatur, bei Werten um 300 mg oder mehr zu einem regelrechten Abschalten der Muskulatur oder ggf. sogar zum Herzinfarkt.

Die Ausscheidungsfähigkeit der Nieren betreffend Säuren und auch Neutralsalze hat ihre Grenzen. Bei der Ablagerung von Salzen läuft es wie mit dem Zucker in der Kaffeetasse. Ein Löffel mag sich rückstandslos lösen. Den zweiten oder dritten Löffel finden wir zum größten Teil nach dem Austrinken des Kaffees ungelöst auf dem Boden der Tasse.

Jede Flüssigkeit ist in der Lage, eine ganz bestimmte Menge von Stoffen in Lösung und in der Schwebe zu halten. Wird dieses ihr mögliche Maß überschritten, sinken die Schwebstoffe zu Boden, ob in der Kaffeetasse oder im menschlichen Körper. Logischerweise schlagen sich diese Schlacken dann dort nieder, wo beispielsweise physikalische Ursachen dafür vorliegen. Das ist z. B. in den Händen und in den Füßen der Fall. Dort haben wir eine Situation, wie wir sie bei dem Krümmer vorfinden, der unter jedem Spülbecken angebracht ist. Dort bleiben auch die Schlacken liegen. Exakt solche Krümmer sind die Zehen oder die Finger bzw. die Füße oder die Hände. Außerdem ist es dort meistens am kältesten, auch ein Grund, ein thermischer, dass sich dort Schlacken niederschlagen. Das gilt natürlich auch für die Kniegelenke.

Ein weiteres Kriterium gilt es zu bedenken. Das ist die TRINKMENGE! Eine geringe Trinkmenge von vielleicht 1 Liter Flüssigkeit pro Tag führt sowohl zu einem geringen Flüssigkeitsdurchsatz als in aller Regel auch zu einer geringen Flüssigkeitsmenge im Organismus. Es sei denn, er greift in seiner Verzweiflung aufgrund hochgradiger Verschlackung zum Mittel der Wasserzurückhaltung zwecks Säureverdünnung. Dann beklagen selbst Personen, die kaum etwas trinken, eine übermäßige Fülle von Wasser in ihrem Körper!!!

Er hält es zwecks Säureverdünnung zurück. Diese Menschen brauchen nur tagelang basische Bäder zu nehmen, ihre Körper zweimal am Tag mit dem Basentrunk alkalisch zu durchfluten, jeden Tag ein bis eineinhalb Liter Wasser zu trinken und sich reichlich mit Mineralstoffen zu versorgen, dann geht in aller Regel das Wasser literweise ab, ob per Schwitzen oder über die Nieren!

Wir unterscheiden deshalb die „Fettdicken" und die „Wasserdicken". Ganz sicher gehört die Mehrzahl der Übergewichtigen zu den „Wasserdicken". Ihre Körper halten Wasser zwecks Säureverdünnung zurück. Sie sind insofern wandelnde Ödeme.

Denken wir zurück an unsere Kaffeetasse mit dem nicht gelösten Zucker! Rein rechnerisch ist die Schlackenkonzentration natürlich dort besonders hoch, wo die Flüssigkeitsmenge gering und der Flüssigkeitsdurchsatz schwach ist. Wir sehen, wie wichtig es ist, immer hinreichend viel zu trinken, die Flüssigkeitsmenge und den Flüssigkeitsdurchsatz hoch zu halten und damit die Schlackenkonzentration rein rechnerisch niedrig. Auch so wird die Ablagerung von Schlacken entweder gefördert oder verhindert. Man trinke also in Zukunft zu seiner bisher normalen Trinkmenge, egal aus welchen Flüssigkeiten sich diese zusammensetzt, zusätzlich etwa ein Liter klares Wasser pro Tag. In aller Regel geht energetisch verbessertes ungekochtes, weiches Leitungswasser in Ordnung.

Es mag dann noch Verschlackungen am Ort seelischer Verlustgeschehen geben. Man sagt ja nicht zu Unrecht: Ihm oder ihr ist etwas auf den Darm, auf den Magen, auf die Galle oder auf die Nieren geschlagen.

Die bekanntesten Ablagerungskrankheiten sind die Steinleiden der Gallensteine, Nierensteine, Blasensteine und der Zahnstein. Auch das Rheuma, die Arteriosklerose, die Gicht und die Arthrose gehören dazu, ebenso wie großflächige Kalkanlagerungen an Knochen, von denen in letzter Zeit immer häufiger berichtet wird. Hier scheint ein drastischer Magnesiummangel zugrunde zu liegen. Man sollte betroffenen Personen entsprechend raten, die Magnesiumzufuhr mit geeigneten Präparaten drastisch zu erhöhen, wie natürlich die Mineralstoffzufuhr allgemein.

Wir haben festgestellt, dass sich Schlacken vorzugsweise in den Fingern und Händen, in den Zehen und Füßen niederschlagen. Dort führt die Verschlackung dann zu „dichten, sauren Zellen". Diese wiederum säuern das vorbeifließende Kapillarblut an, solange es denn überhaupt noch fließt. Diese Ansäuerung führt im Blut zu einer Versteifung, schlimmstenfalls zu einer Erstarrung der Roten Blutkörperchen. Diese großen Blutkörperchen haben eine Scheibenform und den dreifachen Durchmesser der engen Kapillargefäße. Sie können diese bei dem normalen pH-Wert des Blutes von pH 7,35 ohne weiteres passieren, weil sie sich schlank machen und quasi in Geschossform durch die Kapillargefäße rutschen. Sie bringen so Sauerstoff und alle von der Zelle benötigten Nährstoffe heran. Treten in der Zelle jedoch pH-Werte von unter 6,6 oder sogar 6,4 auf, dann werden die Erythrozyten immer steifer. Wir sprechen von einer sog. Säuresteife oder bei noch niedrigeren pH-Werten von einer Säurestarre, so dass sie die Kapillargefäße nur noch mit Mühe oder später gar nicht mehr passieren können.

Bevor das jedoch der Fall ist, macht der Körper erst einmal „Druck“. Er erhöht physikalisch den Blutdruck und schiebt die unelastisch werdenden oder gewordenen Roten Blutkörperchen zwangsweise durch die Kapillargefäße. Insofern ist oftmals der angeblich „zu hohe Blutdruck“ eine ebenso sinnvolle Maßnahme des Körpers wie der gleichfalls angeblich „zu hohe Cholesterinspiegel“.

Zu hoher Blutdruck

Verschlackung führt zu „dichten“, sauren Zellen

- führt zu Schlacken in Fingern und Füßen
- führt zu angesäuertem Kapillarblut
- führt zu Erythrozytensteife
- führt zu Durchblutungsstörungen
- führt zu erhöhtem Blutdruck

Sinkt der pH-Wert der Gewebe jedoch noch weiter ins Saure, also in Richtung pH 6,2, dann werden die Erythrozyten absolut steif, und es wäre ein totales Verhängnis, würde der hohe Blutdruck entweder aufrechterhalten oder sogar noch weiter erhöht. Prompt sackt er scheinbar grundlos und plötzlich ab. In den meisten Fällen dürfte auch das wiederum eine höchst sinnvolle Maßnahme sein, um Thrombosen, Embolien, Herzinfarkte oder „Schlackanfälle“ zu vermeiden.

Es scheint sinnvoll, Anomalien des Blutdruckes zuerst immer in Zusammenhang mit erreichten Verschlackungsgraden zu sehen! Oftmals normalisiert sich ein Hoher Blutdruck innerhalb von Wochen nach einer Fastenkur oder einer wochen- oder monatelangen konsequenten Entschlackung.

Logischerweise normalisiert sich über den gleichen Weg einer konsequenten Entschlackung oft auch der niedrige Blutdruck. Manchmal wird Patienten mit diagnostiziertem Hohem Blutdruck geraten, den Konsum von Kochsalz drastisch zu reduzieren oder sogar einzustellen. Eine Reduktion des Kochsalzkonsums wäre sicherlich für die Mehrzahl unserer Zeitgenossen zu empfehlen, nicht jedoch der generelle Verzicht.

Das Kochsalz ist die chemische Achse des Lebens, ersprießen aus ihm und dem Wasser doch die beiden chemischen Gegenspieler, die unseren

Säure-Basen-Haushalt bestimmen, die Salzsäure und das Natron im Magen, in der Gallenflüssigkeit und im Bauchspeichel. Logischerweise liegen diese beiden chemischen Zentren, der saure Magen, die basische Leber, die basische Galle und die Bauchspeicheldrüse dicht beieinander, um in enger Korrespondenz und Wechselwirkung die chemische Balance zwischen Säure- und Basenfluten zu gewährleisten.

Diese chemische Balance des Fließgleichgewichtes zwischen Säuren und Basen beobachten wir vielerorts in unserem Organismus. In diesem sind die Muskelzellen schwach sauer, wobei als Beispiel die Zellen der Herzmuskulatur dienen sollen mit ihrem pH-Wert von 6,9.

Unser Blut ist schwach basisch mit einem pH-Wert von 7,35, während die Schatzkammern unseres Lebens, die Schleimhäute und Haare, die Gefäße, Nägel, Sehnen, Knorpel, Kapseln und Knochen basisch sind mit einem pH-Wert von ca. 8,1.Vor allem halten sie die für jede Säureneutralisierung notwendigen basenbildenden Mineralstoffe vorrätig.

In der Balance zwischen sauren und basischen Werten befindet sich auch unser ganzer vom Mund bis zum Anus reichender Verdauungsschlauch. Mund und Speichel sind annähernd neutral und der Magen sauer. Der Dünndarm mit seiner basischen Einspeisung von Gallenflüssigkeit und Bauchspeichel ist wieder basisch und der Dickdarm ist samt der Ampulla recti wieder mehr oder weniger neutral, nachdem sich Salzsäure und Natron in etwa neutralisiert haben.

So wie diese beiden Gegenspieler, die Salzsäure und das Natron, in Harmonie unseren funktionierenden Stoffwechsel zentral steuern, so bilden zwei ganz einfache Chemikalien die chemische Basis unseres Lebens, – das Kochsalz und das Wasser. Wie könnte es auf Erden auch anders sein, auf einem Planeten, der zu zwei Dritteln vom Salzwasser bedeckt ist und wo Sauerstoff, Natrium und Chlor die bestimmenden Chemikalien im Meerwasser sind?!

Vielleicht interessieren Sie einige pH-Werte unseres menschlichen Stoffwechsels.

Der Magensaft liegt bei pH 1,8 bis 1,5; die Nierensperre bei pH 4,4. Der Herzinfarkt tritt ein, wenn der pH-Wert der Herzmuskelzellen auf 6,4 oder sogar bis auf pH 6,2 hinunter sinkt. Der Herzmuskel arbeitet mit einem pH-Wert von ungefähr 6,9. Der Morgenurin schwankt im Schnitt zwischen pH 5,0 oder 5,5 bis pH 7,0.

Der durchschnittliche pH-Wert des Bindegewebes liegt bei 7,1 bis 7,25, derjenige des Blutes bei 7,35 bis 7,45. Speichel sollte oder könnte basisch sein mit Werten um pH 7 bis pH 7,2. Diese Werte werden aber selten erreicht. Heute gilt ein pH-Wert von 6,5 des Speichels als normal. Der Bauchspeichel hat einen basischen pH-Wert von 8,3, die Gallenflüssigkeit von pH 8,8. Immer wieder versuchen Menschen, den Zustand ihrer Gesundheit mit Messungen der pH-Werte ihres Urins festzustellen. Das ist ein außerordentlich schwieriges Unterfangen.

Die Werte laufen zwischen Mann und Frau drastisch auseinander. So hatten wir vor Zeiten den Besuch eines jungen Mannes, der gerade an der Messung seiner eigenen pH-Werte des Morgenurins und desjenigen seiner Ehefrau verzweifelt war. An dem Morgen seines Besuchstages hatte er selber bei sich pH 5,0 und bei seiner Ehefrau 7,0 gemessen. Dabei hatten sie doch am Vortage annähernd das Gleiche getan und gegessen?!

Bis auf den Umstand, dass er am Vorabend wieder einmal ein paar zig Kilometer auf dem Rennrad gesessen hatte. Logisch für uns, dass am nächsten Morgen die Milchsäure aus dieser übertriebenen Muskeltätigkeit den pH-Wert seines Urins drastisch ins Saure nach unten drückte. Wir haben ihm dann auf den Kopf zugesagt, dass seine Ehefrau sicherlich gerade ihre Monatsblutung gehabt hätte und deshalb diesen göttlichen Wert von pH 7,0 erreicht habe. So war es!

An dem pH-Wert des Urins dieser jungen Frau mag man sehen, welcher pH-Wert als ideal für den Morgenurin anzusehen ist. Es sind Werte zwischen pH 6,8 und 7,1. Bei Babys werden Werte über 8 gemessen, nachdem das Neugeborene monatelang in dem basischen Fruchtwasser der Mutter mit optimal pH 8,5 gelegen hat. Natürlich kann man mit dem Trinken von beispielsweise Natronwasser seinen pH-Wert manipulieren und sonnt sich dann schnell im Glanze hoher pH-Werte. Damit ist nicht viel geholfen. Schlackendepots werden so nicht aufgelöst!

Andererseits dürfen niedrige, also sehr saure pH-Werte des Urins während einer Fasten- oder Entschlackungskur nicht wundern! Wenn viele Schlacken und Säuren den Körper verlassen, tun sie das natürlich auch über die Nieren und somit über den Urin. Aber saurer, als es die Nierensperre mit dem pH-Wert von 4,4 zulässt, kann der Urin den Organismus nicht verlassen. Saure Urinwerte zeigen also immerhin an, dass jetzt Säuren und Schlacken den Körper via Urin verlassen.

Während jeder Entschlackung ist es angezeigt, in der ersten Zeit den Morgenurin mit Teststreifen auf die eingetretenen pH-Werte zu messen. Werte unter pH 5,5 sollten vermieden werden, am liebsten sogar Werte unter pH 6! Unterhalb dieser Schwelle besteht Verätzungsgefahr für den Organismus. Sollte der pH-Wert von 6 unterschritten werden, sollte die betreffende Person entweder die Schlackenlösung reduzieren oder die Neutralisierung und Ableitung verstärken.

Organische und anorganische Säuren zwingaen zum Mineralstoffraub zwecks Säureneutralisierung mit der Folge von:

Mangelkrankheiten		
Chrom	=	Diabetes
Fluor und Kalzium	=	Karies
Jod	=	Kropf
Molybdän	=	Wachstumsstörungen, Unfruchtbarkeit
Kobalt	=	Anämie
Zink	=	Haarausfall
Kupfer und Eisen	=	Blutbildung mangelhaft, geschwächtes Immunsystem

Die Schlackenlösung vermindern heißt, die Trinkmenge von Kräutertee um ein Viertel oder die Hälfte der bisherigen Menge zu drosseln oder gleichermaßen mit der Einnahme lösender homöopathischer Potenzen oder gleichermaßen mit der bisherigen Einnahmemenge von Obstessig zu verfahren. Die weggelassenen Trinkmengen ersetzt man durch Gemüsesäfte. Die Trinkmenge von Wasser ist zu erhöhen.

Will man jedoch weiterhin konsequent und viel lösen, sollte man bei dem Erreichen von pH-Werten des Morgenurins unter pH 6 die Menge der bislang eingenommenen neutralisierenden Mineralstoffe verdoppeln oder verdreifachen, auf alle Fälle aber merklich erhöhen. Gleichzeitig sind mehr basische Fuß- und Vollbäder zu nehmen als bisher, um das Übermaß an gelösten Säuren via Haut auszuscheiden.

Die unterschiedliche Stoffwechsellage von Mann und Frau, die Unterschiede in der Ernährung und in dem Verschlackungsgrad von Mensch zu Mensch sind so vielfältig, dass es noch niemandem gelungen ist, eine schlüssige Theorie betreffend die Urinwerte aufzustellen. Jeder mag hier seinem eigenen Instinkt folgen, und niemand sollte einen Großteil seines Tages damit zubringen, dass er von morgens bis abends Urinwerte, Cholesterinwerte, Leberwerte und Blutdruckwerte misst oder messen lässt. Wir ersticken mittlerweile in unzähligen Möglichkeiten zahlloser Diagnosen, während die Therapiemöglichkeiten auf einem absolut kläglich niedrigen Niveau verharren.

Früher gab es von Onkel Doktor basische Arznei. Heute gibt es die „Säurepeitsche“ mit beispielsweise Schmerztabletten, welche Acetylsalizylsäure enthalten.

Bittere Arznei war immer basische Arznei. Das lehrt uns das Tausendgüldenkraut, welches gleichzeitig das bitterste, aber auch das basischste

Kraut ist. Zu ihm greift der Mensch erst, wenn es ihm ganz elend ist, wenn es für ihn also „bitterernst“ geworden ist. Zusammen mit unseren bitteren Heilkräutern Tausendgüldenkraut und Wermut, Schafgarbe, Löwenzahn und anderen gehören unzählige weitere Kräuter zu unseren wichtigsten Mineralstofflieferanten. Das Gleiche gilt für unsere Gemüse und Salate, unsere Samen und Nüsse, wie gleichfalls sonnenreifes Obst und sonnenreifes Korn.

Alles das jedoch kommt ebenso wie Muße, Muse und Liebe, wie basische Bäder, wie Licht, Luft und Wasser in unserer modernen Ernährung und Lebensweise zu kurz. Ein besonders hoher Grad von Verschlackung oder auch von Vergiftung wird an einem ganz bestimmten Symptom sichtbar, an den Hämorrhoiden. Hämorrhoiden sind ein Notventil zum Ablassen von Schlacken, welche die Leber nicht verarbeiten kann. Die Ursache dieser oftmals platzenden Blutgefäße im After ist ein Pfortaderrückstau.

Der Andrang von Schlacken und Giften zur Leber ist in diesem Falle so groß, dass sie praktisch „Schlange stehen“, um in der Leber verstoffwechselt zu werden. Die Warteschlange reicht von der Leber bis zum After. In dieser Schlange warten Milliarden von Schlacken- und Giftmolekülen auf ihre Verarbeitung.

Wenn die Situation für den Körper chemisch noch beherrschbar ist, dann juckt und zwickt es zwar, aber die Hämorrhoiden platzen nicht auf. Wird die Stoffwechselsituation jedoch bedrohlich und ist für die Leber nicht mehr beherrschbar, dann ist der Pfortaderrückstau so drastisch, dass die Hämorrhoiden platzen und verschlacktes, versauertes und vergiftetes Blut abfließt.

Man kann sicher sein, dass man grundsätzlich nur verschlacktes Blut verliert. Sobald das verschlackte Blut hinaus ist, hört der Blutstrom auf! Das Törichteste, was man mit Hämorrhoiden machen kann, ist, diese zu veröden. Trotzdem tun es manche Chirurgen und versündigen sich damit an ihren Patienten. Deren einzige Rettung vor totaler Vergiftung mit möglicherweise bald folgendem Herzinfarkt oder Schlaganfall ist das „Offene Bein“. Hoffentlich geht es auf, bevor die bald auf's Äußerste angeschwollene Pfortader platzt und der Mensch an inneren Blutungen unter unsäglichen Schmerzen stirbt.

In aller Regel sind Hämorrhoiden die „Menses des Mannes“. Sie werden mitnichten durch Verödung geheilt. Auch bei Hämorrhoiden hilft nur die konsequente Bestandsaufnahme der möglichen Verursacher von Säuren und Schlacken, deren disziplinierte Weglassung oder Reduzierung, dann eine vegetarische und vor allen Dingen mineralstoffüberschüssige Ernährung und eine konsequente Entgiftung des Körpers.

Bei dieser Entgiftung sollte konsequent für etliche Wochen auf das Trinken schlackenlösender Tees verzichtet werden. Dieser verschlackte und vergiftete Körper darf anfänglich nicht mit weiteren Säuren aus Schlackenlösung überfrachtet werden. Die Leber wird ohnehin schon mit den angefallenen Säuren und Schlacken nicht fertig!

Bei Hämorrhoiden wird zuerst wochenlang mit vegetarischer Ernährung und der reichlichen Zuführung energiereicher Mineralstoffe neutralisiert und mit ein bis zwei Litern Wasser ausgeschwemmt. Parallel wird konsequent mit ausgiebigen basischen Bädern und Fußbädern und mit basischen warmen Leberwickeln die Entgiftung via Haut unterstützt.

Über den Tag werden Leitungswasser, Gemüsesäfte oder Stilles Mineralwasser getrunken. An Säften eignen sich besonders solche von Mariendistelkraut, Löwenzahn und Artischocke. Es wird immer etwa die Menge eines Likörglases in ein Glas mit Wasser gegeben.

Die Hämorrhoiden lässt man platzen und ausbluten, so kräftig es geht. Ist der Körper erst einmal auf dem guten Wege der Säureneutralisierung und Schlackenausleitung, und unterbleiben weitere Zuführungen aus Genussmitteln und Umweltgiften, dann hört das Bluten der Hämorrhoiden sehr schnell auf. Körperliche Anstrengungen, Fitness, Jogging und Bodybuilding sind als Verursacher unerwünschter Milchsäure zu unterlassen. Mit derartigen Maßnahmen werden vom Körper bislang sinnvoll deponierte Schlacken und Gifte unnötigerweise aufgerührt und belasten den Stoffwechsel.

Hämorrhoiden werden hin und wieder auch bei Frauen nach der Geburt eines Kindes beobachtet. Wie kommt es dazu? Nach unserem Verständnis des Stoffwechsels hält der weibliche Organismus während der Schwangerschaft Säuren, Schlacken und Gifte zurück, welche die Plazenta nicht passieren können, so dass die Frau während der Schwangerschaft möglicherweise einen gewissen Rückstau von Giften und Schlacken erleidet. Der ist sicherlich desto größer, je mehr sie während der neun Monate ihrer Schwangerschaft körperchemisch mit der Einnahme von Genussmitteln „sündigt" und desto weniger sie sich in basischen Bädern dieser Gifte und Säuren entledigt.

In aller Regel treten die Hämorrhoiden nach der Schwangerschaft besonders stark oder überhaupt vor der nächsten bzw. wieder ersten Regelblutung auf. Es ist diese Besonderheit im Stoffwechsel der Frau, Säuren und Schlacken im Blut zurückzuhalten, in der sicheren Erwartung, dass mit der nächsten Menstruation eine generelle Reinigung der Körpersäfte erfolgen wird. Wir haben gesehen, dass die lebenslange Verschlackung und

Vergiftung unserer Körper zu den unterschiedlichsten Erscheinungsformen führen kann.

Die wichtigsten davon sind sicherlich die Mineralstoffverzehrskrankheiten, die verschiedenen Verschlackungskrankheiten, die Ausscheidungskrankheiten und die Verätzungskrankheiten. Möglicherweise sind für diese zu beobachtende Verschiedenartigkeit nicht nur die von Mensch zu Mensch unterschiedlichen Veranlagungen, Typen, Organschwächen oder -stärken verantwortlich, sondern auch die unterschiedlichen Charaktere der Säuren, die zusammen mit Mineralstoffen und Spurenelementen die Schlacken bilden. Vielleicht gehen wir noch einen Schritt weiter und orientieren uns am Charakter der Halogene, welche die Säuren bilden, z. B. Chlor und Schwefel.

Nehmen wir als erstes Beispiel das Chlor, die Mutter der Salzsäure. Das Phänomen der Chlorakne weist uns den Weg. Das Chlor ist ein expansives Gas. Dieser expansive Ausbruchs- und Ausdehnungscharakter bleibt über die Säure bis in die Schlacke erhalten und führt logischerweise nicht zu Chlorsteinen, sondern zu Chlorakne!

Ähnlich verhält es sich mit dem Schwefel und der Schwefelsäure, mit dem Salpeter und der Salpetersäure. Ganz offensichtlich gibt es in der Natur „Ausbruchselemente". Diese finden wir in Vulkanen wie in Pickeln oder Furunkeln.

Ebenso gibt es „Sediment-Elemente", die sich niederschlagen und im Körper Schlacken und Steine bilden. Dazu gehören sicher die Oxalsäure, die Gerbsäure, die Harnsäure, möglicherweise auch die Ameisen- und die Essigsäure. Vieles auf diesem Forschungsfeld ist noch Hypothese. Auf alle Fälle wartet hier ein wichtiges Feld des Stoffwechsels auf seine wissenschaftliche Erforschung.

Wir haben gesehen, dass unser derzeitiger Wissensstand über die modernen Zivilisationskrankheiten im Grunde genommen recht beachtlich ist. Wir wissen, wie sich unsere Körper verzehren. Wir wissen, wie unser Organismus verschlackt. Und wir spüren die Schmerzen, die aus Verätzungen und Stauungen resultieren. Aber die meisten Menschen hören nicht auf diese Signale. Diese richtig zu deuten und aus dieser Deutung die richtigen Schlüsse zu ziehen, hieße nämlich, von den schönen Genüssen dieser schönen Zeit Abschied zu nehmen und viele Ernährungs- und Verhaltensweisen zu ändern. Das unterbleibt jedoch sehr oft. Stattdessen wird das praktiziert, was wir „Wahrnehmungsverhinderung" nennen. Der Mensch greift zu Schmerzmitteln, zu fiebersenkenden Mitteln oder zu Antibiotika. So schreiten die Verschlackungen und Stauungen unge-

Wahrnehmungsverhinderungen:

- Schmerzmittel
- cholesterinsenkende Mittel
- Antibiotika
- Kortikoide
- blutdrucksenkende Mittel
- fiebersenkende Mittel
- Morphine
- u. a.

hindert fort. So wird der vom Körper sinnvoll erhöhte Blutdruck ebenso widernatürlich gesenkt wie der sinnvoll erhöhte Cholesterinspiegel. So werden entzündliche Herde nicht saniert, sondern sie entwickeln sich zu Herden chronischer Krankheiten.

Am Ende werden die Schmerzen schlimmer und schlimmer, bis zu Morphium gegriffen wird. Das kann der Weg zur Gesundheit nicht sein! Insofern ist die Überwindung der zurzeit praktizierten Wahrnehmungsverhinderungen auch eine Aufgabe, um in Zukunft mehr Gesundheit unter den Menschen zu bewirken.

KÖRPERCHEMIE
VOM MUND BIS ZUM ANUS

Der Verdauungstrakt des Menschen ist ein langer Schlauch. Er reicht vom Mund bis zum After und ist auf diesem Wege im Wechsel basisch und sauer. Aus ihm ernährt sich die Stofflichkeit des Menschen.

Der Kummer beginnt bereits im Munde. Nicht nur, dass der Speichel unserer Zeitgenossen nicht mehr basisch genug ist. Es wird auch zu wenig gekaut und obendrein nicht lange genug. Das führt zum einen zu einer unzureichenden Zerkleinerung der Speisen und zum anderen zu einer mangelhaften basischen Durchmischung mit Speichel. Wir sprechen von einer mangelhaften Mundverdauung.

Bekanntermaßen pendelt der Stoffwechsel des Menschen zwischen Säure und Base.

Im gleichen Wechsel reihen sich basische und saure Abschnitte in unserem Verdauungstrakt, der chemischen Achse unseres Lebens, vom Mund bis zum After aneinander. Der Mund ist basisch, der Magen ist sauer, der Dünndarm wieder basisch, der Dickdarm sauer und am Anus sollten wir chemisch neutral sein.

Wie verhält es sich mit unserem Speichel? Bei wem ist der noch basisch? Messen wir unseren Morgenspeichel, so kommen wir auf erschreckende Werte. Nehmen wir ein Beispiel, gemessen beim morgendlichen Ölziehen: Nach 10 Minuten Ölziehen hat die Emulsion aus einem Esslöffel Sonnenblumenöl und dem Morgenspeichel einen pH-Wert von 6,5, ist also eindeutig sauer. Nach dem Ausspeien der Emulsion wird mit Wasser nachgespült. Die Spüllösung aus Speichel und Leitungswasser hat einen noch saureren pH-Wert von 6,0! Das Leitungswasser selbst hat einen gemessenen pH-Wert von 7, ist also exakt neutral.

Die Entstehung der ernährungs- und verhaltensbedingten, modernen Zivilisationskrankheiten:

(nach Peter Jentschura und Josef Lohkämper)

- Genüsse, Fehlverhalten, Fehlernährung
- mangelhafte Mundverdauung
- übervolle Mägen/ Zwerchfellhochstand
- mangelhafte Magenverdauung
- Gärung im Dünndarm
- Fäulnis im Dickdarm
- Blähungen
- Bildung organischer und anorganischer Säuren
- Bildung „saurer“ Salze
- Mineralstoffraubkrankheiten
- Stuhlverstopfung
- saure Ausscheidungen
- Drüsenverätzungen
- Funktionsverätzungen u. a. Verätzungen
- Ablagerungskrankheiten
- Ausscheidungskrankheiten
- Pilzkrankheiten
- psychische Probleme/ Lernstörungen
- Zivilisatose

Grundübel

Überflüsse

- Fleisch und Fett
- Backwaren
- Süßwaren und Colagetränke
- Kaffee und Alkohol
- Tabak
- Medikamente
- Lärm, Sensationen
- Existenzkampf

münden alle in saure Reaktionen des menschlichen Stoffwechsels und in eine Schwächung der Widerstandskräfte.

Die ganz große Aufgabe der Verdauung

Die Aufrechterhaltung von Homöostase und Isoionie sorgt für:

- unsere konstante Körpertemperatur
- unseren konstanten Blutdruck
- unseren konstanten Blut-pH-Wert
- die Aufrechterhaltung unserer Strukturen und Funktionen

durch stets gleichbleibende chemische, so omnimolekulare wie basenüberschüssige Mischung unsere Körpersäfte.

Somit haben wir einen weiteren Beweis, dass es sich bei der sog. PLAQUE keineswegs um Zahnbeläge handelt, die aus Rückständen von Süßwaren, Genussmittelkonsum, Cola-Getränken o. ä. herrühren, sondern es handelt sich dabei um saure Ausscheidungen, die nachts aus den Zahnfleischtaschen quellen und die Zähne von unten her überziehen. Diese Herkunft ist bei Inaugenscheinnahme der Zähne exakt zu sehen. Insofern ist das Putzen der Zähne am Abend oder wiederholt über den Tag natürlich nichts als blanke und gleichermaßen schädliche Augenwischerei! Hilfreich sind ausschließlich die Umstellung auf eine mineralstoffüberschüssige Kost mit möglichst hohen Anteilen von Gemüse und Kräutertees und gleichfalls natürlich die konsequente Lösung bereits vorhandener Schlacken und deren Ausleitung. Nur so bekommen wir wieder basischen Speichel mit pH-Werten zwischen 7 und 7,3. Der optimale Wert lautet pH 8!

Weil die Nahrung zurzeit wenig gehaltvoll an Vitalstoffen, Fermenten, Enzymen, Vitaminen und energiereichen Mineralstoffen ist, wird viel zu viel gegessen. Der Mensch hat unentwegt Hunger, weil ihm wichtige Stoffe fehlen. Dabei fehlen sie ihm nicht der Menge nach, sondern in der notwendigen energiereichen Qualität!!

Das viele Essen jedoch führt zu übervollen Mägen und einer mangelhaften Magenverdauung. Das deshalb, weil seit undenklichen Zeiten pro Magenfüllung eine ganz bestimmte Menge von Magensäften zur Verfügung gestellt wird. Die Welt war unendliche Zeiten lang relativ arm, und es gab wenig zu essen. Da bedurfte es keiner massenweisen Ergüsse von Magensäften. Die wären jetzt aber plötzlich zur Verstoffwechselung der

Fehlernährung z. B.:

- Eiweißmast
- Genussmittel(gifte)
- Kombination von Kohlenhydraten und Zucker

Mängel z. B.:

- Muße und Muse
- Bewegung
- Licht und Luft
- Lebensmittel (heute Nahrungsmittel)
- Arzneimittel (heute Medikamente)

münden in basische Reaktionen und in eine Stärkung der Widerstandskraft.

Überflüsse, Fehlernährung und Mängel erzeugen Darmprobleme.

großen Hamburger und anderer „Delikatessen“ nötig. Obendrein führt der übervolle Magen wie auch nach oben drückende Blähungen in Dünndarm und Dickdarm zu einem Zwerchfellhochstand mit einem unangenehmen Druck auf das Herz. Diesem physikalischen Geschehen muss eine viel höhere Aufmerksamkeit gewidmet werden, als es zurzeit der Fall ist. Physiotherapeuten haben regelrechte Entblähungsmassagen entwickelt.

Im Dünndarm gärt es wegen der landläufigen Ernährung mit zu vielen Weißmehlprodukten im Zusammenwirken mit Zucker. Eine böse alkoholische Gärung ist dort vor allen Dingen bei vielen Kindern im Gange. Gärungsgase entstehen ebenso wie verschiedene schädliche Alkohole. So mag denn manches Kind mit einigen Promille Alkohol im Blut herumlaufen, und es ist vielleicht gar keine Unaufmerksamkeit, sondern ein kleiner Schwips, weshalb mancher Junge oder manches Mädchen unter ein fahrendes Auto geraten.

Im Dickdarm fault es, weil dort wegen der Bewegungsarmut der Menschen unserer Zeit die Fäces viel zu lange verharren. Die Blähungen bilden, wenn sie nicht abgelassen werden, organische und anorganische Säuren, die wiederum neutralisiert werden müssen, weil sie sonst Körperfunktionen, Organe, Drüsen und Zellen oder Nerven verätzen würden. Es bilden sich also aus Gasen Säuren und aus Säuren Salze, unsere bekannten Schlacken. Damit diese sich bilden können, bedarf es der Mineralstoffentnahme aus den „Schatzkammern des Lebens“, aus Knochen und Nägeln, aus der Haut, den Knorpeln und Kapseln und auch aus dem Haarboden.

Säuren und Schlacken versucht der Körper über alle möglichen Ausscheidungswege hinauszubefördern, so dass u. a. auch das Hautmilieu immer saurer wird. In diesem sauren Milieu gedeihen dann auf Oberhäuten und Schleimhäuten und auf Zehen- und Fingernägeln immer mehr und immer andere Pilze. Diese überschwemmen ihrerseits den Körper mit ihren giftigen Ausscheidungen, was wiederum ganz neue Krankheiten zur Folge hat. Dieser ganzen beklagenswerten Entwicklung zu den vielen, früher nicht bekannten sog. modernen Zivilisationskrankheiten liegt ein ganz bestimmtes Übel unserer Zeit zugrunde. Es ist der vordergründige Überfluss an allen möglichen Genüssen und Erlebnissen, aber auch Nöten, die es früher nicht gab. Zu viel Fleisch und zu viel Fett stehen auf dem Speiseplan. Beide werden herzlich wenig benötigt. Wer hat wegen viel Muskelarbeit schon einen großen Bedarf an diesen Nahrungsmitteln?!

Ein weiterer Überfluss herrscht an allen Süß- und Backwaren, an Cola-Getränken, Kaffee und Alkohol, an Tabak und Medikamenten. Lärm und Sensationen belästigen uns in schier beängstigender Fülle und Folge. Dabei bedroht ein ständiger Existenz- und Konkurrenzkampf unsere selbständige oder nichtselbständige Lebensexistenz. Alle diese Kriterien münden in chemisch saure Körperreaktionen, in eine Schwächung unserer Widerstandskräfte und in einen Verzehr unserer von Geburt an vorhandenen Depots an Mineralstoffen und Spurenelementen.

Darmprobleme

Überernährung =

stets randvolle Mägen und Därme (zwei Drittel wäre richtig!)

Gärungen im Dünndarm

Denaturierte Kohlenhydrate plus Zucker erzeugen Gärungsgase und Fuselalkohol.

Während wir einerseits eine Fehlernährung mit einer regelrechten Eiweißmast zu beklagen haben, mit einem Übermaß an Genussmittelgiften und der schon besprochenen Kombination von Kohlenhydraten und Zucker, die zu ununterbrochenen alkoholischen Gärungen führen, besteht auf der anderen Seite ein großer Mangel an anderen Dingen. Muße und Muse kommen zu kurz, desgleichen Bewegung in der Sonne und an der frischen Luft.

Lebensmittel gibt es zu wenig, dafür immer mehr energielose Nahrungsmittel. Arzneimittel gibt es keine mehr, dafür immer neue Medikamente, von denen weder Arzt noch Apotheker noch Pharmareferent wissen, mit welchen Nebenwirkungen oder auch Spät- und Wechselwirkungen sie behaftet sind.

Was uns fehlt, würde jedoch in basische Reaktionen unseres Stoffwechsels einmünden und in eine Stärkung unserer Widerstandskräfte und in eine neue Auffüllung unserer Mineralstoffdepots. Im Gegensatz dazu erzeugen die beklagten Überflüsse und die zu beobachtende Fehlernährung Darmprobleme.

Besonders gravierend ist sicherlich die im Dickdarm herrschende Fäulnis bei vielen an Verstopfung leidenden Personen. Bei Fäulnis, ein unter Sau-

Unser Verdauungsschlauch hat zwei Zentralfunktionen:

1. **Unser Säure-Basen-Zweitaktmotor, der Magen. In 10 ml Schüben**

sauer um (HCl):	*basisch um ($NaHCO_3$):*
7 Uhr	10 Uhr
13 Uhr	16 Uhr
19 Uhr	22 Uhr
1 Uhr	4 Uhr

2. **Der Dünndarm ist die Quelle unserer stofflichen Versorgung. Dort erfolgt die Resorption der Vitalstoffe mithilfe von Sauerstoff, unserem O_1.**

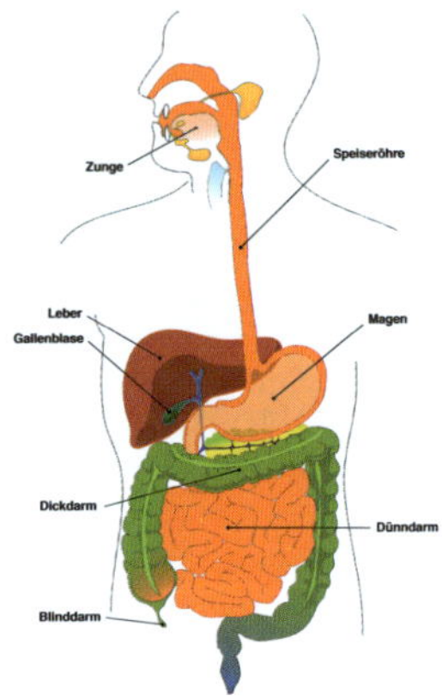

Die Ernährung des Sportlers erfordert

- Kohlenhydrate
- Fette
- Eiweiß
- und Elektrolyte

zur Neutralisierung der Milchsäure und der Harnsäure, zur schnellen Regenerierung und Sauerstoff zur Resorption von Vitalstoffen.

Unsere Ernährung aus:

55 – 60 % Kohlenhydraten

25 – 30 % Fett

15 – 20 % Eiweiße

ist die Ernährung des 19. Jahrhunderts und dient der Befriedigung von Muskelarbeit.

Die Ernährung des Geistesarbeiters erfodert:

- Vitamine
- Aminosäuren
- Elektrolyte
- essentielle Öle
- ätherische Öle
- komplexe Pflanzenstoffe
- Phytohormone, Aldehyde, Glykoside u. a.

Geheimnisse der Verdauung:

Obstipation

- durch Dehydrierung der Fäces

Optimierung der Verdauung durch:

- Trinken von Wasser
- Trinken von Kräutertee
- Harnverhaltung
- Einlauf
- Darmmassagen

erstoffabschluss verlaufender Prozess, entstehen übelriechende Gase wie Indol und Skatol, auch Wasserstoffgase wie Schwefelwasserstoff, Phosphorwasserstoff, Kohlenwasserstoff, Chlorwasserstoff und Stickwasserstoff. Werden diese Gase nicht via Anus abgelassen, treten sie nach mehrmaligen vergeblichen Ausbruchsversuchen in die Körperflüssigkeiten ein und bilden dort mehr oder weniger aggressive Säuren wie die Schwefelsäure, die Phosphorsäure, die Salzsäure oder Salpetersäure.

Man lasse sich einmal verdünnte Schwefelsäure auf die Hand tropfen. Es brennt in kurzer Zeit bis auf den Knochen durch. Eine Mischung von Salzsäure und Salpetersäure ist sogar in der Lage, Gold, den König der Metalle, aufzulösen und wird deshalb als sog. „Königswasser“ bezeichnet. An Salzsäure gibt es keinen Mangel. Die ist mit dem Kochsalz in Brot, Wurst und Käse reichlich enthalten. Salpetersäure bildet sich im Organismus nach dem Genuss von gepökeltem Schweinefleisch. Da wundert sich dann mancher Mensch, wenn sich die Haut selbst unter Goldschmuck schwarz verfärbt. Das „Königswasser“ löst sogar das edelste der Metalle.

Die Bildung dieser Säuren ist es, weshalb man sich beispielsweise nach langen Sitzungen oder Konferenzen so schlecht fühlt, in deren Verlauf man keine Gelegenheit hatte, sich einmal gründlich den Darm zu entlüften. Man fühlt sich jetzt nicht nur sauer. Man ist im wahrsten Sinne des Wortes chemisch versauert.

Fäulnis im Darm

Zu lange Verweildauer der Stühle im Darm führt zu:

- Fäulnis(gasen)
- Stuhlverstopfung
- Stuhl in der Ampulla recti

Jedes Bläschen Schwefelwasserstoff, das in die Körperflüssigkeiten eintritt, bildet dort ein Tröpfchen Schwefelsäure. Das ätzt, bis es bald neutralisiert wird zu einem Körnchen schwefelsaurer Schlacke, einem Kalziumsulfat. Und wieder ist ein Kalziumatom dahin, das dem Organismus entzogen wurde.

Vor Kurzem führten Banken, Sparkassen und die Post einen roten Balken vor ihren Kassen ein, an welchem gefälligst die Kundschaft zu warten hat, während der vorherige Kunde an der Kasse bedient wird. Am Anfang meinten einige Gesundheitsapostel, dieses sei endlich einmal eine höchst sinnvolle gesundheitsbezogene Maßnahme. Man könne jetzt endlich einmal an der Kasse den Dingen freien Lauf lassen, wo das Publikum doch in gehörigem Abstand verharren müsse. Natürlich war das nicht der Gedanke der Banken, sondern es war die „Diskretion“. Wir werden uns jedoch nicht davor scheuen, diese einmalige Gelegenheit zu nutzen, wenn es denn gerade in der Bank einmal sein muss. Gegebenenfalls erweitert sich dann der Diskretionsabstand sogar noch ein wenig.

Die Umkehrung der Kausalkette

Gesundheit durch Bescheidung

- weniger Essen
- Verzicht auf die sauren Genüsse unserer Zeit:
  - Fleisch / Fette
  - Backwaren / Süßwaren
  - Genussmittel
  - Suchtmittel
  - Medikamente
  - Lärm / Sensationen

Umstellung auf mineralstoffüberschüssige Ernährung

- Kräutertee trinken
- Gemüse / Getreide
- Rohkost
- Obst
- Samen und Nüsse

Nichts ist schlimmer, als seine Winde zu verhalten! Denken wir an die armen Beamten, die mit ein oder zwei Kollegen im Büro zusammenarbeiten, an die armen Lehrerinnen und Lehrer, die gleichfalls ihre Unterrichtsstunden in säureverachtender Disziplin verbringen müssen. Die Welt ist so eng und so voller Menschen, dass man kaum noch irgendwo und irgendwann über den Tag Gelegenheit hat, sich ohne missbilligende Blicke betroffener Zeitgenossen drängenden Druckes im Darme zu entledigen. Und gerade das ist von so großer Wichtigkeit, um die eben zitierten aggressiven Säuren aus Fäulnisgasen oder aus Säurespaltung zu vermeiden. Die arme Ehefrau muss es dann nach Feierabend zu Hause aushalten und ist natürlich über diesen „Willkommensgruß“ hoch erfreut.

Blähungen treten oft schon in den ersten vier Lebensmonaten des Neugeborenen auf. Mütter klagen, dass der Säugling, besonders nach den Mahlzeiten, laut schreit und sich durch nichts beruhigen lässt. Oft raubt er auch nachts den Eltern die Ruhe, und man stellt fest, dass der Bauch aufgebläht ist.

Der Arzt spricht dann von den sog. Drei-Monats-Koliken, die in der Tat nach dem dritten oder vierten Lebensmonat von selbst verschwinden. Die Ursachen sind schwer zu ergründen. Wir glauben, dass es sich hauptsächlich um Kinder handelt, die Luftschlucker sind. Durch ein zu hastiges Trinken wird Luft verschluckt, was zu Blähungen im Magen-Darm-Trakt führt.

Folgende Teemischung hat sich besonders gut bewährt: 900 g Fenchel, 120 g Anis, 25 g Kümmel, 40 g Koriander, 300 g Süßholz. Dieser Tee schmeckt ausgezeichnet und sollte dem Kind auch später noch verabreicht werden.

Der Bauch des Kindes könnte auch mit Kümmelöl eingerieben werden. Noch besser hat sich folgende Ölmischung bewährt: 50 ml Jojobaöl, 10 Tr. Anisöl, 3 Tr. Fenchelöl, 4 Tr. Kümmelöl, 3 Tr. Korianderöl und

Leber – Gallenblase – Duodenum – Massage

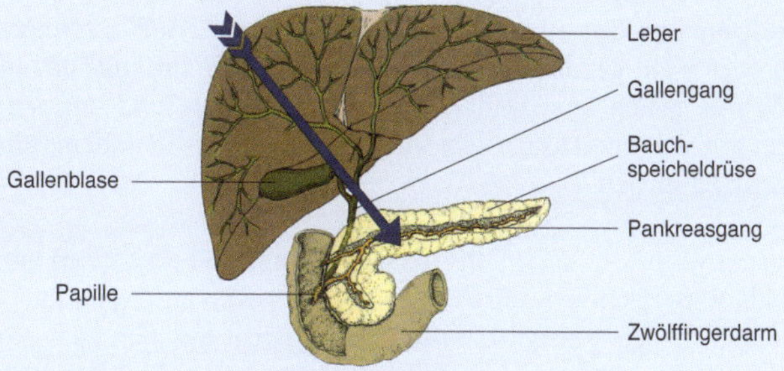

Milz – Pankreas – Massage

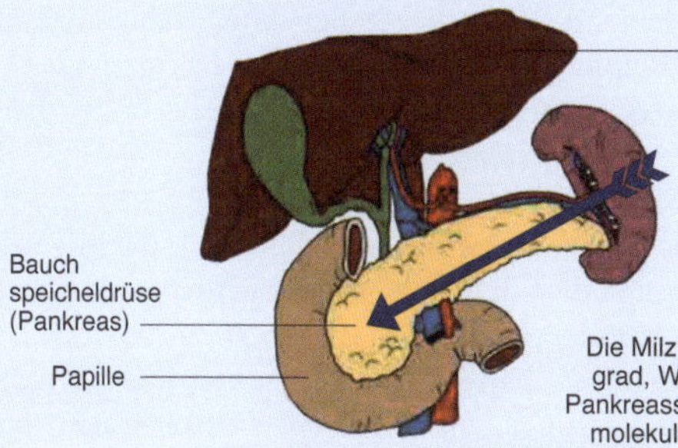

Die Milz steuert Menge Säuregrad, Wassergehalt et. al. des Pankreassaftes. Sie muss omnimolekular unterstützt werden!

Dickdarm – Massage

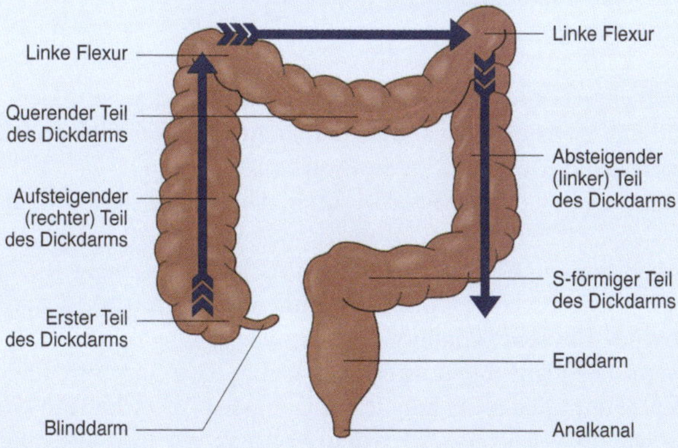

2 Tr. Römisches Kamillenöl. Das blähungstreibende Öl kann natürlich auch bei größeren Kindern und bei Erwachsenen angewendet werden.

Blähungen sind lästig und unangenehm. Der Unterleib schmerzt. Man kann aber nicht genau sagen wo. Völlegefühl tritt auf, und unangenehme Winde gehen ab. Die Ursachen sind vielfältig und können nicht immer mit Sicherheit festgestellt werden. Es bleibt nichts anderes übrig, als Detektiv zu spielen.

Unsere Großmütter sagten uns stets, dass man nach dem Essen von Obst niemals Wasser trinken dürfe. Wer hält sich noch an diesen Rat? Beobachtungen haben gezeigt, dass dieser Rat nicht aus der Luft gegriffen wurde. Wasser, insbesondere Mineralwasser mit Kohlensäure versetzt, verursacht Blähungen, wenn es nach dem Essen von Obst getrunken wird. In vielen Fällen kommt es sogar zu schmerzhaften Koliken.

Viele an Blähungen leidende Menschen haben gute Erfahrungen mit dem von dem Ingenieur Reinhold Junker entwickelten Darmpessar gemacht. Die meisten von ihnen lassen ihre Winde durch dieses in den Anus eingeführte Röhrchen in der Nacht ab.

Wir bekommen immer wieder Anrufe von Menschen, die uns mitteilen, dass es ihnen gesundheitlich schlecht gehe, nachdem sie ihre Ernährungsgewohnheiten geändert haben, sich nur noch vegetarisch ernährten und auf Rohkost umgestellt hätten. Die Verdauung von Rohkost stellt nämlich enorme Anforderungen an den Körper. Unser Darm, an Zivilisationskost gewöhnt, kann die abrupte Umstellung nicht so schnell verkraften. Wir raten deshalb immer, den Darm langsam an den Verzehr von Rohkost zu gewöhnen und erst einmal mit einem Rohkostanteil von 30% zu beginnen. Später, wenn der Darm sich an die Rohkost gewöhnt hat, kann man diesen Anteil langsam erhöhen.

Ob aus Zellverfall oder Fleischgenuß, ob aus den zahllosen Genussmitteln, ob aus Nahrungsaufnahme oder starker Muskeltätigkeit, – es gibt praktisch keine Säure, die im Stoffwechselgeschehen nicht anfällt. Und alle diese Säuren wollen verstoffwechselt, d.h. neutralisiert werden.

Wenn wir dann nicht aufpassen mit zu geringen Trinkmengen, wenn wir vielleicht sogar noch Säuerlinge von Mineralwässern trinken statt schlackenlösende basische Kräutertees, wenn wir unsere Winde nicht ablassen, wenn wir nicht mineralstoffreich genug essen und uns stattdessen mit den Säuren aus allen möglichen Genüssen überschwemmen, dann dürfen wir uns nicht darüber wundern, wenn wir bald alle möglichen Schlacken in Form von harnsauren, oxalsauren, schwefelsauren, milchsauren, salpetersauren oder essigsauren Salzen in unserem Organismus entweder schwimmend oder deponiert vorfinden!

Alle diese Neutralisierungsvorgänge haben uns Mineralstoffe und Spurenelemente gekostet, so dass dort, wo viele Säuren anfallen und neutralisiert werden müssen, bald ein Mangel an den verschiedensten Mineralstoffen und Spurenelementen herrschen wird. So beobachtet der Diabetiker einen Mangel an Chrom. Bei Karies fehlen dem Körper Kalzium und Fluor. Dieses Fluor ist allerdings mit dem industriellen Abfallprodukt nicht zu vergleichen, welches in die Zahnpasten Eingang findet. Natürliches Fluor findet sich in Pflanzen wie Arnika, Beinwellkraut, Frauenmantel, Schafgarbe, Ringelblume oder Hagebutte. Beim Kropf wird Jodmangel beobachtet und bei Wachstumsstörungen und Unfruchtbarkeit ein Mangel an Molybdän.

Bald werden unsere jungen Leute keine Verhütungspille mehr benötigen. Sie werden bei Fortsetzung ihres augenblicklichen Lebenswandels bald zeugungsunfähig werden. Ehepaare, die gern Kinder hätten, aber keine bekommen, sind schon heute an der Tagesordnung.

Anämie ist mit Kobaltmangel vergesellschaftet und Haarausfall mit dem Mangel an Zink und weiteren Mineralstoffen. Wir haben ermittelt, dass bei Haarausfall speziell die Elemente Silber, Gold, Kohlenstoff, Kalzium, Kupfer, Nickel, Phosphor, Silizium, Vanadium und Zink fehlen. Kupfer- und Eisenmangel herrschen bei mangelhafter Blutbildung und bei einer eingetretenen Schwächung des Immunsystems.

Körperchemie vom Mund bis zum Anus

Die Entstehung der ernährungs- und verhaltensbedingten modernen Zivilisationskrankheiten in der Körperchemie vom Mund bis zum Anus
(nach Peter Jentschura und Josef Lohkämper)

> Mangelhafte Mundverdauung · übervolle Mägen · mangelhafte Magenverdauung · Gärung im Dünndarm · Fäulnis im Dickdarm · Blähungen · Bildung von Säuren · Mineralstoffraub · Bildung von Salzen · Schlacken · Stuhlverstopfung · saure Hautausscheidungen · Mykosen · Zivilisatose

I. Die Grundübel:

1. Die Überflüsse

Fleisch und Fett · Backwaren / Weißmehlprodukte · Süßwaren und Cola-Getränke · Kaffee und Alkohol · Tabak · kohlensaure Mineralwässer ·

Medikamente · Unterhaltung, Lärm, Sensationen und Konkurrenzkämpfe münden in säurebildende Reaktionen des menschlichen Stoffwechsels und in eine Schwächung der Widerstandskräfte

2. **Fehlernährung z. B.**
   Eiweißmast und Fast Food · Genussmittel(gifte) · Kombination von Kohlenhydraten und Zucker · Nahrungsmittel statt Lebensmittel

3. **Mängel**
   Muße und Muse · Bewegung · Licht – Energie · Lebensmittel · Arzneimittel (bittere Arznei) münden in basenbildende Reaktionen und in eine Stärkung der Widerstandskräfte

I erzeugt:

▼

II. Darmprobleme
- stets randvolle Därme
- Gärungen im Darm erzeugen Fuselalkohol
- Fäulnis im Darm erzeugt:
  - anorganische Säuren
  - Stuhlverstopfung
  - Stuhl in der Ampulla recti

II erzeugt:

▼

III. Blähungen

1. Gase aus Fäulnis
   - Indol
   - Skatol
   - Schwefelwasserstoff
   - Phosphorwasserstoff
   - Kohlenwasserstoff
   - Chlorwasserstoff

III erzeugt:

▼

IV. Säuren z. B.

1. Organische Säuren
   - Essigsäure
   - Oxalsäure
   - Milchsäure
   - Ameisensäure
   - Harnsäure
   - Kohlensäure

2. Anorganische Säuren aus Fäulnis und Genussmitteln
   - Salzsäure
   - Schwefelsäure
   - Salpetersäure

IV erzeugt:

V. **„Saure" Salze „Acidic salts"**	· schwefelsaure Salze · salpetersaure Salze · salzsaure Salze · harnsaure Salze z. B. harnsaures Kalzium (Nierensteine) · oxalsaure Salze

V führt zu:

VI. **Mineralstoffraub =**	**Mangelkrankheiten**	
	· Chrom: Diabetes mellitus · Fluor und Kalzium: Karies · Jod: Kropf · Molybdän: Wachstum, Unfruchtbarkeit	· Kobalt: Anämie · Zink: Haarausfall, schlechte Wundheilung, Impotenz · Kupfer: Immunsystem, Nervensystem, Blutbildung

VI und V erzeugen:

VII. **Saure Hautausscheidungen**	· Hautprobleme · Neurodermitis · Fußschweiß · Akne	· Schuppenflechte · Zahnplaque · übelriechende · Körperausscheidungen

VII erzeugt:

VIII. **Mykosen**	· parasitärer Energiezufuhr durch Verpilzungen · Stoffwechselgifte der Pilze z. B. Acetaldehyd, Aflatoxine · Zivilisationsgifte: Fluor, Chlor, Stickstoff, Aluminium und deren Derivate

VIII erzeugt:

↓

IX. Schäden / Krankheiten an Nerven und Gehirn z. B.	· Legasthenie, ADHS · Aggression / Hyperaktivität · Passivverhalten · Depressionen · Morbus Parkinson, Alzheimer, Demenz · Gehirninsuffizienz

VI bis VIII erzeugen:

↓

X. Zivilisationskrankheiten	· Rheuma · Gicht · Arthrose	· Verspannungen · Herzinfarkt · Schlaganfall (Schlackanfall)

Die Umkehrung der Kausalkette der Zivilisatose

1. Gesundheit durch Bescheidung

- weniger essen, Verzicht auf die „sauren Genüsse“
- Süßwaren
- Tabak
- Fleisch
- Backwaren aus Weißmehl
- Genussmittel
- Suchtmittel
- laute Musik
- Sensationen

Umstellung der Ernährung auf mehr:

- Gemüse
- Küchenkräuter
- Kräutertee
- Rohkost
- Kräuter
- Samen und Nüsse
- Gewürze
- Pflanzenöle und -fette

2. Ausleitung der sauren Schlacken druch:

- Teetrinken
- basische Bäder
- zielgerichtetes, vegetarisches Essen
- Säureneutralisierung durch energiereiche Mineralstoffe
- Fasten
- Einläufe
- Colon-Hydro-Therapie

3. Revitalisierung durch:

- Muße und Muse
- Wandern und Abhärtung
- basische Bäder
- basische Körperpflege
- energiereiche Mineralstoffe und Spurenelemente
- Sauerstofftherapien
- Lebensmittel aus biologischem Anbau
- Kräutertee

4. Leberstärkung durch:

- basische warme Wickel
- Massagen
- Erdrauch
- Löwenzahn
- Artischocke
- Mariendistel

5. Darmreinigung durch:

- Einläufe
- Colon-Hydro-Therapie

KÖRPERPFLEGE – BASISCH ODER SAUER?

Seit den Zeiten von Atlantis bis in die siebziger Jahre des letzten Jahrhunderts war Körperpflege basisch. Seither wird sie chemisch sauer betrieben. Wer hat recht – 9955 Jahre oder 55 Jahre Menschheitsgeschichte?

Der Mensch wächst neun Monate lang im Mutterleib im basischen Fruchtwasser heran. Dieses hat einen pH-Wert von 8,5. Seine Haut ist bei der Geburt basisch. Nie mehr ist er so gesund und riecht so angenehm wie bei seiner Geburt.

Die Haut des erwachsenen Menschen unserer Zeit besorgt die saure Müllabfuhr des Organismus. Sie ist kein Säureschutzmantel! Auf einem „Säureschutzmantel" gedeihen keine Pilze! Wohl aber in dem augenblicklichen sauren Hautmilieu unserer Zeitgenossen mit Werten von pH 5 bis pH 6.

Basische Körperpflege regt die Talgdrüsen zur Selbstfettung der Haut an und vertreibt mit pH-Werten von 8 bis 8,5 Pilze und Flechten. Diese leben ausschließlich in saurem Milieu, ihrem „Schutzmantel" bei pH-Werten zwischen 3,5 und 5,5.

Die geschwächten und versauerten Körper unserer Zeit bedürfen besonderer Pflege, auch besonderer KÖRPERPFLEGE. Früher war die Seife in allen Händen, und niemand nahm Schaden daran. Seife ist basisch! In der Altenpflege wurde sogar die besonders basische flüssige Schmierseife eingesetzt, die eine Lauge mit pH-Werten zwischen pH 9,5 bis sogar über pH 10 ergibt. Da gab es kein Durchliegen bei sog. Pflegefällen!

Altenpflege

kein Durchliegen bei basischer Hautpflege/-reinigung entweder mit

- einer Lauge von einem basischen Badesalz mit pH 8,5 oder mit einer Lauge aus
- flüssiger Schmierseife mit pH 9,5 – 10

Das gibt es auch nicht, wenn mit beispielsweise einem basischen Badesalz Laugen zubereitet werden, die pH-Werte von ca. 8,5 erreichen. Mit dieser Lauge wird der Körper zwei- bis dreimal am Tag abgerieben und so der Haut Säuren und Schlacken entzogen. Bis vor etwa 45 Jahren gab es ausschließlich basische/alkalische Körperpflege. Am Anfang stand das Baden im See Natrun, einem Natronsee im Alten Ägypten. Aus der Antike sind die Bäder der Poppaea und der Cleopatra in alkalischer, mineralstoffreicher Eselsmilch überliefert. Bis in die jüngste Vergangenheit folgte dann die Körperpflege und -reinigung mit basischen Kali- oder Natronseifen.

Heute geht es genau andersherum. Da erfolgt „Hautpflege" oftmals mit extrem sauren Körpermilchen mit pH-Werten bis sage und schreibe pH 5 hinunter. Das ist hundertmal so sauer wie ein optimaler pH-Wert der Haut von ca. pH 7 und mehr als tausendmal so sauer wie der pH-Wert von über pH 8 einer optimalen Körperpflege oder auch des basischen Fruchtwassers der werdenden Mutter.

Dieser drastischen Fehlentwicklung liegt nach unserer Meinung eine falsche Hypothese zugrunde, nämlich diejenige von einem angeblich bestehenden Säureschutzmantel der Haut. Für unsere Begriffe gibt es diesen nicht. Das in der Tat bei mittlerweile fast sämtlichen Zeitgenossen vorhandene saure Hautmilieu ist in Wahrheit die „saure Müllabfuhr" des Körpers via Haut.

Der große Irrtum?

Der angebliche „Säureschutzmantel" ist in Wirklichkeit die chemisch saure Müllabfuhr des Körpers via Haut.

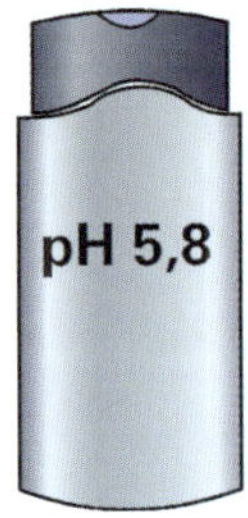

Mit einem pH-Wert von 5,8 ist eine Lotion noch saurer als die sauersten Hautausscheidungen eines kranken Zeitgenossen. Logischerweise treibt eine derartige Lotion die auszuscheidenden Säuren in den Körper zurück, anstatt dass sie diese neutralisiert oder entfernt.

Sicherlich ist die Haut der Menschen im Laufe der letzten Jahrzehnte immer saurer geworden. Sie musste nämlich dem in immer größere Säure- und Schlackennot geratenen Körper zu Hilfe eilen, um seine Säuren und Schlacken auszuscheiden. Bei den Säurewerten der Haut ist es wie mit so vielen anderen „Werten". Der durchschnittliche Blutdruck der Menschen steigt unaufhörlich, ebenso wie sich die Cholesterinwerte unablässig erhöhen und sich auch andere sog. „Werte" unablässig ändern. Das tun sie in aller Regel in eine Richtung und zu Zahlen hin, die noch vor Jahren oder Jahrzehnten als krank oder krankhaft galten. Jetzt sind sie plötzlich „normal". Und das nur aus dem einzigen Grunde, weil die Statistik für die Mehrheit der Bevölkerung diese früher als „krank" eingestuften Werte nun als „allgemein üblich" ausweist. Die Menschen sind lediglich alle gleichermaßen kränker geworden.

So gibt es mittlerweile aus dem Missverständnis des nicht existierenden, aber behaupteten Säureschutzmantels der Haut Körperpflegemittel, die das Attribut „hautneutral" in ihrer Produktaussage führen. Bei Messungen kommen dann Werte unter pH 6 heraus. Dagegen ist „wissenschaftlich" vielleicht nicht einmal etwas einzuwenden, sind derartig niedrige pH-Werte der Haut zurzeit bei einem Großteil der versauerten Bevölkerung tatsächlich zu beobachten. Unsere Hypothese von der sauren Müllabfuhr via Haut ist durch jahrzehntelange positive Erfahrung mit der basischen Seife, mit basischem Badesalz und mit Erfolgen durch basische Altenpflege erhärtet.

Die Möglichkeiten der basischen Körperpflege sind beeindruckend und äußerst hilfreich zugleich. Sie alle haben das Ziel, unter Benutzung des Weltgesetzes des Konzentrationsausgleiches den Körper anzuregen, aus dem sauren Milieu seiner Zellen und Säfte Säuren und Schlacken in das ihn jetzt umgebende basische Milieu abzugeben.

Säuren und aus Säuren gebildete Salze (Schlacken) bewirken

saure Hautausscheidungen:

- Hautallergien
- Hautjucken
- Akne
- Fußschweiß / -brennen
- Zahnplaque
- übelriechende Körperausscheidungen

Das tut er nur zu gerne. Man nehme einmal drei Messungen eines Badewassers vor! Dieses hat nach dem Einlassen des Wassers einen neutralen pH-Wert von ca. 7,0. Jetzt geben wir einige Esslöffel basisches Salz hinein, und wir haben einen pH-Wert von ca. 8,5. Steigt nach einer Stunde Badedauer unser verschlackter Zeitgenosse hinaus, dann messen wir zu unserem Erstaunen Werte um pH 8 bis pH 7,5. Das Wasser ist also genau zehnmal so sauer wie vorher. Die Säure ist also aus dem Körper in das Wasser ausgeschieden worden.

Langes basisches Baden – Marathon-Baden

Ein Blick in die Geschichtsbücher beweist, dass lange basische Bäder in allen Kulturen rund um den Globus als heilende medizinische Maßnahme angewandt wurden. Selbst Kleopatra (~69 v. Chr.) wusste von der Wirkung basischer Bäder und badete in Bädern aus Milch, welche einen schwach basischen pH-Wert aufwiesen. Johannes der Täufer (~28 n. Chr.) war einer der ersten „Bader". Heute würde er als „Bademeister" bezeichnet werden. Bis in das 17. Jahrhundert hinein gab es den Beruf des „Baders". Dieser übernahm neben der Begleitung und Anleitung des Patienten zu langen Bädern auch Teilbereiche der Wundversorgung, der Orthopädie und Physiotherapie oder der Zahnmedizin.

Darüber hinaus wurden in Badehäusern Aderlässe, Schröpfkuren und Körperpflegemaßnahmen wie das Haareschneiden, Maniküre oder Pediküre durchgeführt. Der Begründer der Balneologie, der Bäderkunde, Asklepiades von Prusa lebte etwa 124 n. Chr. und erzielte gute Heilerfolge mit langen Bädern. Mit dem Untergang des Römischen Reiches, etwa 470 n. Chr. bis weit in das 12. Jahrhundert, gab es ein durch die Kirche ausgesprochenes Badeverbot.

Im 14. Jahrhundert, lange nach der Aufhebung des kirchlichen Badeverbotes, entwickelten sich die noch heute bekannten „Badeorte". Nach wie vor baden die Badegäste in diesen Badeorten in oftmals sehr saurem Wasser. Überlieferungen aus vergangenen Zeiten sprachen von Badedauern von 10 bis 12 Stunden drei- bis viermal pro Woche. Gemeint waren Bäder in basischem Wasser, was völlig außer Acht gelassen wurde.

So kam es zu Beginn der Badekultur des 14. Jahrhunderts unter den Badegästen gehäuft zu Hautproblemen, und parallel dazu war kaum Linderung der Erkrankungen zu spüren, die ja ursprünglich zum Baden animierten. Pfarrer Sebastian Kneipp implementierte im 19. Jahrhundert kaltes Wasser für Bäder, Wickel und Güsse, welches aufgrund der niedrigen Temperatur einen höheren pH-Wert als Wasser bei Raumtemperatur (25 °C) aufweist.

Tatsächlich beträgt der pH-Wert des Wassers, knapp über dem Gefrierpunkt pH 7,48, bei 25 °C pH 7, hat also bei dieser normalen Temperatur seinen normalen neutralen Wert. Je wärmer das Wasser wird, desto mehr Energie hat es. Das liegt an der zunehmenden Konzentration von H^+-Ionen resp. H^+-Protonen. Diese steigende Konzentration bedeutet zugleich ein Absinken des pH Wertes des Wassers unter pH 7. Bei 30 °C beträgt der jetzt schwach saure Wert pH 6,92. Bei 40 °C liegt dieser Wert bei pH 6,77.

Nachdem wir alle gern bei Körpertemperatur baden, verhelfen uns zwei oder besser drei Esslöffel MeineBase basisches Badesalz zu dem für die Säureausscheidung wichtigen basischen pH-Wert des Badewassers von 8,5.

Heute wird die seit Jahrhunderten immer wieder populärer werdende Badekultur durch fein abgestimmte basische Badezusätze revolutioniert. Die modernen Lebensgewohnheiten bewirken hohe Säure- und Schadstoffbelastungen des menschlichen Organismus und führen häufig zu den verschiedensten Zivilisationskrankheiten. Um diesen vorzubeugen oder sie gar zu therapieren, werden basische Bäder mit Badedauern von mindestens 60-90 Minuten ohne Zeitobergrenze empfohlen. Nach ca. 30 Minuten im basischen Vollbad fängt die aktive Ausscheidung von Säuren und Schadstoffen über die Haut an.

Dieser Wirkungseintritt lässt sich mit einem einfachen chemischen Prinzip erklären, der Diffusion. Unter Diffusion versteht man das Strömen von Teilchen, hier von Säuren und Schadstoffen, durch eine Membran zwecks Konzentrationsausgleichs. Vereinfacht bedeutet dies, dass die Säuren und Schadstoffe aus dem übersäuerten Körperinneren via Haut in das basische Badewasser übergehen und so ein pH-Wert-Konzentrationsausgleich zwischen Körperinnerem und Badewasser eintritt.

Je länger und öfter die Bäder gemacht werden, desto wirkungsvoller sind sie, und desto schneller zeigen sich Erfolge. Das basische Vollbad sollte bei einer Temperatur von 36 – 38 °C durchgeführt werden. Temperaturen, welche der Körpertemperatur gleichen, sorgen für eine optimale Verträglichkeit des Badens auch bei langer Badedauer. Das Herz-Kreislauf-System wird so nicht aufgrund zu hoher Temperaturen belastet.

Eine vermehrte Ausscheidung über die Haut findet an den Händen, in den Achselhöhlen, in der Lenden- bzw. Leistengegend und an den Füßen statt. Diese Ausscheidungen kann man durch regelmäßige Abreibungen und Bürstungen zu diesen sogenannten Ausscheidungsrichtungen hin während des Bades fördern. Vor allem bei Belastungen des Stoffwechsels mit hartnäckigen Keimen wie z.B. Borrelien, mit Schwermetallen oder starken Medikamenten wie z. B. Zytostatika sind lange basische Bäder besonders zu empfehlen.

Laut Dr. Steve Faulkner von der britischen Universität Loughborough haben basische Vollbäder im Allgemeinen weitere gesundheitliche Vorteile:

1. Die Verbrennung von Kalorien wird angekurbelt. Eine Stunde Vollbad gleicht somit einer halben Stunde zügigem Spazierengehen.
2. Anschließende Mahlzeiten lassen den Blutzuckerspiegel nicht so schnell ansteigen, was bewirkt, dass häufig badende Personen seltener unter Heißhunger leiden.
3. Entzündungshemmung: Eine passive Erhitzung des Körpers hemmt Entzündungsprozesse im Körper, wie sie z. B. bei Diabetes mellitus auftreten.

Mit langem basischem Baden allein ist es jedoch nicht getan. Wir haben etwas entwickelt, was wir basisches Marathonbaden nennen. Diese Form des basischen Badens beinhaltet neben dem basischen Baden noch folgende Kriterien:

- regelmäßiges Trinken in Abständen von jeweils 30 Minuten des 7x7 Kräutertees in einer Menge von jeweils ca. 100 bis 150 ml
- regelmäßiges Essen der WurzelKraft auch im Takt von jeweils 30 Minuten mit 1 Esslöffel
- regelmäßiges Bürsten in Ausscheidungsrichtung der Arme, Beine, Füße und Hände in Abständen von 15 Minuten
- regelmäßige Überwachung des Säuregrades des Badewassers, welches nicht unter pH 7,5 fallen sollte
- regelmäßige gymnastische Lockerungs- oder Kraftübungen im Abstand von ca. 1 Stunde
- regelmäßiges Trinken von Stillem Wasser mit jeweils ca. 150 ml alle ca. 30 Minuten

Die Badetemperatur sollte entweder bei der gemessenen Körpertemperatur liegen oder minimal darunter, auf alle Fälle nicht mehr als 0,5 Grad über der gemessenen Körpertemperatur.

Je nach Anamnese und Diagnose können dem 7x7 KräuterTee schweißtreibende Kräuter wie Holunderblüten und Lindenblüten beigemischt werden oder diuretische Kräuter wie Birkenblätter, Goldrute o. a. Selbstverständlich sind auch andere individuell sinnvolle Kräuter als Beimischung möglich.

Nach jeweils einer Stunde Badedauer wird eine Gymnastikpause von ca. 15 Minuten eingelegt. Vor dieser wird der Körper trockenfrottiert, danach wird MiraVera großflächig aufgesprüht und auftrocknen gelassen. Besonders intensiv wird der Rücken vom Po bis zum Haaransatz hinauf besprüht. Das Gleiche gilt bei älteren Damen für den Bereich der Wangen, des Halses, des Dekolletees und der Büste.

Dieses basische Marathonbaden kann ohne weiteres drei bis sechs Stunden dauern. Bei schwachem Herzen oder schwachem Kreislauf gibt es, wenn Alkohol nicht kontraindiziert ist, einmal pro Stunde einen Teelöffel mit 20 Tropfen Weißdorntinktur.

Bei der Gelegenheit und an dieser Stelle ist auf mögliche Reaktionen hinzuweisen, die am ehesten bei älteren Männern, aber auch bei stark mit Säuren und Schadstoffen, eventuell sogar mit Giften belasteten Menschen auftreten können. Basische Anwendungen, seien es Voll- und Fußbäder, oder seien es basische Wickel, ziehen nun einmal per Osmose Schadstoffe durch die Haut aus dem Organismus. Das kann bei belasteten Personen zu unangenehm empfundenen Reaktionen führen. Diese können sich in Form von Ekzemen, starkem Jucken bis hin zu regelrechtem Schweiß- oder wässrigen Ausscheidungsergüssen aus Füßen, Unterschenkeln oder anderswo ausprägen.

Logischerweise werden diese Phänomene vom Menschen als sehr unangenehm wahrgenommen, welche die zu beobachtenden Reaktionen des Organismus nicht als sinnvoll und hilfreich für ihre Gesundheit erkennen. In solchen Fällen hilft man sich für einige Tage mit großen Mengen von WurzelKraft, und man setze konsequent die Ausscheidungsprozesse solange fort, bis sich nach vollbrachter Reinigung des Organismus von selbst aufhören.

Basische Vollbäder (36 °C – 38 °C)

- mit 30 Minuten beginnen
- bis zu drei Stunden optimal
- bis zu neun Stunden erprobt und möglich

für: Entschlackung, Entgiftung und Hautpflege

bei: Hautproblemen, Pilzen, Allergien, Psoriasis und Krebs (Chemo)

Marathonbaden

Name: ____________________ Datum: ____________________

Halbmarathon: 3 Stunden Badezeit

Zeit / Dauer	pH-Wert des Badewassers	pH-Wert des Urins	WurzelKraft	7x7 KräuterTee	Stilles Wasser	MiraVera	Bürsten	Smoothie	Salat	Pause
	Jede halbe Stunde messen und eintragen. Wenn unter 7,5, bitte MeineBase zugeben. Bei Verfärbung des Wassers neues Badewasser einlassen.	Bitte bei jedem Toilettengang den pH-Wert messen. Soll: pH 6,5	Jede halbe Stunde 1 TL, im Bedarfsfall 1 EL.	Alle 30 Min. 1 Tasse (150 ml)	Jede Stunde 1 Glas (250 ml)	Zu Beginn der Pause / vor der Gymnastik den ganzen Körper einsprühen und auftrocknen lassen.	Jede halbe Stunde eine Ganzkörperbürstung (GKB) in Ausscheidungsrichtung	Alle 2 Stunden 1 Glas (250 ml)	1 Teller Bauernsalat alle 3 Stunden	Gymnastik und Licht- und Luftbäder in jeder Pause
Start: _______ Uhr	pH _______	pH _______				MV		Smoothie		x
½ Std. Baden	pH _______		☐ 1 TL ☐ 1 EL	☐ 150 ml	☐ 250 ml		Hände, Füße, Nägel, Unterschenkel, Achseln, Gesicht, Hals und Nacken GKB			
½ Std. Baden	pH _______		☐ 1 TL ☐ 1 EL	☐ 150 ml			Hände, Füße, Nägel, Unterschenkel, Achseln, Gesicht, Hals und Nacken GKB			
15 Min. Pause _______ Uhr		pH _______				MV				x

Halbmarathon: 3 Stunden Badezeit

Zeit / Dauer	pH-Wert des Badewassers	pH-Wert des Urins	WurzelKraft	7x7 KräuterTee	Stilles Wasser	MiraVera	Bürsten	Smoothie	Salat	Pause
½ Std. Baden	pH ______		☐ 1 TL ☐ 1 EL	☐ 150 ml	☐ 250 ml		Hände, Füße, Nägel, Unterschenkel, Achseln, Gesicht, Hals und Nacken GKB			
½ Std. Baden	pH ______		☐ 1 TL ☐ 1 EL	☐ 150 ml			Hände, Füße, Nägel, Unterschenkel, Achseln, Gesicht, Hals und Nacken GKB			
15 Min. Pause ______ Uhr		pH ______				MV		Smoothie		x
½ Std. Baden	pH ______		☐ 1 TL ☐ 1 EL	☐ 150 ml	☐ 250 ml		Hände, Füße, Nägel, Unterschenkel, Achseln, Gesicht, Hals und Nacken GKB			
½ Std. Baden	pH ______		☐ 1 TL ☐ 1 EL	☐ 150 ml			Hände, Füße, Nägel, Unterschenkel, Achseln, Gesicht, Hals und Nacken GKB			
Halbmarathon nach 3 Std. Baden beendet.		pH ______				MV			Salat	x

Marathonbaden

Name: ____________________ Datum: ____________

Ganzmarathon: 2 x 3 Stunden Badezeit

Zeit / Dauer	pH-Wert des Badewassers	pH-Wert des Urins	WurzelKraft	7x7 KräuterTee	Stilles Wasser	MiraVera	Bürsten	Smoothie	Salat	Pause
	Jede halbe Stunde messen und eintragen. Wenn unter 7,5, bitte MeineBase zugeben. Bei Verfärbung des Wassers neues Badewasser einlassen.	Bitte bei jedem Toilettengang den pH-Wert messen. Soll: pH 6,5	Jede halbe Stunde 1 TL, im Bedarfsfall 1 EL.	Alle 30 Min. 1 Tasse (150 ml)	Jede Stunde 1 Glas (250 ml)	Zu Beginn der Pause / vor der Gymnastik den ganzen Körper einsprühen und auftrocknen lassen.	Jede halbe Stunde eine Ganzkörperbürstung (GKB) in Ausscheidungsrichtung	Alle 2 Stunden 1 Glas (250 ml)	1 Teller Bauernsalat alle 3 Stunden	Gymnastik und Licht- und Luftbäder in jeder Pause
Start: ______ Uhr	pH ______	pH ______				MV		Smoothie		x
½ Std. Baden	pH ______		☐ 1 TL ☐ 1 EL	☐ 150 ml	☐ 250 ml		Hände, Füße, Nägel, Unterschenkel, Achseln, Gesicht, Hals und Nacken GKB			
½ Std. Baden	pH ______		☐ 1 TL ☐ 1 EL	☐ 150 ml			Hände, Füße, Nägel, Unterschenkel, Achseln, Gesicht, Hals und Nacken GKB			
15 Min. Pause ______ Uhr		pH ______				MV				x

Ganzmarathon: 2 x 3 Stunden Badezeit

Zeit / Dauer	pH-Wert des Badewassers	pH-Wert des Urins	WurzelKraft	7x7 KräuterTee	Stilles Wasser	MiraVera	Bürsten	Smoothie	Salat	Pause
½ Std. Baden	pH ______		☐ 1 TL ☐ 1 EL	☐ 150 ml	☐ 250 ml		Hände, Füße, Nägel, Unterschenkel, Achseln, Gesicht, Hals und Nacken GKB			
½ Std. Baden	pH ______		☐ 1 TL ☐ 1 EL	☐ 150 ml			Hände, Füße, Nägel, Unterschenkel, Achseln, Gesicht, Hals und Nacken GKB			
15 Min. Pause ______ Uhr		pH ______				MV		Smoothie		x
½ Std. Baden	pH ______		☐ 1 TL ☐ 1 EL	☐ 150 ml	☐ 250 ml		Hände, Füße, Nägel, Unterschenkel, Achseln, Gesicht, Hals und Nacken GKB			
½ Std. Baden	pH ______		☐ 1 TL ☐ 1 EL	☐ 150 ml			Hände, Füße, Nägel, Unterschenkel, Achseln, Gesicht, Hals und Nacken GKB			
½ Std. Pause ______ Uhr		pH ______				MV			Salat	x

Ganzmarathon: 2 x 3 Stunden Badezeit

Zeit / Dauer	pH-Wert des Badewassers	pH-Wert des Urins	WurzelKraft	7x7 KräuterTee	Stilles Wasser	MiraVera	Bürsten	Smoothie	Salat	Pause
½ Std. Baden	pH ____		☐ 1 TL ☐ 1 EL	☐ 150 ml	☐ 250 ml		Hände, Füße, Nägel, Unterschenkel, Achseln, Gesicht, Hals und Nacken GKB			
½ Std. Baden	pH ____		☐ 1 TL ☐ 1 EL	☐ 150 ml			Hände, Füße, Nägel, Unterschenkel, Achseln, Gesicht, Hals und Nacken GKB			
Ende des Ganzmarathons		pH ____				MV			Salat	x

Wir haben Erfahrungsberichte erhalten, wonach das Badewasser bei besonders verschlackten Männern nach den ersten basischen Vollbädern regelrecht dunkelgrau gewesen ist. Basische Vollbäder sollten auf Dauer für die Zeit von ein bis zwei Stunden genommen werden. Die Entschlackungsprozesse laufen merklich erst nach ca. dreißig Minuten an. Insofern sind ohne weiteres Badezeiten von ein, zwei oder drei Stunden so möglich wie sinnvoll. Es liegen Berichte vor, dass Personen bis zu neun Stunden in basischem Wasser gebadet haben, ohne dass die Haut schrumpelig geworden wäre. Ganz im Gegenteil! Sie fettet sich in Bädern mit pH-Werten von ca. 8,5 ständig selbst.

Die Selbstfettung der Haut in einem basischen Bade bewirkt eine Wasserabstoßung. Damit haben wir genau das Gegenteil zu beobachten wie in einem Schaumbad. In diesem wird das Hautfett durch die waschaktiven Substanzen wegemulgiert. Deshalb kommt es im Schaumbad zu einem sehr intensiven Kontakt zwischen Wasser und Haut. Ganz im Gegensatz dazu bewirkt der wasserabstoßende Effekt der Selbstfettung eine Verminderung des Kontaktes von Wasser und Haut im Salzbad. In diesem Phänomen liegt die Ursache dafür begründet, dass man im Salzbad bei wesentlich niedrigeren Temperaturen, und dann auch noch länger, baden kann als im Schaumbad, ohne zu frieren. Gleichermaßen hilfreich sind basische Fußbäder und andere Anwendungen basischer Körperpflege, die wir im Kapitel ENTSCHLACKUNG ausführlich behandeln. Bleibt noch einmal ausdrücklich festzustellen, dass Körperpflege sinnvollerweise nach unserer Ansicht ganz schwach sauer oder basisch, d. h. alkalisch, zu sein hat und NICHT sauer!

Basisches Fußbad

Dauer: eine halbe bis drei Stunden!

- Krampfadern / Besenreiser
- Offenes Bein – Fußpilz
- Nagelpilz / Warzen
- Hornhaut / Fersensporn
- Ödeme
- Entschlackung
- Entgiftung
- Beginn jeder „vorsichtigen Entschlackung“

Es werden Badetemperaturen, die der Körpertemperatur entsprechen oder etwas darüber liegen, also zwischen 36°–38 °C, empfohlen.

Bei Krampfadern und Besenreisern empfehlen wir für das Fußbad eine Badetemperatur zwischen 25°–28 °C. Es gilt die Faustregel: Je größer der Schweregrad der Krampfadern, desto niedriger sollte die Temperatur des Fußbades sein. Besonders empfehlenswert bei Krampfadern sind die abwechselnde tägliche Anwendung von Eiswickeln und Basischen Strümpfen. Die Wirkung der Basischen Strümpfe kann mit Roßkastanienextrakt noch gesteigert werden.

Wir sehen das Einreiben mit beispielsweise chemisch sehr saurer Körpermilch wie eine regelrechte „Säurepeitsche“ mit folgender körperchemischer Wirkung: Säuren und Schlacken wollen durch die Haut austreten, was sie, wie gerade beschrieben, in einem basischen Milieu schnellstens tun. Reiben wir jedoch den Körper mit einer sauren Körpermilch ein, so peitschen wir die austrittswilligen Säuren, die mit einem pH-Wert von vielleicht 6,8 bis 6,4 oder sogar unter pH 6 nach draußen wollen, mit viel saureren pH-Werten von vielleicht pH 5,5 bis pH 5 in die Körpersäfte zurück. Wieder Konzentrationsausgleich! Nur diesmal andersherum!

Jetzt ist die Oberhaut zwar säurefrei, aber nur vorübergehend. Bald wollen Säuren und Schlacken wieder hinaus, und unser Zeitgenosse fühlt schon wieder „Pflegebedürftigkeit“. So steht er nun dreimal am Tag unter der Dusche. Er entfettet sich mit den Schaumbildnern drastisch, um sich dann sauer einzucremen. So werden die Talgdrüsen zur Untätigkeit verdammt und die Ausscheidungsfunktionen drastisch behindert.

Im sauren Hautmilieu gedeihen Pilze

= Mykosen

- Hautpilze
- Fußpilze
- Nagelpilze
- Blutpilze
- Scheidenpilze
- parasitärer Energieverzehr
- Stoffwechselgifte der Pilze z. B. Acetaldehyd, Aflatoxine führen zu:

Schäden an Nerven

- Legasthenie
- Aggressionen / Hyperaktivität
- Passivverhalten
- Depressionen

Die saure Körperpflege wird heute manchmal dahingehend auf die Spitze getrieben, dass Cremes mit sog. Fruchtsäuren verwendet werden. Derartige Cremes weisen teilweise pH-Werte um ca. 3,7 oder pH 3,5 auf. Nach einer solchen Behandlung sollte man nicht unbedingt in ein basisches Bad mit einem pH-Wert von 8,5 oder höher gehen.

Ebenso wenig ist es nach basischen Körperbehandlungen angezeigt, die Haut mit pH-Werten von möglicherweise unter pH 3 zu behandeln. Das könnte beispielsweise dann der Fall sein, wenn nach basischen Bädern oder Wickeln, aus welchen Gründen auch immer, saure Wickel mit beispielsweise verdünntem Obstessig oder purem Kanne-Brottrunk aufgelegt werden. Das wäre dann der regelrechte Säureschock, wäre doch nach einer basischen Vorbehandlung mit pH 8 der saure Wickel mit pH 2,8 mehr als hunderttausendmal so sauer.

Man kann den von der Haut erlittenen Säureschock auf dem Felde der Thermik mit folgendem Vorgang vergleichen. Es ist dann so, als wenn man einen Menschen, der fast erfroren aus dem Schneesturm gerettet worden ist, in eine Badewanne mit mehr als 40 °C warmem Wasser legt. Erfahrungsgemäß verträgt die Haut ohne Komplikationen chemische „Sprünge" bis zum Tausendfachen, also bis zu drei pH-Werten. Das bestätigt sich bei der Verwendung von Fruchtsäurecremes mit pH-Werten von ca. pH 3,5. Unterstellen wir einen durchschnittlichen Wert der Haut von etwa pH 6,5, dann sind derartige Cremes tausendmal so sauer. Dauertherapeutika sollten sie damit nicht werden oder sein!

Klüger ist die Körperpflege mit basischen Voll- und Sitzbädern, Waschungen, Wickeln und Spülungen. Diese Körperpflege regt die Ausscheidung von Säuren und Schlacken an und aktiviert bei der Gelegenheit die Talgdrüsen. Eine gesunde Selbstfettung der Haut ist die Folge, ganz im Gegensatz zur „sauren" Körperpflege. Bei der stellen sich früher oder später Jucken und Brennen und später möglicherweise Hautallergien oder regelrechte Pergamenthaut ein. Dies sind alles Folgen einer chemisch verkehrt durchgeführten Körperpflege.

So ist denn definitiv jetzt beides sauer, sowohl das Hautmilieu mit den nach außen dringenden Säuren und Schlacken und die Körperpflegemittel obendrein.

Basische Körperpflege bewirkt:

- Entsäuerung
- Entschlackung
- Selbstfettung der Haut
- Desodorierung
- Entzug des sauren Lebensmilieus der Pilze und Flechten

Bald halten alle möglichen Pilze Einzug, denn das ist „ihr Milieu"! Hautpilze und Fußpilze, Nagelpilze, Blut- und Scheidenpilze gedeihen und werden auch noch mit einer Unterstützung des sauren Hautmilieus durch die saure Körperpflege in ihrem Wachstum gefördert. Kein Wunder, dass die Verpilzung der Ober- und Schleimhäute epidemische Ausmaße annimmt. Der Hautpilz gedeiht besonders gut bei pH-Werten von pH 5,5 und pH 3,5. Trotzdem gibt es Empfehlungen, Scheidenpilzen mit milchsaurem Joghurt und Fußpilzen mit Essig oder Brottrunk zu Leibe zu rücken. Das kann und wird mit Sicherheit kurzfristig sogar zum Erfolg führen. Man kann den Teufel auch mit Beelzebub austreiben.

Genau wie der Mensch optimal in einer Umgebungstemperatur von 20 – 25 °C lebt, so „lebt" sein Blut in einem pH-Bereich von pH 7,25 bis pH 7,45. So lebt aber auch der den kranken Menschen befallende Pilz in einem sauren pH-Bereich zwischen pH 5,5 und pH 3,5.

Der Mensch lebt nicht gerne dort, wo es ihm auf Dauer zu warm oder zu kalt ist. Er meidet diese unangenehmen Bereiche. Ebenso kann man den Pilz mit für ihn zu hohen basischen pH-Werten vertreiben als auch mit für ihn zu niedrigen sauren pH-Werten.

Für die dauerhafte Körperpflege erscheinen derartige saure pH-Werte allerdings wenig sinnvoll. Dauerhafte gesunde Körperpflege muss basisch sein. Basische Körperpflege entzieht der Haut die Säure, von welcher und in welcher der Pilz lebt. Damit gesundet der Mensch, und der Pilz verliert seine Lebensgrundlage.

Saure „Körperpflege" mit pH-Werten von beispielsweise unter 3 bewirkt zweierlei: Einmal bekämpft sie den Pilz mit extrem sauren Werten, bei denen er nicht mehr lebensfähig ist. Zum anderen vertreibt sie zwar die Oberflächensäure aus der Haut, belässt diese aber dadurch im Körper. Pilzbekämpfung mit sauren pH-Werten ist mithin die zurzeit übliche Symptombekämpfung bei gleichzeitiger Verschlimmerung der ursächlichen Notlage.

Nun ist es mit der bloßen Existenz von Pilzen auf Häuten und Nägeln nicht getan! Diese Parasiten leben auf eigene Rechnung. Das bedeutet, dass sie sowohl Energie als auch Materie verzehren, die der Mensch für sich und sein Wohlergehen gedacht hatte. Eine erste Schwächung des menschlichen Organismus ist der Fall, ganz abgesehen von dem ohnedies schon zu beklagenden Mineralstoffverzehr zwecks Säureneutralisierung.

Es kommt hinzu, dass diese Pilze einerseits in der Lage sind, Säuren und Gifte zu absorbieren, dass sie andererseits aber auch Stoffwechselgifte wie Acetaldehyde und Aflatoxine ausscheiden. Schwedische Forscher wollen ermittelt haben, dass diese Gifte Schädigungen an Nerven- und Gehirnfunktionen hervorrufen. Sie machen u.a. diese Gifte beispielsweise für die Legasthenie der Kinder verantwortlich, auch für deren oftmals wechselndes Verhalten zwischen Aggressionen, Depressionen und Passivverhalten.

So ist es denn möglicherweise sinnvoller, den Kindern den Süßwarenkonsum zu verbieten, welcher bei ihnen die Hauptursache für ihre Versauerung mit nachfolgender Verpilzung darstellt, als Klassen über Klassen mit immer mehr Legasthenikern einzurichten. Aber von einer Diskussion unter Eltern, Lehrern oder Politikern über ein Verbot des Süßwarengenusses von Kindern hat man noch nichts gehört. Da stehen sicherlich wieder viele Arbeitsplätze auf dem Spiel, und möglicherweise schaffen legasthenische Kinder und überhaupt die ganzen Heerscharen von geistig und körperlich behinderten oder kranken Kindern viele neue Arbeitsplätze. Die Welt ist zum Tollhaus verkommen und niemand merkt, dass er mittendrin steckt.

Besonders stark scheint der Fußpilz, auch der Nagelpilz, in der Region Taiwan – Singapore – Hongkong verbreitet zu sein. Diese Verpilzung hat dort einen eigenen Namen, was auf den Grad der Schwere und Verbreitung dieses Malheurs schließen lässt. Man spricht dort von den „HONG-KONG-FEET". Im Gespräch mit chinesischen Partnern kam schnell zutage, dass von dieser Seuche fast ausschließlich die Männer betroffen sind. Unsere sehr verständigen taiwanesischen Partner verstanden sehr schnell, weshalb ihre regelmäßig entsäuernden und entschlackenden Frauen kaum betroffen sind. Wir werden jetzt versuchen, in dieser Weltregion mit den von uns entwickelten Methoden und Rezepturen zu helfen. Basische Vollbäder können ohne weiteres auch über 120 Minuten Dauer hinaus bis auf Badezeiten von bis zu drei Stunden ausgedehnt werden. Die Haut wird nicht schrumpelig, sondern fettet sich durch die Hautausscheidungen via Schweiß- und Talgdrüsen ständig selbst. Besonders hilfreich und wirkungsvoll ist basische Körperpflege im warmen Sommer oder für Personen, die viel schwitzen oder wund sind.

Morgens beginnt die basische Körperpflege mit kühlen Waschungen und Abreibungen des Oberkörpers und Nackens. In das kühle Wasser

Entschlackungsmethoden

Indikation	Dauer	Produkte	Anwendung
1.1 Normale Entschlackungskur für Männer und Frauen	6 – 12 Monate	Kräutertee Basische Körperpflege omnimolekulare Nährstoffe	1 Liter über den Tag 1 – 2 Vollbäder à 30 – 60 Min. pro Woche 1 Fußbad abends, 15 – 30 Min. 1 Teelöffel morgens / 1 Teelöffel abends 1½ – 2 Liter Wasser über den Tag
2.1 Vorsichtige Entschlackung	1. Monat	Kräutertee Basische Körperpflege omnimolekulare Nährstoffe	kein Kräutertee, dafür Stilles Wasser 2 – 3 Vollbäder à 30 – 60 Min. pro Woche ab und zu basische Strümpfe über Nacht 2 – 3 Fußbäder über den Tag à 15 Min. 3 Teelöffel über den Tag 1 – 1½ Liter Wasser über den Tag
2.2 Vorsichtige Entschlackung	2. – 6. Monat	Kräutertee Basische Körperpflege omnimolekulare Nährstoffe	½ – 1 Liter über den Tag täglich 2 – 3 Fußbäder à 15 Min. 2 Vollbäder à 30 – 60 Min. pro Woche ab und zu basische Strümpfe über Nacht 3 Teelöffel am Tag 1 Liter Wasser über den Tag
2.3 Vorsichtige Entschlackung	für die Dauer	Kräutertee Basische Körperpflege omnimolekulare Nährstoffe	1 – 1½ Liter über den Tag täglich 1 Fußbad à 15 Min. abends 1 – 2 Vollbäder à 30 – 60 Min. pro Woche 1 – 2 basische Strümpfe pro Woche 2 – 3 Teelöffel täglich 1 Liter Wasser über den Tag
3.1 Drastische Entschlackung	1. – 3. Monat	Kräutertee Basische Körperpflege omnimolekulare Nährstoffe	1 – 1½ Liter über den Tag täglich Vollbad 30 – 60 Min. 2 – 3 Fußbäder über den Tag à 15 Min. 3 – 5 Teelöffel am Tag 1½ Liter Wasser über den Tag
3.2 Drastische Entschlackung	4. – 6. Monat	Kräutertee Basische Körperpflege omnimolekulare Nährstoffe	1 – 1½ Liter über den Tag 1 – 2 Vollbäder à 30 – 60 Min. pro Woche abends Fußbad à 15 Min. 2 – 3 Teelöffel am Tag 1½ – 2 Liter Wasser über den Tag
4.1 Zielgerichtete Entschlackung	1. – 3. Monat	Kräutertee Basische Körperpflege omnimolekulare Nährstoffe	1 Liter über den Tag Fußbäder, Wickel, Salzhemd, basische Strümpfe, Salzhandschuhe nach Bedarf jede Woche 1 – 2 Vollbäder à 30 – 60 Min. 5 Teelöffel über den Tag 1½ Liter Wasser über den Tag
4.2 Zielgerichtete Entschlackung	4. – 6. Monat	Kräutertee Basische Körperpflege omnimolekulare Nährstoffe	1 – 1½ Liter pro Tag jeden Abend Fußbad à 15 Min. jede Woche 1 – 2 Vollbäder à 30 – 60 Min. 5 Teelöffel über den Tag 1½ Liter Wasser über den Tag
5. Fastenkur	1. Monat	Kräutertee Basische Körperpflege omnimolekulare Nährstoffe	1 Liter über den Tag 2 – 3 Fußbäder à 15 Min. pro Woche 1 – 2 Vollbäder à 30 – 60 Min. pro Woche 3 Teelöffel über den Tag 1½ – 2 Liter Wasser über den Tag
6. Erste Hilfe bei Fastenkrisen und Säureattacken	sofort	Basentrunk Basische Körperpflege	1 gestr. Teelöffel Natron oder Basensalz auf eine Tasse geben, zügig trinken ganzen Körper oder Thorax mit Lauge abreiben, einen Teelöffel Natron oder Basensalz auf 5 Liter Wasser, nach Abfrottieren mit einem basischen Wickel oder Salzhemd versehen ½ – 1 Liter Wasser trinken lassen

Therapiebegleitende basische Körperpflege und Ernährung

Indikation	Dauer	Produkte	Anwendung
1.1 Fuß- u. a. Pilze Mykosen	1. – 3. Monat	Kräuertee	1 – 2 Tassen pro Tag
		Basische Körperpflege	2 – 3 Vollbäder à 60 – 120 Min. pro Woche 2 – 3 basische Strümpfe pro Woche 2 – 3 Fußbäder über den Tag à 30 Min.
		Basentrunk	10:00, 16:00, 22:00 Uhr
		basischer Einlauf	1 x pro Woche
		omnimolekulare Nährstoffe	3 – 5 Teelöffel über den Tag 1 – 1½ Liter Wasser über den Tag
1.2 Fuß- u. a. Pilze Mykosen	4. – 6. Monat	Kräuertee	1 Liter über den Tag
		Basische Körperpflege	täglich 2 – 3 Fußbäder à 30 Min. 2 Vollbäder à 60 – 120 Min. pro Woche 1 – 2 basische Strümpfe pro Woche
		Basentrunk	22:00 Uhr
		basischer Einlauf	1 x pro Monat
		omnimolekulare Nährstoffe	3 Teelöffel am Tag 1 – 1½ Liter Wasser über den Tag
1.3 Fuß- u. a. Pilze Mykosen	für die Dauer	Kräuertee	1 – 1½ Liter über den Tag
		Basische Körperpflege	täglich 1 Fußbad à 30 Min abends 1 – 2 Vollbäder à 60 – 120 Min. pro Woche ab und zu basische Strümpfe
		basischer Einlauf	1 x alle 2 Monate
		omnimolekulare Nährstoffe	2 – 3 Teelöffel täglich 1½ Liter Wasser über den Tag
2.1 Frauen in und nach den Wechseljahren	1. – 3. Monat	Kräutertee	½ Liter über den Tag
		Basische Körperpflege	2 Vollbäder à 60 – 120 Min. pro Woche abends Fußbad à 30 Min.
		omnimolekulare Nährstoffe	2 – 3 Teelöffel am Tag 1 Liter Wasser über den Tag
2.2 Frauen in und nach den Wechseljahren	auf die Dauer	Kräutertee	1 Liter über den Tag
		Basische Körperpflege	1 Vollbad à 60 – 120 Min. pro Woche abends Fußbad à 30 Min.
		omnimolekulare Nährstoffe	2 Teelöffel am Tag 1½ Liter Wasser über den Tag
3.1 Haarwachstum	1. – 6. Monat	Kräutertee	1 – 2 Tassen pro Tag
		Basische Körperpflege	jeden Abend Fußbad à 30 Min. jede Woche 1 – 2 Vollbäder à 60 – 120 Min.
		Basentrunk	16:00, 22:00 Uhr
		omnimolekulare Nährstoffe	5 – 7 Teelöffel über den Tag ½ – 1 Liter Wasser über den Tag
3.2 Haarwachstum	7. – 12. Monat	Kräutertee	3 – 4 Tassen pro Tag
		Basische Körperpflege	jeden Abend Fußbad à 30 Min. jede Woche 1 Vollbad à 60 – 120 Min.
		omnimolekulare Nährstoffe	5 Teelöffel über den Tag 1½ – 2 Liter Wasser über den Tag
3.3 Haarwachstum	auf die Dauer	Kräutertee	½ – 1 Tassen pro Tag
		Basische Körperpflege	jeden Abend Fußbad à 30 Min. jede Woche 1 – 2 Vollbäder à 60 – 120 Min.
		omnimolekulare Nährstoffe	5 – 7 Teelöffel über den Tag 1½ – 2 Liter Wasser über den Tag
4.1 Cellulite	1. – 3. Monat	Kräutertee	1 Liter über den Tag
		Basische Körperpflege	jeden o. jeden 2. Tag Vollbad à 60 – 120 Min.
		Basentrunk	16:00, 22:00 Uhr
		basischer Einlauf	1 x alle 2 Wochen
		omnimolekulare Nährstoffe	3 Teelöffel über den Tag 1½ Liter Wasser über den Tag

Indikation	Dauer	Produkte	Anwendung
4.2 Cellulite	4. – 6. Monat	Kräutertee	1 Liter über den Tag
		Basische Körperpflege	2 – 3 Vollbäder à 60 – 120 Min. pro Woche jeden Abend Fußbad à 30 Min.
		Basentrunk	16:00, 22:00 Uhr
		omnimolekulare Nährstoffe	3 Teelöffel über den Tag 1½ – 2 Liter Wasser über den Tag
4.3 Cellulite	auf die Dauer	Kräutertee	1 Liter über den Tag
		Basische Körperpflege	1 – 2 Vollbäder à 60 – 120 Min. pro Woche jeden Abend Fußbad à 30 Min.
		omnimolekulare Nährstoffe	2 – 3 Teelöffel über den Tag 1½ – 2 Liter Wasser über den Tag
5.1 Schwangerschaft	1. – 3. Monat	Kräutertee	1 – 2 Tassen über den Tag
		Gemüsesaftschorle	2 – 3 Gläser über den Tag
		Basische Körperpflege	2 – 3 Volbäder à 60 – 90 Min. pro Woche abends Fußbad 15 – 30 Min. Leberwickel, täglich 30 Min. Bauchwickel, täglich 30 Min.
		omnimolekulare Nährstoffe	3 – 5 Teelöffel täglich 1 – 1½ Liter Wasser über den Tag
5.2 Schwangerschaft	4. – 9. Monat	Kräutertee	2 – 3 Tassen über den Tag
		Gemüsesaftschorle	2 – 3 Gläser über den Tag
		Basische Körperpflege	1 – 2 Vollbäder à 60 Min. pro Woche abends Fußbad 15 – 30 Min. Leberwickel, täglich 30 Min. Bauchwickel, täglich 30 Min.
		omnimolekulare Nährstoffe	3 – 5 Teelöffel täglich 1½ – 2 Liter Wasser über den Tag

des Waschbeckens wird ein gestrichener Teelöffel basisches Badesalz gegeben. Damit wird ausgiebig gewaschen, gespült und eingerieben. Zum guten Schluss nimmt man in dieser Lauge noch ein ausgiebiges Bad der Hände. Handgymnastik ist während dieser fünf Minuten außerordentlich hilfreich. Dazu werden die Hände mit kräftigem Druck zu Fäusten geballt. Dann lässt man sie wieder entspannen. Dann lockert und bewegt man die Finger. Dann wird wieder eine Faust geballt. Machen Sie den morgendlichen Handtest, indem Sie Fäuste ballen. Spannt es, liegt der Schluss nahe, dass hier eine Wasserzurückhaltung zwecks Säureverdünnung vorliegt.

Jetzt geht es zu einer lauwarm erfrischenden Sitzung, Spülung oder Waschung auf das Bidet oder an das Waschbecken, wo gleichfalls ein gestrichener Teelöffel basisches Badesalz hineingegeben wird. Dieser Basenschutz des Ober- und Unterkörpers hält stundenlang vor, selbst bei großer Hitze. Wenn dann mittags oder nachmittags wieder geschwitzt werden sollte, geht es in ein erfrischendes Sitzbad unter Hinzugabe eines Esslöffels basischen Badesalzes. Mit der Lauge wird der ganze Körper unter Zuhilfenahme entweder eines griffigen Waschlappens oder einer Badebürste wiederholt abgerieben. Wunde Stellen werden nur gebadet, nicht abgerieben! Oft sind diese schon nach ein paar Tagen mit kurzen basischen Sitzbädern abgeheilt.

Nach dem Verlassen der Wanne wird der tropfnasse Körper mit den Händen abgestreift. Man lässt möglichst viel von dem basischen Badewasser auftrocknen. Das gibt einen basischen Schweiß- und Schwitzschutz für den Rest des Tages. Wunde Stellen werden mit fließendem Wasser abgespült.

Vor dem Zubettgehen gibt es dann als krönenden Abschluss des Tages ein warmes oder lauwarmes Fußbad von 30 Minuten Dauer oder länger. Wir nehmen wieder einen Teelöffel basisches Badesalz hinein und bürsten unsere Füße und Zehen wiederholt mit einer Badebürste ab. Bei Hautproblemen, Offenem Bein, Thrombosen, Venenentzündungen und ausgeprägten Krampfadern entfällt das Bürsten.

Derartiger basischer Körperpflege widersteht auf die Dauer kein Fuß- und kein Nagelpilz. Er ist nur im sauren Körpermilieu mit pH-Werten zwischen pH 3,5 und pH 5,5 lebensfähig. Man wird auch in der größten Sommerhitze mit basischer Körperpflege nicht „sauer", sondern man bleibt stets basisch vergnügt.

Besonders erfolgreich rückt man lästigen und schädlichen Darmpilzen mit der basisch betriebenen Strategie „ZANGE" zuleibe: Man trinkt morgens und abends je ein Glas Basentrunk. Dies erfolgt immer auf nüchternen Magen! Dazu nimmt man entweder Kräutertee, Gemüsesaft oder Stilles Mineralwasser, dem man eine Messerspitze basisches Salz zugibt. Bewährt haben sich auch Produkte wie Bullrich Vital, Kaiser Natron oder MeineBase.

Einmal pro Woche macht man einen Einlauf mit einem Liter Kräutertee, ca. 36° – 37 °C warm, dem man gleichfalls eine Messerspitze basisches Salz beigibt. So wird der Darmpilz gleichzeitig oral und anal in die Zange genommen. Sowohl für das subjektiv empfundene Wohlbefinden als auch für die objektive Wirkung basischer Bäder ist die Temperatur des Badewassers von großer Bedeutung. Erfrischende Sitzbäder sollten oder können Temperaturen zwischen 28 °C und 33 °C haben. Derartige niedrige Temperaturen sind ganz besonders im warmen Sommer angezeigt.

Ansonsten empfehlen wir Badetemperaturen, die der Körpertemperatur entsprechen oder etwas darunter liegen, also bei ca. 36° – 38 °C. Zu beachten ist, dass es auch bei längeren Badezeiten von 30 – 60 oder sogar 120 Minuten Dauer nicht nötig ist, immer wieder heißes Wasser nachlaufen zu lassen. Es ist erstaunlich, wie die Badetemperatur praktisch bis auf 1 oder 2 Grad konstant bleibt, selbst wenn man eine oder eineinhalb Stunden im Bad verbringt. Höhere Temperaturen als Körpertemperatur schwächen den Organismus, während Temperaturen mit ein bis zwei

Grad unter der Körpertemperatur positiv konditionieren und das Immunsystem stärken.

Natürlich gibt es doch Umstände, bei denen hin und wieder warmes Wasser nachgelassen werden muss. In Stahlbadewannen verliert das Wasser schneller die Temperatur als in Kunststoffbadewannen. Auch gibt es von den baulichen Gegebenheiten her kalte oder wärmere Plätze, an welchen die Badewanne installiert ist. Es sollte nur darauf geachtet werden, dass die Badetemperatur nicht zu hoch eingesteuert wird und damit den Kreislauf unnötig belastet. Logischerweise muss der Körper bei Celsiusgraden unterhalb seiner eigenen Körpertemperatur Wärme produzieren und bei Celsiusgraden oberhalb seiner eigenen Körpertemperatur Kälte. Zwingen wir ihn dazu, Wärme zu produzieren, dann wird er auf Dauer warm. Menschen, die ihren Körper unablässig mit zu viel Wärme in den Räumen und im Bade dazu zwingen, Kälte zum Temperaturausgleich zu produzieren, müssen sich nicht darüber wundern, wenn sie unablässig frieren!

Im Übrigen folgt jeder seinem eigenen Instinkt und verbleibt im Bade, solange er sich darin wohlfühlt, oder er verlässt es, wenn das Wohlbefinden nachlässt. Der Körper und sein Gefühl sind ein untrüglicher Wegweiser für das richtige und gerade zu dieser Zeit angemessene Verhalten.

Wir haben einmal unter unseren Anwendern gefragt, welche Badezeiten sie bevorzugen. Dabei ist folgendes Ergebnis herausgekommen: Fünfzehn Prozent der befragten Personen badeten am liebsten eine Stunde, vierzig Prozent – das ist die absolute Mehrheit, am liebsten zwei Stunden. Immerhin noch fünfzehn Prozent badeten drei Stunden und jeweils sage und schreibe zehn Prozent vier, fünf und sogar sechs Stunden. Den Weltrekord hält mit neun Stunden eine Internistin aus Düsseldorf.

Sie berichtete uns, dass sie zwar nach viereinhalb Stunden einmal kurz aus dem Bade gemusst hätte, um etwas Wichtiges zu erledigen. Sie werte aber die beiden Zeiten von jeweils viereinhalb Stunden als eine gesamte Badedauer von neun Stunden. Sie habe nach diesem Bade eine wundervolle Haut und ein wunderbares Körpergefühl. Von schrumpeliger Haut sei nichts zu sehen!

Gleichermaßen bewährt haben sich lange dauernde Fußbäder. Früher haben wir Fußbäder mit fünfzehn bis dreißig Minuten Dauer empfohlen, bis uns eine kluge Frau aus Hamburg eines Besseren belehrte. Sie berichtete davon, dass sie von unserem Badesalz gehört habe. Als sie dann die Empfehlung unserer nach ihrer Meinung zu kurzen Badezeiten gelesen habe, hätte sie sich entschlossen, auf eigene Faust mit langen Fußbädern zu experimentieren. Sie hätte damals ein mit nichts und von niemandem zu kurierendes Rheuma in den Füßen gehabt. Dieses wäre nach drei Wochen Fußbädern mit einer Dauer von jeweils zwei bis drei Stunden verschwunden.

Daraufhin habe sie sich entschlossen, konsequent diese Fußbäder fortzusetzen. Jetzt habe sie Tag für Tag drei Monate lang diese Fußbäder genommen mit Badezeiten von niemals unter einer Stunde und in der Regel mit Badezeiten von zwei bis oftmals drei Stunden. Jetzt seien sogar ihre Krampfadern verschwunden. Dieses beglückende Phänomen wird sicherlich nicht immer zu erreichen sein, hat uns aber zu denken gegeben. Bei dem Ausscheiden von Schlacken, Giften und Säuren über die Füße spielt ganz offensichtlich eine lange Badedauer eine überaus wichtige Rolle. Das konnten wir in Selbstversuchen am eigenen Körper bzw. Bein feststellen, wo die sichtbaren Folgen einer alten Kriegsverletzung und von Schlackenablagerungen, die sich dort gebildet hatten, fast gänzlich zur Ausscheidung gebracht werden konnten.

Beim Entschlacken via Bad sind mithin zwei Kriterien von ausschlaggebender Bedeutung: Das ist einmal der pH-Wert des Lebens, derjenige des Fruchtwassers der werdenden Mutter von pH 8,5 für das Badewasser und derjenige der Badedauer von optimal ein bis drei Stunden.

Natürlich haben wir auch eine Umfrage bei unseren Fußbadern durchgeführt. Hier badeten zehn Prozent der Befragten lediglich eine halbe Stunde. Die Mehrzahl mit fünfzig Prozent schaffte eine ganze Stunde, zwanzig Prozent zwei Stunden, lediglich fünfzehn Prozent drei Stunden und fünf Prozent vier Stunden. Es spricht sich also herum, wie wichtig lange dauernde Auslaugebäder zum Entschlacken sind. Auch die Erkenntnis, dass der Fuß ein äußerst wichtiges und gut funktionierendes Entschlackungsorgan ist, setzt sich immer weiter durch.

Im Jahre 1848 entwickelte der damals 36jährige Gewerbelehrer und Mechaniker Carl Friedrich Baunscheidt ein später nach ihm benanntes Verfahren zur Ausscheidungshilfe. Mittels eines Gerätes, das auf einer Scheibe 25 bis 30 fein zugespitzte Nadeln trägt, werden diese durch Federdruck oder Handdruck leicht in die Haut geschnellt oder gedrückt. Durch die fein zugespitzten Nadeln wird die Haut perforiert.

Legt man ein so behandeltes Stück Haut unter das Mikroskop, findet man allerdings keine perforierten Öffnungen. Trotzdem scheidet der Körper durch diese Nadelung Giftstoffe aus. Baunscheidt bezeichnete das von ihm erfundene Gerät als „Lebenswecker“. Das anschließende Einreiben der Haut mit einem besonderen aggressivem Öl, das den Ausscheidungsreiz verstärken soll, wollen wir geübten Therapeuten überlassen. Wir selber stehen diesem Crotonöl skeptisch, sogar ablehnend gegenüber. Jedenfalls wird das Baunscheidtieren die „Akupunktur des Westens“ genannt.

Der Literatur zufolge hilft das Baunscheidtieren u. a. gegen rheumatische Erkrankungen, chronische Entzündungen und Verkrampfungen. Diabetikern raten wir davon ab, das Baunscheidtgerät anzuwenden. Eine weitere gute Entschlackungshilfe ist auch das Springen auf einem guten Trampolin- oder Trimilingerät. Dadurch wird der Lymphfluss angeregt. Die Lymphe hat bekanntermaßen eine eigene Pumpe, die Lunge. Deshalb ist regelmäßig geübtes, bewusst tiefes Atmen für den Lymphfluss wichtig.

Als gute Ausscheidungshilfe hat es sich auch bewährt, etwa eine halbe Stunde vor einem geplanten Vollbad reichlich entweder einen geeigneten Kräutertee oder Stilles Wasser zu trinken. Dadurch werden Schlacken gelöst und die gelösten Säuren, Gifte und Schadstoffe schnell im basischen Bad durch die Haut ausgeschieden. Bei starker Verschlackung oder Vergiftung empfiehlt es sich, zusätzlich zu dem getrunkenen Wasser energiereiche Mineralstoffe einzunehmen. Diese leisten dann im Stoffwechsel wertvolle Neutralisierungs- und damit Ausscheidungshilfen.

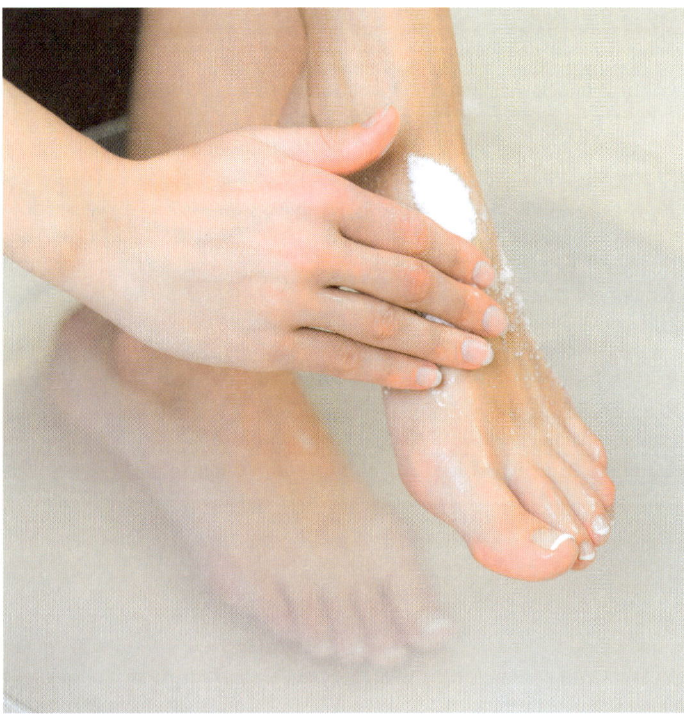

Basische Körperpflege

- **neutralisiert Säure**
- **regt die Haut an, Säuren und Schlacken auszuscheiden**
- **bewirkt eine Selbstfettung der Haut**
- **bewirkt dadurch ein verbessertes Erscheinungsbild der Haut**
- **wirkt antimykotisch**

Machen Sie sich die Vorzüge der basischen Körperpflege zunutze!

Basisches Vollbad
Ein basisches Vollbad dauert 60 – 120 Minuten und länger. Alle 10 Minuten reiben wir mit einem Waschlappen oder bürsten mit einer Badebürste die Haut ab. Die Haut ist eine Hilfsniere des Körpers. Machen Sie sich diese Ausscheidungsfunktion zunutze! Basische Vollbäder haben sich neben ihrer überragenden Entschlackungs- und Entgiftungswirkung auch bei der schnellen Abheilung von Schnitt- und Schürfwunden bewährt.

Auch bei Borreliose und bei Schwermetallvergiftungen ist zu möglichst stundenlangen Basenbädern zu raten. Präventiv sollten die Stoffwechselpotentiale durch eine begleitende vollwertig-vegetarische Ernährung und eine energiereiche Nahrungsergänzung gestärkt werden.

Basisches Vollbad

pH 7 Leitungswasser
pH 8,5 Badewasser
pH 8 – 7,5 nach einer Stunde Bad oder länger

- Bis zu zehnmal so saures Wasser nach dem Bad
- Alle fünf bis zehn Minuten die Haut abreiben

Basisches Sitzbad

- Erfrischungsbäder 28–33 °C
- Genitalpflege
- Analpflege

Dauer: 15 Minuten

Basisches Sitzbad
Dafür empfehlen wir im Schnitt 15 – 30 Minuten Dauer. Im warmen Sommer 5 – 15 Minuten zur Erfrischung bei 28 – 33 °C Wassertemperatur. Basisches Badewasser abstreifen und auftrocknen lassen. Basische Sitzbäder sind besonders hilfreich bei schlecht heilenden Hautproblemen im Genital- und Analbereich, hilfreich auch nach dem Wandern oder Wundlaufen!

Basische Dusche
Nach dem Abduschen und dem Abstreifen des Wassers wird basisches Badesalz auf einen Waschlappen oder -handschuh gegeben und damit der ganze Körper abgerieben. Nach etwas Einwirkzeit wird kurz übergebraust. Besser noch, man lässt das basische Wasser auftrocknen.

Basisches Fußbad
Wir empfehlen für 30 bis 60 Minuten zu baden oder auch als Dauerfußbad eine bis vier Stunden. Auch für die Schiele Badewanne ist Basisches Fußbad gut geeignet. In der Regel werden warme Fußbäder genommen. Es gibt aber auch Menschen, die besser Wechselfußbäder, abwechselnd warm und lau vertragen und andere, die nach dem warmen Fußbad ihre Füße vor dem Zubettgehen kurz in kaltes Wasser tauchen, um dann gut zu schlafen. Auch der Fuß ist eine Hilfsniere.

Basisches Handbad
Ein solches sollte jeden Morgen für 3–5 Minuten genommen werden. Ein basisches Handbad macht schöne und gepflegte Hände. Eine Messerspitze oder ein gestrichener Teelöffel basisches Salz wird in das kalte Wasser des Handwaschbeckens gegeben. Unterstützen Sie die entschlackende Wirkung mit Fingergymnastik und mit dem Reiben und Massieren mit einer Nagel- und Handbürste.

Basisches Handbad
- Altersflecken
- Handschweiß
- Durchblutungsstörungen
- Nagelpflege
  (plus Mineralstoffe, innerlich)
- Sehnenverkürzung

Basische Intim- und Analpflege
Diese ist eine langanhaltende Wohltat in Bad, Dusche oder auf dem Bidet. Besonders wichtig in der warmen Jahreszeit! Basisches Wasser nicht abspülen, sondern abstreifen und möglichst lange auftrocknen lassen. Wichtig auch zur Unterstützung des basischen Milieus der Schleimhäute im weiblichen Genitalbereich. Erfahrene Hebammen empfehlen für Frauen basische Sitzbäder zur Genitalpflege. Die Beine werden gespreizt, und die Beckenbodenmuskulatur wird öfters im Wechsel angespannt und entspannt.

Durch diese Übung läuft etwas basisches Wasser in den Genitalbereich und bewirkt dort eine sehr effiziente Ausscheidung von Säuren, Giften und Schadstoffen über die Schleimhäute.

Wegen der Kürze ihre Harnröhre haben mehr Frauen als Männer Probleme mit plötzlichem starkem Harndrang. Dieser ist oft in einem zu starken Säuregrad des Urins begründet. Dann hilft schnell ein Glas Wasser mit einem gestrichenen Teelöffel Natron. Bewährt hat sich bei Blasenproblemen auch eine Teemischung aus 20 g Bärentraubenblättern, 20 g Brennesselblättern und 10 g Pfefferminzblättern. Für einen Liter Tee benötigt man einen Esslöffel der Kräutermischung, die mit kochendem Wasser überbrüht wird. Man lässt nur zwei bis drei Minuten ziehen und gießt dann durch ein Sieb ab.

Basische Desodorierung

Für eine solche wird etwas basisches Salz in die gewaschenen, feuchten Achselhöhlen eingerieben. Lassen Sie die Lösung auftrocknen. Auch für verpilzte Finger- und Fußnägel ist diese basische Desodorierung zu empfehlen!

Basische Strümpfe

Die Naturheilkunde bezeichnet die Füße als „Hilfsnieren" des menschlichen Organismus. Viele Menschen, das gilt besonders für den Ausscheidungstypen, schwitzen oft oder ständig an den Füßen oder Unterschenkeln. Bei Menschen mit ausgeprägter Nierenschwäche oder mit akuten Nierenproblemen riecht dieser Schweiß sogar nach Urin.

Der erste Naturheiler, der sich die Füße zwecks Ausscheidungshilfe des kranken Organismus zu Hilfe nahm, war Pfarrer Sebastian Kneipp, der seinen Patienten „nasse Strümpfe" verordnete. Diese wurden damals nur mit Wasser getränkt. Wir haben, der fortschreitenden Versauerung des menschlichen Organismus folgend, Sebastians wassernasse Strümpfe um die Alkalität erweitert. Alkalische Laugen ziehen nun einmal dem Weltgesetz des Konzentrationsausgleiches folgend, Säuren durch die Schweiß-

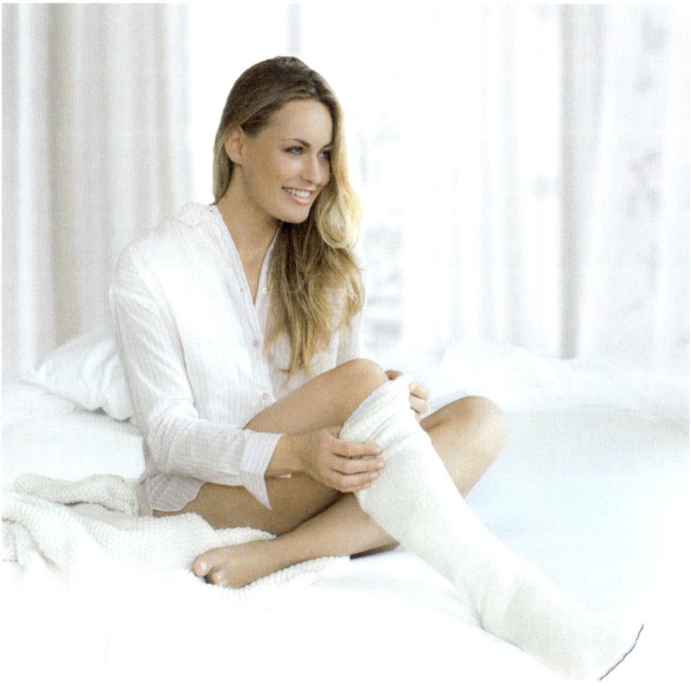

und Talgdrüsen aus dem Organismus, wasserlösliche durch die Schweißdrüsen und fettlösliche durch die Talgdrüsen.

Die modernen Basischen Strümpfe, die wir entwickelt haben, bestehen aus einem inneren Baumwollstrumpf und aus einem darüber zu tragenden Strumpf aus Schurwolle. Der innere Strumpf wird in eine Lauge gelegt, die man sich mit sehr warmem Wasser und einem Teelöffel basischem Meine Base Körperpflegesalz zubereitet. Nach ihrer vollständigen Durchnässung werden die beiden Baumwollstrümpfe stramm ausgewrungen, bis man keine Tropfen mehr herausbringt. Dann werden sie mit ihrer Restfeuchte angezogen, die trockenen Schurwollstrümpfe darüber. So geht es zu Bett.

Viele Patienten haben sich gewundert, was in den ersten zwei oder drei Anwendungstagen mit den Innenstrümpfen passierte. Entweder haben sie sich verfärbt, ob an den Fersen oder an den Fußspitzen. Oder sie waren dort regelrecht durchgefressen. Verfärbungen und Zerstörungen des Gewebes richten sich nach der Menge und der Art der ausgeschiedenen Säuren oder Gifte.

Bei kalten Füßen empfiehlt sich eine Wärmflasche. Diese basischen Strümpfe sollten von jedem Herzinfarkt- und Schlaganfallpatienten jede Nacht angezogen werden. Mit dieser den Thorax und den Kopf via Füße von Säuren entlastenden Maßnahme könnte in vielen Fällen der nächste Herzinfarkt oder Schlaganfall vermieden werden.

Basische Stulpen

In den letzten Jahren haben wir mehr und mehr Hochleistungssportler und auch Fußballvereine anfangs in Ernährungsfragen beraten, dann aber auch immer mehr zu ihrer Körperpflege. Auslösendes Moment war natürlich der häufig nach starker muskulärer Belastung auftretende Muskelkater und der Wunsch der Sportler nach möglichst schneller Regenerierung.

Leider ist unser menschlicher Organismus nicht in der Lage, alle Säuren auszuscheiden, wie man noch bis vor Jahrzehnten geglaubt hat. Die Milchsäure ist nun einmal mit einem Säuregrad von pH 2,8 entschieden zu sauer für unsere beiden Nieren, die lediglich Valenzen bis zu pH 4,4, jedoch keine niedrigeren Werte ausscheiden können. Also greifen wir zu dem Hilfsmittel, die entstehende Milchsäure gleich aus der Muskulatur dort herauszuziehen, wo sie bei starker anaerober Beanspruchung entsteht, also aus den beiden Waden. Das hat dann zur Entwicklung der Basischen Stulpen geführt.

Diese beiden Stulpen werden, wie wir das gerade bei den Basischen Strümpfen gesehen haben, in Gänze in eine basische Lauge mit einem

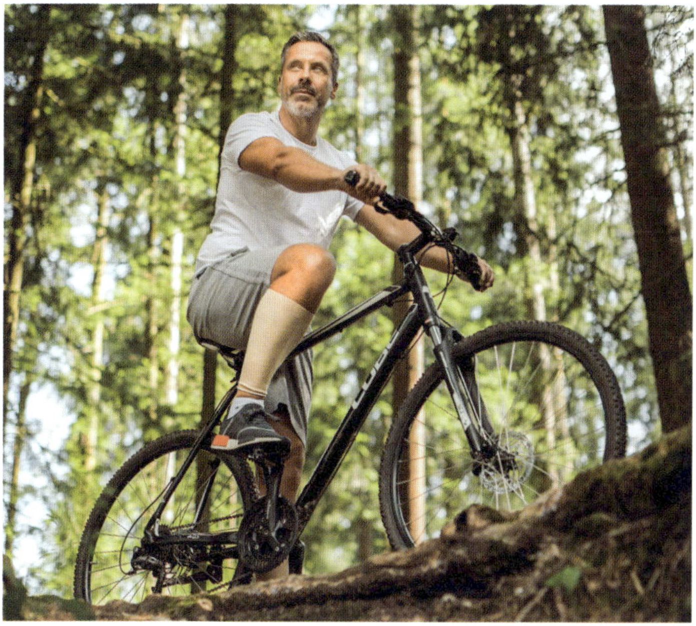

pH Wert von 8,5 gelegt. Dieser Wert ergibt sich aus der Verwendung des optimalen Meine Base Salzes. Die Stulpen werden stramm ausgewrungen und mit der Restfeuchte angezogen und getragen. Darüber werden Wollsocken getragen, die bis zum Knie hochreichen, damit es im Winter nicht zu kalt wird. Im Sommer kann man diese Basischen Stulpen je nach eigenem Empfinden auch tragen, ohne etwas darüber zu ziehen.

Basische Salzhandschuhe

Wir geben einen gestrichenen Teelöffel basisches Badesalz auf ca. ½ Liter körperwarmes Wasser. Ansonsten betreiben wir eine Vorgehensweise wie bei den Basischen Strümpfen. Gestrickte Wollfingerlinge verwenden wir, darüber Fäustlinge.

Basisches Salzhemd

Wir nehmen einen gestrichenen Teelöffel basisches Badesalz auf ca. 1 Liter körperwarmes Wasser und geben in die Lösung ein langärmeliges und langes Baumwollhemd hinein. Unser Vorgehen entspricht demjenigen wie bei den basischen Strümpfen. Über das ausgewrungene Hemd werden noch 1 oder 2 bequem sitzende trockene Teile für die Nacht angezogen oder ein zugehöriger Baumwollmantel (Jentschura International), damit sich niemand erkältet. Am nächsten Morgen sind Hemd, Mantel, Strümpfe und Handschuhe trocken.

Vielen von starkem Schwitzen betroffenen Personen genügt es auch oder bekommt es besser, das basische Hemd im trockenen Zustand anzuziehen und lediglich punktuell mit basischer Lauge anzusprühen. Die Alkalität der Lauge bewirkt eine Entlastung des Organismus. Gleichzeitig verbleibt viel trockene Fläche zur Schweißaufnahme. Darüber wird dann der trockene Baumwollmantel gezogen. Mit diesem Set ist sichergestellt, dass mit gutem Gewissen und gutem Gesundheitserfolg in das halbfeuchte und halbtrockene Hemd und in den trockenen Mantel hineingeschwitzt und die ganze Nacht durchgeschlafen werden kann.

Basisches Salzhemd

- Herzinfarkt
- Schlaganfall
- Durchblutungsstörungen
- Muskelverspannungen
- Muskelkater
- Neurodermitis
- Psoriasis
- Thorax
- Leber
- Nieren

Basischer Salzwickel

Wir verwenden einen gestrichenen Teelöffel basisches Badesalz auf einen halben oder ganzen Liter körperwarmes Wasser. Nach dem Auflegen des warmen, feuchten Wickels decken wir die betreffende Körperstelle warm und trocken ab.

Basische Salzmassage

Wir geben ein wenig basisches Salz auf die mit Massageöl behandelte Hautpartie und reiben das Salz ein. Es wird immer in die Richtung massiert, in welcher die zu unterstützenden Körperprozesse, in aller Regel die Ablaufprozesse, also unsere Ausscheidungsprozesse, verlaufen, niemals dagegen!

Basische Wickel

- Psoriasis
- Neurodermitis
- Allergien
- Ischias
- Leber
- Nacken / Kopf / Stirn
- Lunge
- Unterleib
- nach den Wechseljahren
- nach Totaloperationen
- während der Schwangerschaft
- Knie
- Waden

Besonders empfehlenswert ist die möglichst tägliche Salzmassage des gesamten Rückens ggf. unter Einbeziehung der Oberarme, des Bauches und der Oberschenkel. Leider kann man diese Massagen nicht alleine ausführen. Man braucht dafür einen Partner. Die zu massierenden Bereiche werden mit warmem Wasser angefeuchtet. Dann wird basisches Badesalz aufgestreut. Dieses wird möglichst intensiv eingerieben, so wie es die massierte Person verträgt. Die Haut kann getrost rot werden.

Man kann die sich bildende Lauge auftrocknen lassen oder zum Schluss die Haut noch einmal mit einem nassen und warmen Waschlappen durcharbeiten und dann trockenfrottieren.

Bei resistenten Flechten am Körper oder sogar im Gesicht hat sich das Einreiben basischen Salzes in die etwas angefeuchtete Haut bewährt. Es brennt zwar einige Tage, und die Haut kann ziemlich rot werden. Aber nach ein bis zwei Wochen verschwinden die Flechten auf Nimmerwiedersehen.

Basische Salzzahnpflege

Diese beugt weitgehend Karies vor, zusammen mit viel Mineralstoffen, die wir innerlich einnehmen. Zum Zähneputzen wird etwas basisches Salz mit dem feuchten Zeigefinger aufgenommen, dann damit sachte über die Zähne und das Zahnfleisch gerieben, danach ausgiebig gespült und gegurgelt mit einer Prise basischen Badesalzes im Gurgelwasser. Eine Prise pro Becher langt auch für die Über-Nacht-Reinigung der Zahnprothese.

Man kann das basische Badesalz natürlich vor dem Zähneputzen auch auf die angefeuchtete Zahnbürste streuen. Dazu eignen sich besonders gut Salzstreuer, die über eine spitze Kappe mit einem einzigen Loch verfügen.

Basische Nasenspülung

Wir geben eine Messerspitze basisches Badesalz auf ein Glas körperwarmes Wasser, lösen es auf, schütten diese Lösung mehrmals in die hohle Hand und schniefen die Lauge auf, bis sie den Rachen hinunterläuft. Mit solchen Nasenspülungen hält oder spült man sich die Innerkopf-, Kiefer- und Stirnhöhlen frei und stärkt die Abwehrkräfte des gesamten Kopf-, Mund- und Rachenraumes. Basische Nasenspülungen sind wichtig bei allen stofflichen Problemen der Augen, der Ohren und des Gehirns.

Basische Spülungen
Nasenspülungen für:

- Kopfhöhlen
- Kieferhöhlen
- Stirnhöhlen
- Nase
- Mund
- Rachen
- Augen!
- Ohren!

Basische Gesichtsmaske

In etwas körperwarmes Wasser wird ein gestrichener Teelöffel basisches Salz gegeben, dann mit „Heilerde äußerlich" angeteigt. Die breiige Masse wird als Maske für eine halbe Stunde aufgetragen, dann abgespült. Diese basische Maske hat sich bei vielen Hautproblemen im Gesicht und am Körper bewährt, besonders auch bei Cuperose. Bei Cuperose wird die Maske nicht mit Wasser, sondern mit Mandelöl angeteigt.

Bei Akne haben sich auch Dampfbäder mit Kamille oder anderen Kräutern als hilfreich erwiesen. Beide sind basisch.

Basische Kinderpflege

Ein gehäufter Teelöffel basisches Badesalz genügt für die Kinderbadewanne von ca. 20 Litern Inhalt. Dieses Bad entfettet die zarte Babyhaut nicht und brennt nicht in den Augen. Es ist auch für empfindliche Haut geeignet. Es schadet dem Kleinkind auch nicht, wenn es einmal einen Schluck trinkt.

Basentrunk

Eine Messerspitze eines zur Verfügung stehenden Basensalzes wie Bullrich, MeineBase oder Natron werden in ein Glas Stilles Mineralwasser oder Leitungswasser gegeben und gut aufgelöst. Die Lauge wird sofort zügig getrunken. Ein derartiger Basentrunk bewährt sich immer bei starken Übersäuerungen der Körperflüssigkeiten und Gewebe. Man kann den Trunk durch die Hinzufügung energiereicher Mineralstoffe noch verbessern. Die Base sorgt auf alle Fälle für eine schnelle Neutralisierung Schmerzen verursachender Säuren. Will man diesen Basentrunk magenwirksam trinken, wird er in kleinen Schlucken getrunken. Will man diesen Basentrunk ganzkörperwirksam für den ganzen Thorax, also beispielweise bei einem Gichtanfall, bei einem Rheumaschub oder bei einer Herzattacke trinken, dann wird das Glas wie vom durstigen Knecht in hastigen Zügen hinuntergestürzt.

Risiken und Hilfen

Nach basischen Bädern werden von Allergikern, von Neurodermitikern oder von an Psoriasis Erkrankten in seltenen Fällen Hautirritationen oder Hautjucken berichtet. Diese Personen sind in aller Regel so vergiftet und so verschlackt, dass in den basischen Bädern große Mengen dieser Gifte und Schlacken durch die Haut nach außen dringen und dann in der Oberhaut quasi steckenbleiben. Das juckt dann in seltenen Fällen so schlimm, dass sich diese geplagten Erwachsenen oder Kinder regelrecht blutig kratzen. Hier bringt eine schwach saure Schlussspülung schnelle Hilfe.

In ca. fünf Liter Wasser gibt man etwa 150 ml KANNE Brottrunk oder 2 Esslöffel Obstessig und gießt sich diese schwach saure Schlussspülung über den Körper oder gezielt über die juckenden Hautpartien. Mit sauren pH-Werten von ca. 5 bis pH 6 werden so die juckenden Säuren, Gifte oder Schadstoffe aus der Oberhaut vertrieben und in die darunter liegenden Fett- und Bindegewebe der Unterhaut abgeschoben. Das Jucken hört schnell auf.

Hilfreich sind für derartig betroffene Personen auch wiederholte saure Abreibungen über den Tag. Dazu wird Kräutertee zubereitet, dem man auf einen Liter Tee bis zu einem viertel Liter Brottrunk oder einen Schuss Obstessig beigibt. Damit wird dann die Haut betupft oder auch ein Wickel zubereitet. Sehr vergiftete und verschlackte Menschen nehmen lieber Zuflucht zu stundenlangen basischen Fußbädern und ziehen sich ihre Gifte und Schlacken mit basischen Strümpfen über die Füße hinaus.

Wannenreinigung

Wir werden immer wieder angesprochen, angerufen und angeschrieben, dass sich bei bzw. nach lange dauernden basischen Bädern Ränder an der Badewanne bilden oder sich ein stumpfer Niederschlag auf der vorher glänzenden Oberfläche der Wanne bildet. Das liegt natürlich an dem Härtegrad des Wassers. Bei hartem Wasser bilden sich kalkseifenartige Niederschläge. Diese löst man ganz einfach, indem man die Badewanne mit einem Essigreiniger oder mit einem Schuss Essig in das Putzwasser nach dem Ablaufen des Badewassers reinigt!

CHEMIE DER ENTSCHLACKUNG

Die Körperschlacke ist ein chemisch neutrales Salz, die neutralisierte Verbindung eines Mineralstoffes mit einer Säure oder mit einem Gift. Löst man diese Verbindung auf, wird die ehemals neutralisierte und somit gebundene Säure wieder frei und aktiv. Insofern ist jede Schlackenlösung die Freisetzung einer bis dahin gebundenen Säure oder eines bis dahin gebundenen Giftes.

Jede Schlacke ist am Anfang ein vom Körper sinnvoll und richtig gebildetes Neutralsalz. Dieses wird nur durch den Vorgang der Ablagerung zur Schlacke, welche für den Gesundheitszustand der oder des Betroffenen negativ zu bewerten ist. Es gilt, dem Körper und seinem Organismus bzw. Stoffwechsel keine Voraussetzungen oder Zwänge zur Ablagerung richtigerweise gebildeter Neutralsalze zu schaffen!

Jede Säure und jedes Gift muss nach der Lösung aus der chemisch neutralen Schlacke mit energiereichen Mineralstoffen erneut neutralisiert werden, damit sie als ausscheidungsfähiges Neutralsalz via Urin oder Haut ausgeschieden werden kann. Erfolgt keine parallele Schlackenlösung und Neutralisierung gelöster Säuren, treten in aller Regel Entschlackungskrisen auf. Weiterer Mineralstoffverzehr aus körpereigenen Depots ist dann die logische Folge.

Entschlackungskrisen werden vermieden, indem jeden Tag wenigstens die gleiche Menge Wasser wie schlackenlösender Tee getrunken wird. Die Menge Wasser kann sogar das Eineinhalbfache oder das Doppelte der Teemenge betragen.

Schaut man in die Menschheits-, da besonders in die Medizingeschichte, zurück, dann begleitet uns das Fasten durch alle überschaubaren Jahrtausende ab der nicht mehr einsehbaren Zeit von Atlantis. Berichtet wird von vielen Großen vergangener Zeiten, dass sie einmal oder öfters im Jahr fasteten. Sie gingen in die Höhlen oder in die Wüste, um dort nur zu trinken und zu meditieren. Von Fastenkrisen wird nichts berichtet.

Das Versäumnis des Samuel Hahnemann:

Samuel Hahnemann lehrte nur den ersten von drei heute notwendigen Schritten einer wirkungsvollen Entgiftung und Entschlackung.

- Lösung von Schlacken und Giften

Es fehlen:

- Neutralisierung und
- Ausschwemmung / Ausleitung

Mögliche Folgen:

- Heilkrisen
- Erstverschlimmerungen
- Reaktionsphasen

Am Ende des Mittelalters, also am Anfang der Moderne, stoßen wir auf einen klugen Kundigen des Körpers und der Heilweisen, auf Samuel Hahnemann. Er entdeckte eine neue Möglichkeit, Schlacken und Gifte zu lösen, die Homöopathie. Er glaubte, das richtige Mittel gefunden zu haben bzw. anzuwenden, wenn der Patient mit einer Erstverschlimmerung reagierte. Man sah damals, und tut das in weitesten Kreisen der Therapeuten unserer Zeit auch heute noch, diese unangenehmen Reaktionen als integralen Bestandteil des Heilungsfortschrittes an. Diese Reaktionen heißen zurzeit Erstverschlimmerungen, Reaktionsphase, Fastenkrise, Heilkrise o. ä. Sie äußern sich in Kopf-, Glieder- oder Gelenkschmerzen oder in starkem Jucken, in Ekzemen, Ödemen oder in anderen unliebsamen Symptomen oder Phänomenen.

Wir selber halten diese Reaktionen nicht für integrale Bestandteile des Heilungsfortschrittes sondern für zu überwindende Therapiefehler oder

Entschlackung

Schlackenlösung ist die Auflösung abgelagerter Salze. Sie bedeutet die Wiedererweckung bislang neutralisierter Säuren und Gifte. Das ist die „Heilkrise“ bzw. Säurekrise! Diese erfordert Säureneutralisierung und die Säure- und Neutralsalzausschwemmung.

Der Dreisprung der Entschlackung

- Schlackenlösung (Kräutertee / Obstessig)
- Säureneutralisierung (energiereiche Mineralstoffe)
- Säure- und Schlackenausleitung mit basischer Körperpflege und mit dem Trinken von Wasser

-schwächen. Das Auftreten dieser Reaktionen, die bei Reinigungsmaßnahmen des Organismus auftreten können, sind entweder die Reinigung des Organismus verstärkende Symptome wie beispielweise Ekzeme oder sinnvolle Maßnahmen des Körpers wie Jucken, das nach Öffnung der juckenden Hautareale ruft. Oder es sind Warnsymptome wie Schmerzen, die dazu aufrufen, mit den begonnenen Maßnahmen entweder aufzuhören, sie abzumildern oder modifiziert und intelligenter als bisher fortzufahren.

Unsere Antwort auf diese Heilkrisen ist der von uns entwickelte „Dreisprung der Entschlackung“. Wir wissen sehr wohl um die möglichen Auswirkungen der Schlackenlösung, setzen die Reinigung des Organismus sinnvoll mit dem zweiten Schritt der Organstärkung, der mineralischen Neutralisierungshilfe für die Flüssigkeiten und Sekrete des Organismus fort bis zu einer basisch unterstützten Ableitung von Säuren und Giften über die Oberhaut und über die Schleimhäute.

Wenn in einigen Jahren die von uns entwickelten drei Schritte zur Reinigung des menschlichen Organismus therapeutisches Allgemeingut geworden sind, dann wird der Glaube vergessen sein, dass die Heilkrise integraler Bestandteil des angestrebten Heilungsfortschrittes ist.

Wirkungsvolle und gleichzeitig komplikationslose Entschlackung und Entgiftung funktionieren heute in unserer vergifteten Epoche nur mit drei parallel verlaufenden körperchemischen Maßnahmen, mit dem von uns entwickelten „DREISPRUNG DER ENTSCHLACKUNG“. Dessen erster Schritt ist die Auflösung der Schlacke in ihren vorderen minera-

Vorsicht!

Nicht Schlackenlösung mit Entschlackung verwechseln!
Nicht Abnehmen mit Entschlackung verwechseln!

lischen Bestandteil und in den sog. Säurerest. Jede Schlackenlösung, das muss man wissen, bedeutet das Wiederaufleben der alten, vormals neutralisierten Säure.

Es ist diese Wiedererweckung von Säure oder Gift, welche in beispielsweise Tee-Fastenkuren alle möglichen Fastenkrisen hervorruft. Diesem Phänomen der Schlacken- und Giftlösung begegnen wir auch in der Homöopathie, wenn dort von Erstverschlimmerungen oder Heilkrisen gesprochen wird. Fastenkrisen, Heilkrisen, Erstverschlimmerungen sind nichts als Überschwemmungen des Körpers und seiner Flüssigkeiten mit gelösten Säuren und Giften. Diese Verschlimmerungen oder Krisen dauern so lange, wie Gifte und Säuren nicht neutralisiert und ausgeleitet worden sind. Im schlimmsten Falle werden sie sogar als erneut gebildete Salze wieder abgelagert.

Damit das nicht geschieht, ist nächst und neben der Schlackenlösung und der daraus resultierenden Wiedererweckung der ehemaligen Säuren ein zweiter Schritt zwingend notwendig. Das ist der Schritt der Neutralisierung von Säuren und Giften durch geeignete energiereiche Mineralstoffe. Deshalb ist parallel zu jedem Teefasten und zu jeder homöopathischen Lösung, überhaupt zu jeder Entschlackungskur, eine gehaltvolle vegetarisch-vollwertige Ernährung wichtig als auch ggf. die reichliche Zufuhr geeigneter energiereicher Mineralstoffe zwecks Säure- und Giftneutralisierung.

Zur Ausschwemmung gelöster Schadstoffe und erneut neutralisierter Säuren und Gifte benötigt der Faster oder Entschlacker ein Transportmedium. Dieses kann nur das Wasser sein! Weiches Trinkwasser aus der Leitung taugt, ebenso mineralstoffarmes Heilwasser. Energetische Verbesserungen sind möglich, indem man sein Trinkwasser einige Stunden besonnt. Bei durch Säuren und Gifte verursachten Unpässlichkeiten, Schmerzen oder Anfällen bringt oft schon das alleinige Trinken von Wasser Erleichterung und Besserung. Wenn das der Fall ist, sollte unbedingt mit einer Entschlackung begonnen werden.

Weiterhin haben wir zu bedenken, dass in einer derartigen Entschlackungskur die Ausscheidungsorgane Leber, Darm und Niere, ggf. auch die Haut, stark belastet werden. Damit wir sie nicht überlasten und dadurch eventuell die erneute Ablagerung von neutralisierten Salzen als Schlacken riskieren, unterstützen wir die Leber mit basischen Wickeln und die Haut mit basischen Fuß- und Vollbädern von möglichst langer Dauer zwischen ein und drei Stunden. Diese drei körperchemischen Schritte einer jeden Entschlackungskur sind grundsätzlich parallel durchzuführen.

Es gibt verschiedene Möglichkeiten der Entschlackung. Es gibt die generelle und die drastische, es gibt auch die vorsichtige Entschlackung, und es gibt die Fastenkuren. Es gibt die zielgerichtete Entschlackung und das oberste Gebot einer jeden Entschlackung. Dieses lautet: „Je verschlackter – desto vorsichtiger entschlacken!“

Viele Problemstellungen der Schlackenlösung, der Säureneutralisierung und der verschiedenen Ausscheidungsmöglichkeiten und -wege sind zu bedenken, so z.B. die Fastenchemie, die Fastenkrisen und der Fastengau. Als FASTENGAU bezeichnen wir den „größten anzunehmenden Fastenunfall“, den Herzinfarkt. Ein weites Feld fürwahr, welches es jetzt zu bestellen gilt.

Bekanntermaßen hat Finnland die höchste Herzinfarktrate aller Völker dieser Erde. Man hat dort versucht, dem Herzinfarkt mit der Gabe von Vitaminen zu begegnen. Dazu hat man eine großangelegte Studie mit 22.000 finnischen Rauchern durchgeführt. Man hat ihnen täglich 50 mg Vitamin E, 20 mg Beta-Karotin oder eine Kombination beider Substanzen verabreicht.

Die Annahme war, dass damit Angina Pectoris-Anfälle, also beklemmende Schmerzen im Brustkorb, die als Vorboten des Herzinfarktes gelten, bei den fünfzig- bis neunundsechzigjährigen Männern verhindert werden könnten. Beide Vitamine erwiesen sich jedoch als wertlos, wie die Studie des Europäischen Institutes für Lebens- und Ernährungswissenschaft im hessischen Hochheim aus dem Jahr 1996 ergab.

Die Studie hätte man sich sparen können! Man hätte sich nur Gedanken über den eigentlichen Grund des Herzinfarktes machen müssen! Er liegt einzig und allein in dem hohen Verschlackungs- und Versauerungsgrad des finnischen Mannes begründet. Dem helfen gegen seinen Herzinfarkt nur konsequente Entschlackung, die Vermeidung von Mineralstoffverlusten und die reichliche Zufuhr energiereicher Mineralstoffe. Diese müssen zwangsläufig aus der Pflanze stammen! An einer energiereichen vegetarischen Kost jedoch hapert es gerade in Finnland.

Weltmeister Finnland

- Weltmeister im Eiweißkonsum
- Weltmeister im Kaffeekonsum
- Weltmeister im Saunabesuch
- Weltmeister beim Herzinfarkt

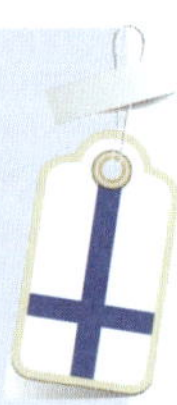

Dort im hohen Norden Europas ist das Angebot an pflanzlicher Nahrung besonders gering und das Angebot an tierischen Produkten wie Eier, Käse, Milch, Fisch und Fleisch besonders groß. Logischerweise versauert und verschlackt der finnische Mann schneller als die Männer der anderen Länder Europas.

In Finnland kommt noch die Sauna als Mineralstoffräuber hinzu. Treibt der Mann obendrein im falschen Verständnis von Körperchemie reichlich Sport und „Fitness", ereilt ihn bald der „finale Milchsäureschuss".

Sauna

- Vorher reichlich mineralisieren und Wasser trinken!
- Thermoschweiß entmineralisiert und entwässert
- Muskelschweiß entschlackt

Die Sauna hatte ursprünglich den Sinn, die Menschen abzuhärten, sie für den Wechsel zwischen warmen und bitterkalten Temperaturen zu konditionieren. Die Sauna ist nicht in der Lage, Schlacken zu lösen und auszuscheiden. Beides könnte sie jedoch wirkungsvoll unterstützen, wenn vorher viel Kräutertee getrunken, energiereiches Wasser und geeignete Mineralstoffe zugeführt würden. Das könnte aus vegetarischer Ernährung oder aus Nahrungsergänzung erfolgen.

Der finnische Mann hätte als erstes seinen drastischen Mangel an neutralisierungsfähigen Mineralstoffen zu beheben. Dann hätte er darauf zu achten, dass er in der Sauna keinen unnötigen Mineralstoffverzehr erleidet. Ansonsten gilt es für ihn wie für jede verschlackte Person, die in dem vorherigen Kapitel aufgezeigte Kausalkette der Verschlackung umzukehren.

Wer die Sauna gern als Entschlackungsinstrument benutzen möchte, wählt folgendes Prozedere: Man trinkt etwa zwei Stunden vor dem Besuch der Sauna einen halben Liter schlackenlösenden Kräutertee. Dann isst man etwa 1½ Stunden vor dem Saunabesuch reichlich energiereiche Mineralstoffe, um in Lösung gehende Säuren und Gifte abzubinden. Etwa eine Stunde vor dem Gang in Sauna oder Dampfbad wird ein halber bis ein ganzer Liter mineralstoffarmes, kohlensäurefreies Wasser getrunken.

Trinken beim Entschlacken

0,5 Liter Tee
+
1 Liter Wasser

1 Liter Tee
+
2 Liter Wasser

Dann geht es in die Sauna oder ins Dampfbad. Dort wird 10 - 15 Minuten geschwitzt. Jetzt wird eine Pause eingelegt. Man verlässt die Sauna. Auf die großen Flächen des Körpers wird ein Brei aufgetragen, der aus einem flüssigen Honig und einem basischen Badesalz hergestellt wurde. Dann geht es zurück in die Sauna, wo noch einmal 5 – 15 Minuten geschwitzt wird.

Während dieser Zeit wird die Honig-Badesalz-Mischung auf dem Körper verteilt und dort wie ein Peeling eingerieben.

Nach dem Verlassen von Sauna oder Dampfbad wird gründlich geduscht, aber nur mit Wasser. Bei Cellulite kann in der Sauna oder im Dampfbad das betroffene Gewebe aufquellen. Ist das der Fall, wird nach dem Verlassen von Sauna oder Dampfbad möglichst kalt und ausgiebig abgeduscht. Die Kälte des Wassers im Tauchbecken und Kneipp'sche Güsse vervollständigen die abschließende Kältebehandlung.

Wir alle, nicht nur die Finnen, müssen in Zukunft bescheidener leben und essen – weniger, aber gehaltvoller als bisher. Wir müssen und werden auf die sauren Genüsse unserer Zeit zum größten Teil verzichten, wahrscheinlich mehr dem Zwang gehorchend denn dem eigenen Triebe.

Wir werden uns auf eine mineralstoffüberschüssige Ernährung umstellen und wieder Kräutertee zwecks Schlackenlösung trinken wie zu Großmutters Zeiten, Gemüse aus dem eigenen Garten und mehr Rohkost essen als bisher, gleichfalls wieder mehr Wasser trinken. Wir sollten überhaupt eher ein Volk von Gemüsebauern werden als eines der Getreideanbauer und Viehzüchter.

Schlackenlösung durch Verdrängung des mineralischen Teils der Schlacke mit:

· Wasser
· Tee
· Gemüsesäften
· homöopathischen Potenzen

Die Generationen vor uns haben ein Leben lang Schlackenlösung und Durchspülung ihrer Körper mit von ihnen gesammelten Kräutern und mit dem Trinken von Wasser betrieben. Diese bunte Mischung nannten noch unsere Großmütter HAUSTEE. Eine solche Kräutermischung kann alle chemischen Elemente enthalten, aus denen der Mensch besteht, aus denen mithin auch alle möglichen Schlacken bestehen können. Wir haben als Nachfolger der Heilpraktikerfamilie Leisen erforscht, welche 55 Elemente des chemischen Periodensystems in welchen Teekräutern wirksam sind und auf dieser Basis eine umfassende Rezeptur entwickelt.

Ein solcher Tee ist am ehesten in der Lage, alle möglichen Schlacken zu lösen. Dabei müssen wir uns noch einmal vergegenwärtigen, dass Schlackenlösung grundsätzlich die Reaktivierung der ehemaligen, vormals neutralisierten Säuren und Gifte bedeutet. Die erneute Neutralisierung der durch den Tee wieder zu neuer Aktivität erweckten Säuren hat, wie wir mittlerweile wissen, durch energiereiche Mineralstoffe aus vegetarisch-vollwertiger Ernährung oder aus geeigneten Nahrungsergänzungsmitteln zu erfolgen. Auch Gemüsesäfte, wie sie Apotheken, Drogerien, Bioläden und Reformhäuser anbieten, sind hervorragende Mineralstoffspender.

Riegel	Sb Al Ag	Au Bi As	Ca Cu Cr	Ce Cl Cs	Er Cd Fe	F Gra Ge	H Hf In	Ir K J	La Co Li	Mg Mn Hg	Ni Na N	Os P O	Pb Pt Rb	Sn Sm Se	Si S V	W Zn Zr
Johanniskraut	■	■■	■			■	■		■	■■		■		■■■	■■	■■
Schafgarbe	■ ■	■	■■	■	■ ■	■	■ ■	■■	■ ■	■■	■■■	■ ■	■	■■	■■	■ ■
Ringelblume	■ ■	■	■■	■	■■	■	■■	■■	■		■	■■	■		■ ■	■■
Kamille	■■	■			■	■				■	■	■ ■	■	■■	■	■■■
Schöllkraut		■■		■■	■	■■		■	■ ■		■		■	■ ■	■■■	■■
Holunderblüte	■		■■■		■■■		■■	■		■■		■■	■	■	■	■■
Bohnenhülsen	■		■	■			■	■■■	■■	■	■		■	■	■■■	■
Lindenblüte	■■			■							■				■	■
Zinnkraut	■■	■	■	■	■	■	■	■	■		■	■	■		■■	■ ■
Löwenzahn		■			■	■■		■			■	■	■	■	■■	■ ■

Quelle: *Vanselow-Leisen: Die Leisenkur*

Die Ausscheidung der nach erneuter Neutralisierung ausscheidungsfähigen und -pflichtigen Neutralsalze und nach Möglichkeit auch freischwimmender Säuren erfolgt über die Nieren und den Darm, aber ebenso über die Haut. Deshalb sind die verschiedensten Anwendungen einer wirkungsvollen basischen Körperpflege so wichtig.

In dem von uns entwickelten Teerezept ist jedes Element des Periodensystems vertreten.

Mit diesem Rezept werden keinerlei arzneiliche Wirkungen beabsichtigt, sondern damit soll ganz gezielt die komplexe Stofflichkeit des Menschen auf seiner untersten, im wahrsten Sinne des Wortes elementaren Ebene berücksichtigt werden. Es stammt im Ursprung von Matthias Leisen aus den 20er Jahren des letzten Jahrhunderts. Wichtig ist bei der stofflichen Versorgung des Menschen neben dem Vorhandensein sämtlicher Elemente deren energetische Wertigkeit.

Der Tee stellt eine Verdünnung dar, die aufgrund des Vorhandenseins

Schlackenlösung durch Verdrängung des Säurerestes durch:

- Obstessig
- Apfelessig
- Essigsäure!

Vorsicht: Je mehr Säure, desto höher ist der Neutralisierungsbedarf!

sämtlicher Elemente in der Lage ist, sämtliche Schlacken zu lösen. Diese können ihrerseits auch aus allen unterschiedlichen Elementen zusammengesetzt sein. Weiter als zur Schlackenlösung reicht jedoch die Energie der Elemente eines Tees nicht! Dieses unvermeidbare Manko liegt in der Zubereitung des Tees mit kochendem Wasser begründet.

Einige Heilpraktiker bezeichnen einen Kräutertee, hergestellt aus einem Liter Wasser und einem gestrichenen Esslöffel Teekräuter als eine homöopathische D_4-, andere als eine D_6-Verdünnung. Sie führen die Fähigkeit eines solchen Tees, Schlacken in ihren vorderen mineralischen Teil und den sog. Säurerest zu lösen, auf die entsprechenden Fähigkeiten homöopathischer Verdünnungen zurück.

Es muss an der naturwissenschaftlich nicht nachweisbaren Energetik eines solchen Tees liegen, weshalb dieser in der Lage ist, beispielsweise harnsaures Kalzium oder oxalsaures Kalzium zu lösen. Dieses Phänomen ist besonders vom Grünen Hafer bekannt. Diese beiden Salze sind im Labor nicht wasserlöslich. Wieso soll dann gerade ein Kräutertee das schaffen, was im chemischen Labor nicht möglich ist?!

Der Unterschied zwischen Labor und destilliertem Wasser auf der einen Seite und zwischen Körper und Tee auf der anderen Seite ist im WILLEN des Körpers zu sehen, Schlacken auszuscheiden und in der FÄHIGKEIT des Tees, Schlacken zu lösen.

Ganz offensichtlich sind die Elemente, welche in dem Kräutertee enthalten sind, von einer ungleich höheren energetischen Wertigkeit als die Atome des destillierten Wassers im Labor.

Beim Tee begegnen wir darüber hinaus dem Phänomen, dass seine Energie wohl dazu ausreicht, die bislang bestehende Verbindung zwischen

Verschlackung therapieren

- Säureherkunft analysieren
- Stoffwechselschwächen diagnostizieren und therapieren
- Säuren reduzieren
- Schlacken lösen
- Säuren neutralisieren

Ableitungsmaßnahmen:

- Tee trinken
- Wasser trinken
- basische Körperpflege
- Lymphdrainagen
- u. U. Darmsanierung
- u. a. Maßnahmen
- Massagen

beispielsweise Kalzium und Harnsäure oder zwischen Kalzium und Oxalsäure zu lösen. Die energetische Potenz des lösenden Kalziums ist jedoch nicht groß genug, um nach dem Kraftakt der Schlackenlösung auch noch denjenigen zu vollbringen, die jetzt wieder frei gewordene Säure erneut zu binden und als ausscheidungsfähiges Neutralsalz via Nieren oder Darm aus dem Organismus hinauszubefördern.

Für diese Aufgabe bedarf es eines Kalziums oder eines anderen Mineralstoffes mit einer wesentlich höheren energetischen Potenz. Dieser Mineralstoff muss entweder aus vegetarischer Ernährung, aus zugeführten Nahrungsergänzungsmitteln oder schlimmstenfalls aus körpereigenen Depots stammen oder von dort entnommen werden.

Eine gewisse schlackenlösende Funktion haben auch verschiedene Pflanzenpresssäfte, wie sie beispielsweise deutsche Reformhäuser in jedem Frühjahr anbieten. Das sind Säfte von Brennessel, Löwenzahn oder Artischocke u. a.

Zur Neutralisierung von Säuren und Giften taugen nur Mineralstoffe von hoher energetischer Wertigkeit. Frisches Obst, Gemüse, Gewürze und Samen oder aus diesen schonend hergestellte Nahrungsergänzungsmittel sind die Lieferanten energiereicher Mineralstoffe.

Es ist wie bei Shakespeare's „Der Widerspenstigen Zähmung“: Säuren wie die Schwefel- oder die Salzsäure oder wie die Salpetersäure sind von einer derartig hohen energetischen Aggressivität, dass nur ein gleichfalls extrem energiereiches beispielsweise Kalzium- oder Natriumatom in der Lage ist, diese Säure zu bändigen respektive in eine befriedigte oder befriedete „Ehe“ zu führen und dort zu halten.

Warum erfolgen Ausscheidungen?

- wegen „Überfüllung“
- wegen Stoffwechselschwächen z. B. der Leber oder der Bauchspeicheldrüse
- wegen des Ausscheidungscharakters der anfallenden Säuren bzw. Schlacken
- wegen hormoneller Gründe
- wegen Stress
- wegen „Ausscheidungstyp“

Für den Abtransport von Säuren, Giften und Salzen muss sogar das Transportmedium Wasser voll Energie sein. Deshalb empfehlen wir Besonnung, oder Verwirbelung von Wasser vor dem Trinken, nicht das Kochen oder Destillieren. Eine Möglichkeit ist allerdings das zehnminütige Köcheln nach Ayurveda.

Es sollte auch stets mehr Wasser als schlackenlösender Tee getrunken werden, wenigstens die gleiche Menge. Diese Empfehlung gilt im

Prinzip desto konsequenter, je verschlackter oder vergifteter eine Person ist. Viele Fastende, die über einen sauberen Organismus verfügen, kommen ohne zusätzliches Wasser zurecht.

Wichtig ist eine reichliche Mineralstoffversorgung natürlich auch während der Schwangerschaft und Stillzeit. Seit Jahrhunderten, vielleicht sogar seit Jahrtausenden, reichen die jungen Mütter einen Spruch von Generation zu Generation. Dieser Spruch lautet: „Jedes Kind kostet Dich einen Zahn." Dieser Zahnverlust ist natürlich nichts anderes als Mineralstoffverlust. Das wachsende Leben fordert mit diesem Zahn seinen Preis in Form von Mineralstoffen und Spurenelementen zum Aufbau des eigenen Körpers. Erhält der wachsende Körper diese Stoffe nicht aus der täglichen Nahrung der Mutter, dann entnimmt er sie aus ihrem Körper.

Die Folge dieser neun Monate dauernden Mineralstoffentnahme können sein: Zahnverlust, Haarverlust und Hautverlust. Letzter zeigt sich in den sog. Schwangerschaftsstreifen. All diese unliebsamen Begleiterscheinungen einer Schwangerschaft sind total unnötig und überflüssig. Die Mineralstoffversorgung der werdenden Mütter muss lediglich während der Schwangerschaft und dann in der Stillzeit drastisch über das normale Maß hinaus erhöht werden.

Hin und wieder werden während oder am Ende von Schwangerschaften Hämorrhoiden oder Pickel beobachtet. Diese können als Folge der Ausscheidungsunterbrechung gedeutet werden. Es findet ein Stau von Schlacken und Giften hinter der Leber statt, der Pfortaderrückstau, welcher an den Hämorrhoiden endet.

Auch Pickel während der Schwangerschaft dürfen als Folge der neun Monate unterbleibenden Säure- und Giftausscheidung gedeutet werden. Der weibliche Stoffwechsel parkt Säuren und Gifte weiterhin und scheidet sie entweder durch die Pickel aus oder staut sie hinter der Leber, wenn diese überlastet ist. Eine Leberstärkung durch basische Wickel oder durch das Trinken von Säften von Artischocke, Löwenzahn und Mariendistel ist deshalb während der Schwangerschaft anzuraten. Ebenso wichtig sind entschlackende basische Fuß- und Vollbäder. Ein Liter energiereiches Wasser pro Tag während der Schwangerschaft ist gleichfalls zu empfehlen.

Wir haben gesehen, dass Verschlackung hierarchisch ansteigend erfolgt, wobei der Körper generell versucht, eine „Hierarchie der Lebenswichtigkeit" (Seite 116) einzuhalten, weshalb er mit der Schlackendeponierung in den Fettgeweben beginnt, diese über die Bindegewebe und Muskeln fortsetzt, bis er eines Tages gezwungen ist, Schlacken auch in Organen und letzten Endes in den lebenswichtigen „Zentralen" Herz und Gehirn zu deponieren.

Betreiben wir jetzt eine generelle Entschlackung mit dem regelmäßigen Trinken von ein bis zwei Liter Tee, mit einer mineralstoffreichen und gleichfalls vitalstoffreich-vegetarischen Ernährung, mit dem Trinken von ca. 1,5 Liter Wasser und mit einer sinnvoll begleitenden basischen Körperpflege, dann passiert Entschlackung genau die gleiche Hierarchie abwärts, wie die Verschlackung diese Hierarchie aufwärts vor sich gegangen ist.

Ausscheidungen vermeiden:

1. Säuren und Gifte vermeiden
2. Stoffwechsel / Leber stärken
   · Wickel
   · Löwenzahn / Artischocken / Mariendistel
3. Ausscheidungsfunktionen stärken
   · Einläufe / Colon-Hydro-Therapie
   · Nierenwickel (Zwiebel oder Base)
   · Darmsanierung (Candida o. ä.)
4. Neutralisierungspotential stärken
   · Küche
   · Nahrungsergänzung

In letzter Zeit ist eine weitere Methode der Schlackenlösung in Mode gekommen, diejenige mittels Obstessig. Diese Schlackenlösung funktioniert über die Lösung des Säurebestandteiles aus der Schlacke, während Wasser, Tee und homöopathische Potenzen über den mineralischen Bestandteil lösen.

Die Lösung mit der Essigsäure des Obstessigs ist besonders drastisch und erzielt deshalb auch oft sehr gute Anfangserfolge der Schlackenlösung. Allerdings erfordert die Schlackenlösung mit Obstessig ein besonders hohes Maß an Neutralisierungspotential mit energiereichen Mineralstoffen und Spurenelementen und logischerweise eine konsequente Ausleitungshilfe mittels ein bis zwei Liter Wasser pro Tag und mit basischer Körperpflege über die Haut. Leider wird die konsequente Mineralisierung oftmals ebenso vernachlässigt wie die gleichermaßen wichtige basische Ableitung über die Haut.

Während bei der Lösung über Wasser, Tee und homöopathische Potenzen lediglich die Säure aus Schlackenlösung zu neutralisieren ist, müssen bei der Lösung mit Essigsäure nicht nur die aus den Schlacken gelösten Säuren, sondern auch die Essigsäure selbst neutralisiert werden.

Im Laufe der Menschheitsgeschichte haben sich die Notwendigkeiten, Möglichkeiten und Mittel der Schlackenlösung gleichermaßen weiterentwickelt. Die Menschen des Altertums waren nicht vergiftet und nur wenig verschlackt. Ihnen genügte die Lösung ihrer wenigen Schlacken mittels reinen Wassers. So gingen denn, wie überliefert ist, die Großen der Antike in die Wüste oder in die Höhlen oder Wälder, um dort bei wenig Nahrungsaufnahme lediglich zu trinken. Zur Schlackenlösung genügte damals reines Quell- oder Brunnenwasser.

Schauen wir uns die Bilder von Tintoretto oder Rubens an, dann sehen wir, dass die Verschlackung im Mittelalter erhebliche Fortschritte gemacht hat. Deshalb kochten die klugen Frauen des Mittelalters Kräutertee. Er besitzt eine wesentlich höhere Fähigkeit, Schlacken zu lösen, als lediglich Wasser.

Die Zeiten schritten fort, der berühmte „Fortschritt“, und die Verschlackung mit ihm. Die Neuzeit bescherte uns erste Vergiftungen und daraus folgende Krankheiten oder Todesfälle. Die aufkommende Problematik beantwortete Samuel Hahnemann mit der Erfindung seiner homöopathischen Potenzen. Diese lösen noch intensiver als ein breit gefächerter Kräutertee. Allerdings bergen sie die Gefahr von Erstverschlimmerungen oder Heilkrisen, wenn sie ohne begleitende Neutralisierung und basische Ableitung praktiziert werden.

Die letzten Jahre bescherten uns zwei weitere Möglichkeiten bzw. Erfindungen zum Entschlacken. Der eine Weg ist die von uns beschriebene Schlackenlösung mit dem Obstessig bzw. der Essigsäure. Dieser Weg bringt in der Tat eine drastische Schlackenlösung, birgt aber bei längerer Anwendung auch die Gefahr einer Azidose von Zellen und Körperflüssigkeiten, wenn nicht parallel drastisch neutralisiert und konsequent basisch abgeleitet wird. Nach unserer Meinung genügen zur Neutralisierung auch nicht die im Obstessig oder Apfelessig enthaltenen Mineralstoffe.

Die logische Antwort auf die Not von Verschlackung und Vergiftung unserer Zeit scheint die von uns erfundene Entschlackung und Entgiftung in drei Schritten zu sein. Es ist die relativ schonende Schlackenlösung mittels Tee, dann als begleitender Schritt die Neutralisierung der gelösten Gifte und Säuren mittels energiereicher Spurenelemente und Mineralstoffe, als nächstes der Abtransport mittels möglichst mineralstoffarmem Wasser und so parallel wie am Ende der Entschlackungskette die Stärkung von Leber und Nieren und zum Schluss die basische Ableitung von Schadstoffen über die Haut.

Ökotrophologen, Köche und erfahrene Hausfrauen haben einen guten Küchentipp, um Kalzium aus beispielsweise Rinderknochen zu lösen. Sie geben der kochenden Brühe einen Schuss Essig hinzu. Essigsäure ist also ein guter Knochen- d.h. Kalziumlöser. Das jedoch kann nicht der Sinn einer Entschlackung sein. Insofern sollte man sich vor einer zu großen Menge von regelmäßig getrunkenem Obst- oder Apfelessig hüten. Wenn man diesen Weg jedoch aufgrund der sehr effektiven Schlackenlösung gehen möchte, dann immer nur in Begleitung mit viel Neutralisierung, Ausschwemmung, Organstärkung und basischer Ableitung.

Dabei erfolgt die Neutralisierung mit energiereichen Mineralstoffen, die Ausschwemmung mit dem Trinken von Wasser und die Ableitung vorwiegend mit basischen Fuß- und Vollbädern.

Wir sollten in Zukunft jedoch darauf achten, dass wir nicht aus einer Zeit, in welcher zu wenig Wasser getrunken wurde, unversehens in eine Zeit geraten, in der das Wassertrinken übertrieben wird. In der Natur herrscht auch nicht ununterbrochen Hochwasser!

Ein Liter pro Tag mag zusätzlich zu der sonstigen Flüssigkeitsaufnahme in der Regel genügen. Im Übrigen halten wir es mit dem Schöpfer und dem Fuhrmann Johannes Schroth und legen einmal pro Woche einen Ruhe- d. h. einen Trockentag ein.

Im Übrigen gibt es natürlich eine perfekte Methode, den Stoffwechsel während einer Entschlackungskur gegen die aus Schlackenlösung anfallenden Säuren und Gifte zu stärken. Wir haben dafür die drei Instrumente der Schlackenlösung, der mineralischen Neutralisierung und der basischen Ableitung zur Verfügung. Der Messwert, den wir während jeder Entschlackungs- und Entgiftungskur einhalten sollten, ist ein schwach saurer Wert des Morgenurins von ca. pH 6,5.

Jegliche Freude, dass mit Säuregraden von unter pH 6, von also beispielsweise pH 5,5, doch große Mengen an starker Säure den Organismus verlassen, ist nach unserer Meinung fehl am Platze. Diese niedrigen Säuregrade sind lediglich der Beweis dafür, dass während der Nacht aggressive Säuren und Gifte alle Organe und Strukturen des Körpers durchflossen haben, bevor sie dann über die Nieren ausgeschieden wurden. Sie haben jedoch während der Nacht Strukturschäden an Haut, Haaren und Knochen, an Drüsen, Organen und Geweben verursacht.

Es ist jedoch die wichtigste Aufgabe während einer Entschlackungs- und Entgiftungskur, derartige Schäden zu vermeiden! Das gilt besonders für Personen wie Parkinson- oder Alzheimerkranke, für Menschen, die an Problemen mit den Bandscheiben leiden oder an Osteoporose. Selbstverständlich sind auch diese Personen zu entschlacken und zu entgiften, aber nicht um den Preis einer weiteren Schädigung ihrer Strukturen.

Unser guter Freund Dr. Erich Haug hat uns eine Tabelle eingereicht, aus welcher deutlich wird, wie er den Säuregrad seines Morgenurins eingesteuert hat. Es beginnt mit einem Säuregrad von pH 6,2 am 11. Februar. Am darauf folgenden Tag hat er zwar vegetarisch gegessen, jedoch den ganzen Nachmittag und Abend schlackenlösenden Kräutertee getrunken. Zwar hat er am frühen Nachmittag ein basisches Fußbad genommen und am Abend ein kurzes basisches Handbad. Aber das war der Neutralisierung und der basischen Ableitung nicht genug, so dass er am nächsten Morgen einen Säuregrad seines Morgenurins von pH 5,8 zu beobachten hatte. Dessen Folge waren Kopfschmerzen über den ganzen Tag.

Jetzt hat Dr. Haug unsere Steuerungsinstrumente der reichlichen Zufuhr energiereicher Mineralstoffe aus vollwertig-vegetarischer Ernährung und aus einem omnimolekularen Lebensmittel (wie z. B. Spirulina oder WurzelKraft) eingesetzt. Er hat zwar auch an diesem Tag wieder einen halben Liter schlackenlösenden Tee getrunken, aber dazu einen halben Liter Wasser und eine zweite vegetarische Mahlzeit gegessen. Außerdem hat er am späten Nachmittag bis in den Abend hinein ein zweistündiges basisches Vollbad genommen. Mit diesen drei Instrumenten der Schlackenlösung, der mineralischen Verstoffwechselung und der konsequenten basischen Ableitung ergab sich am nächsten Morgen ein optimaler Säuregrad des Morgenurins von pH 6,5!

Datum	Uhrzeit	pH-Wert	Essen / Trinken	Maßnahmen / Wirkungen
11.2.	7:30 11:30 15:00 17:30 21:30 23:00	6,2 6,5 7,0 7,4 6,2 6,2	**Grünkohl + Kartoffeln** 1 Tasse O-Tee (17:00 Uhr) 1 Tasse O-Tee (20:00 Uhr) 1 Tasse O-Tee (21:30 Uhr)	bas. Nasenspülung bas. Fußbad (60 Min.) bas. Handbad (20:30 Uhr)
12.2.	7:00 12:00 14:00 16:00 18:00 19:00	5,8 6,2 6,2 7,4 7,4 7,4	**Gemüse + Reis** ½ Liter O-Tee + 3 TL W-Kraft (14:30 Uhr) **Gemüse + Reis** vorher ½ Liter Wasser	Kopfschmerzen bas. Nasenspülung Kopfschmerzen 2 Std. Vollbad (16:45 Uhr)
13.2	7:30 11:00 16:00 21:30	6,5 6,5 7,4 7,4	**Salat + Eintopf** **Basensuppe**	

Denken Sie also grundsätzlich an ein sinnvolles Austarieren aller drei Entschlackungsinstrumente. Trinken Sie viel schlackenlösenden Tee ohne Neutralisierung und ohne Ableitung, werden sie sehr saure Urinwerte produzieren mit der Folge anzunehmender Strukturschädigungen in der Nacht. Sind die Säuregrade des Morgens niedrig, haben Sie die Mineralstoffzufuhr zu erhöhen und gleichzeitig Maßnahmen basischer Ableitung zu praktizieren. Denken Sie dabei auch an die Verwendung basischer Halswickel und der basischen Strümpfe oder Ärmel über Nacht.

Diese Maßnahmen basischer Ableitungen über den Hals und über die Extremitäten sind nach unserem Dafürhalten besonders wichtig bei allen Problemen des Kopfes, sei es bei Tinnitus oder Parkinson, sei es bei Alzheimer, Demenz oder Cerebralsklerose, Migräne o. a.

Die mineralische Unterstützung des Stoffwechsels ist nicht nur eine zeitlich begrenzte Aufgabe, die sich während einer Entschlackungs- und Entgiftungskur stellt. Diese Versorgung ist Tag für Tag zur Unterstützung unserer Nierenfunktion zu praktizieren! Ohne basenbildendes Material aus einer vollwertig-vegetarischen Ernährung oder auch aus geeigneten omnimolekularen Lebensmitteln sind die Nieren nicht in der Lage, solche Mengen an Säuren und Giften auszuscheiden, wie sie im Augenblick aus unserem zivilisatorischen Lebenswandel anfallen. Insofern ist die tägliche Mineralstoffversorgung unseres Organismus und besonderes unserer beiden Nieren eine sichere Gewähr dafür, dass wir nicht die Karriere der mineralischen Unterversorgung der Nieren erleiden.

Diese Karriere fängt mit einer Ablagerung von Schadstoffen im Flomenfett der Nieren und des Darmes an. Sie setzt sich über die Rückenverspannungen fort mit Problemen der Cellulite, dann von Hexenschuss und Ischias und mündet letzten Endes in Bandscheibenleiden und Osteoporose, am Ende in Oberschenkelhalsbrüche und „neue Gelenke“ ein. Vermeiden Sie diese „Karriere“ durch die tägliche reichliche Mineralstoffversorgung Ihrer Nieren. Diese beiden Organe sind im Übrigen warm zu halten und nicht kalt, wie es zurzeit leider viele unserer jungen Frauen zu ihrem eigenen Schaden praktizieren.

DIE ZIELGERICHTETE ENTSCHLACKUNG

Jeder Mensch wünscht sich ein möglichst hohes Maß an subjektiv empfundenem Wohlbefinden und objektiv messbarer Gesundheit. Dabei steht sicherlich der Wunsch nach subjektiv empfundenem Wohlbefinden an erster Stelle. Dieses wird oft durch Unpässlichkeiten oder Schmerzen in ggf. nur einem einzigen Körperteil oder Organ beeinträchtigt. Oft hilft zur Überwindung von Schmerz, Symptom oder dahinterstehender NOTLAGE eine zielgerichtete basische Entschlackung.

Nicht jeder von irgendeiner Verschlackung Betroffene mag sich die Zeit für eine langsame und organisch verlaufende Abwärtsentschlackung, für eine generelle Entschlackung, nehmen. Ihn oder sie quält eine Gichthand, oder es quälen schwarze Diabetikerfüße, denen schon die Amputation droht. Oder es plagen das Raucherbein oder der Pilz auf den Zehennägeln.

Dann wird selbstverständlich und sofort zielgerichtet entschlackt. Nehmen wir als Beispiel ein Erlebnis, welches wir vor Zeiten auf der großen Stuttgarter Gesundheitsmesse, der PRO SANITA, mit der Leiterin der dortigen Volkshochschule, Abteilung Gesundheit, hatten. Sie berichtete uns von einer Fastengruppe, die sie gerade leitete. Zwei Damen hätte sie dabei, die seien mit Arthrose in den Knien zu ihrer Fastengruppe gestoßen, um sich einmal gründlich zu entschlacken. Jetzt säßen diese beiden Damen zwei Abende pro Woche in der Fastengruppe und zwar mit scheußlich dick geschwollenen Knien voll arger Schmerzen. Sie wisse als Leiterin der Gruppe nicht, wie es zu diesen Knien gekommen sei und auch nicht, wie sie Abhilfe schaffen könne.

Auf unsere Frage, welche Art von Fasten sie denn praktiziere, berichtete sie uns von einem konsequenten Teefasten. Da war die Sache natürlich sofort klar. Die Dame hatte lediglich den ersten der drei notwendigen Schritte einer konsequenten und erfolgreichen wie komplikationslosen Entschlackung praktiziert, – leider als einzigen!

Entschlackung

Schlackenlösung durch:
- Tee / Obstessig
- Gemüsesäfte
- Homöopathica

Neutralisierung der gelösten Säuren durch:
- vollwertig-vegetarische Küche
- Mineralstoffe
- Nahrungsergänzungsmittel

Ausscheiden von Säuren und Salzen durch:
- Wassertrinken
- basische Körperpflege

Reinigung und Belebung durch:
- Sauerstoff
- Gewürze

Sie hatte mit dem Tee vorhandene Schlacken, in diesem Falle harnsaure Salze, in den Knien der beiden „Arthrosedamen" gelöst und dabei die ursprüngliche Harnsäure wieder zum Leben erweckt. Eine Schlacke lösen heißt ja, dieses Salz in den vorderen mineralischen Teil und den sog. SÄUREREST aufzubrechen, also die bisherige so stabile wie chemisch neutrale Verbindung zu „lösen".

Der zweite wichtige Schritt der Säureneutralisierung und der dritte Schritt der konsequenten und erfolgreichen Ausleitung von neutralisierten Salzen und sogar von blanker Säure durch die Haut und über die Nieren war bei ihr und ihren Schützlingen unterblieben.

Mit dem Tee, ganz offensichtlich ein starker Löser harnsaurer Salze, vielleicht Grüner Hafertee, hatte sie in den Knien der beiden Arthrosedamen die dort befindlichen Harnsäureschlacken gelöst und in Harnsäure und energetisch verbrauchtes Kalzium überführt. Diese Säure biss und ätzte jetzt in den Zellen und Geweben, in den Kapseln und Knorpeln der Knie, sodass dem Körper mangels Zufuhr von reichlich Wasser, neutralisierenden Spurenelementen und Mineralstoffen zwecks Säureneutralisierung nichts anderes übrigblieb, als in großen Mengen Körperflüssigkeit in die Knie zu schicken, um dort die aus Schlackenlösung angefallenen Säuren zu verdünnen und nach und nach abzutransportieren.

Jetzt wusste unsere Dame von der Volkshochschule schon einmal Bescheid, was sie angerichtet hatte und wollte natürlich weiter wissen, was nun zu tun sei. Wir haben ihr die reichliche Gabe von Mineralstoffen und Spurenelementen an die beiden Damen empfohlen, pro Tag ein bis zwei Liter Wasser, dazu jeden Tag 3 – 4 basische Fußbäder von wenigstens 30 – 60 Minuten Dauer und länger, jeden zweiten Tag oder auch jeden Tag ein basisches Vollbad von nach Möglichkeit einer bis zwei Stunden und über Nacht basische Wickel um die Knie, nach Möglichkeit noch die bewährten Basischen Strümpfe, über die Nacht angezogen.

Für die Bereitung dieser Basischen Strümpfe nimmt man ein Liter warmes Wasser, gibt einen gestrichenen Teelöffel basisches Badesalz hinein, löst dieses gut auf und gibt dann in die milchige Lauge ein paar dicke Schafswoll- oder Baumwollsocken hinein. Wenn diese durch und durch nass sind, werden sie stramm ausgewrungen und dann angezogen. Auf diese feuchten Socken kommt ein Paar gleichfalls dicke, trockene und

Möglichkeiten der basischen Entschlackung

äußerlich

Anwendungen:	**zu, bei, als:**	**innerlich**
· Waschungen	· Intimpflege	· mineralstoffüberschüssige Ernährung
· Abtreibungen	· Muskelverspannungen	· vegetarisch-vollwertige Ernährung
· Hand- / Armbäder	· Gicht	· Tee trinken!
· Fußbäder	· Fußpilz / Raucherbein	· Nahrungsergänzung / Mineralstoffe
· Vollbäder	· Allergien / Psoriasis	· basischer Einlauf
· Spülungen	· Kopfhöhlen / Scheide	· Colon-Hydro-Therapie
· Wickel	· Leber / Migräne / Ischias	
· Basische Strümpfe / Basische Stulpen	· Diabetes / „schwarze Füße“	
· Salzhandschuhe		

entsprechend größere Socken. Natürlich sollen auch die feuchten Socken nicht eng sitzen, damit der Blutkreislauf nicht behindert wird!

Jetzt geht es mit oder ohne Wärmflasche, je nachdem wie warm oder kalt die Füße sind, mit den Basischen Strümpfen und den Kniewickeln ab ins Bett. Bei unseren beiden Arthrosedamen war innerhalb einer geplanten Generalentschlackung mittels Fastenkur aufgrund eines groben Fehlers der Fastenleiterin mit dem Fehlen des zweiten und dritten Schrittes einer richtigen Entschlackung plötzlich eine zielgerichtete und lokale Entschlackung und Entsäuerung notwendig geworden. Wir haben damals der Fastenleiterin versprochen, dass sie mit einer zielgerichteten basisch-mineralischen Entschlackung innerhalb von höchstens 3 – 4 Tagen einen durchschlagenden Erfolg haben würde. Er ist eingetreten.

Derartige lokale, zielgerichtete Entschlackungen kann man erfolgreich bei zahlreichen Verschlackungskrankheiten praktizieren. Hier seien vor allen Dingen das RAUCHERBEIN genannt, aber auch die „Schwarzen Füße" des amputationsgefährdeten Diabetikers, ebenso wie Gicht, Muskelverspannungen, Rheuma und beispielsweise auch Vereiterungen bzw. Verschlackungen der verschiedenen Kopfhöhlen. Bei diesen haben sich tage- oder sogar wochenlange Spülungen mit einer basischen Lauge bewährt, die immer wieder aufgeschnieft wird, bis sie im Inneren des Kopfes den Rachen hinunterläuft.

Bei Rhinitis und Sinusitis empfehlen sich diese Spülungen gleichermaßen. Man kann auch den kleinen Finger immer wieder in die basische Lauge oder auch in basisches Badewasser tauchen und dann, so weit es geht, in die Nasenlöcher einführen.

Zur Herstellung einer derartigen Lauge wird eine Messerspitze eines basischen Badesalzes auf eine Tasse oder einen Mundbecher warmen Wassers gegeben und dann diese Lauge aufgeschnieft. Hierfür eignen sich basische Salze wie Kaiser Natron, MeineBase oder Bullrich Vital usw.

Basisches Badesalz für / gegen / bei:

- Schlacken- und Giftausscheidung
- Säureausscheidung
- Selbstfettung der Haut
- Antidepressivum
- Nasenspülungen
- Wickel / Leberwickel
- Basentrunk
- Massagesalz
- Salzsocken
- Salzhandschuhe
- Salzhemd
- Vollbad
- Fußbad
- Sitzbad
- Handbad
- Armbäder

Schwache Laugen, hergestellt mit diesen Salzen, eignen sich auch zum Gurgeln bei Halsentzündungen, vereiterten Mandeln und auch bei unangenehmem Mundgeruch.

Viele Menschen benutzen derartige Salze mittlerweile auch zum Zähneputzen, oftmals unter Verzicht auf eine Zahnbürste. Man kann mit dem angefeuchteten Zeigefinger Salz aufnehmen und damit Zähne und Zahnfleisch reiben und massieren. Zu grobe Körner schlägt man vor dem Einführen in den Mund mit einer starken Bewegung ab.

Für die Reinigung der Zahnzwischenräume sind gute Zahnstocher wahrscheinlich sinnvoller als der Gebrauch von Zahnbürsten. Auch gegen Kopfschmerzen und Migräne kann man oft erfolgreich mit lokaler Entschlackung angehen. Man kann sogar bei bestimmten dramatischen Säureattacken erste Hilfe leisten, indem man gezielt ein starkes basisches Gegengewicht zu dem bestehenden Säureherd schafft. Das gilt in besonderem Maße für dramatische Säureattacken, wie sie beispielsweise der Herzinfarkt, der Gichtanfall und der Rheumaschub darstellen. Wir kommen darauf noch zu sprechen. Oft schafft schon das Trinken von klarem Wasser Besserung!!

Immer mehr Menschen haben Probleme mit den Ohren und ihrer Hörfunktion. Von Tinnitus und Gehörsturz ist immer öfter die Rede. Auch für eine Entschlackung der Ohren und des ganzen Kopfes mit seinen zahlreichen zerebralen Funktionen, auch der Augen, haben sich regelmäßige basische Nasenspülungen bewährt.

Dann gibt es den großen Bereich der Verpilzungen, der sich oftmals von selbst erledigt, wenn man nur dem Pilz sein saures Lebensmilieu von pH-Werten zwischen 4 und pH 6 durch eine hinreichend konsequente Basenkur entzieht. Dazu werden basische Scheidenspülungen, Sitzbäder oder regelmäßige und lange dauernde Fußbäder genommen, um sich erfolgreich lästiger Pilze in der Scheide, auf der Fußhaut oder auf den Fußnägeln zu erwehren. Bei Pilzen im Fußbereich helfen besonders erfolgreich die gerade schon erwähnten Basischen Strümpfe.

Während der Basenkur sollte man vor allen Dingen die Schuhe sorgfältig desinfizieren. Dazu werden die Schuhe innen wiederholt mit ätherischem Teebaumöl mittels eines Parfümzerstäubers eingesprüht. Bei Migräne, Muskelverspannungen, Muskelkrämpfen und Ischias haben sich nebst basischen Vollbädern und dem Basentrunk auch feuchte Wickel mit einer basischen Lauge als hilfreich erwiesen.

Ein Phänomen tritt uns bei der Wahl der richtigen Temperatur für Wickel und Bäder entgegen. Es gibt beispielsweise Frauen, die unter Migräne leiden, je näher die Menses kommen. Sie helfen sich dann oftmals mit eiskalten Wickeln im Nacken. Sie haben die Erfahrung gemacht, dass warme oder sogar heiße Wickel ihre Schmerzen sogar noch verschlimmern.

Ein derartiges Erleben macht sowohl körperchemisch wie auch -energetisch einen Sinn, entspricht die Säure doch der Wärme und die Base/Lauge der Kälte. Logischerweise werden Säureattacken mit Wickeln pariert, die etwas unterhalb der Körpertemperatur liegen.

Man kann hier noch ein Übriges tun, indem man in die betroffenen Muskelpartien zusammen mit einem geeigneten Massageöl etwas basisches Salz einreibt und damit die sogenannte SALZMASSAGE betreibt. Diese lässt gewissermaßen ein BASENPOLSTER auf der Haut zurück, in welches der Körper gern weitere Säuren hineinschiebt, – das Weltgesetz des Konzentrationsausgleichs im Kleinen angewandt. Derartige basische Salze mit pH-Werten der daraus erstellten Lauge zwischen pH 8,0 und 8,5 sind mittlerweile so konzipiert, dass man sie sowohl als Zahnputzsalz wie als Badesalz wie auch als Massagesalz einsetzen kann oder natürlich erst recht für die Zubereitung von Laugen für Wickel oder Spülungen.

Zielgerichtete Entschlackung mit:

- Handbädern
- Armbädern
- Fußbädern
- Wickeln
- Spülungen
- Waschungen
- Salzsocken / Basischen Strümpfen
- Salzhandschuhen
- Salzhemd

Besonders wichtig und eilig ist die lokale, zielgerichtete Entschlackung dann, wenn es sich um den Erhalt amputationsgefährdeter Zehen oder Füße handelt. Geschätzterweise werden jedes Jahr um die 55.000 derartige Amputationen in Deutschland durchgeführt. Das ist oftmals bei älteren Diabetikern der Fall, bei denen nicht selten sogar die Unterschenkel amputiert werden.

Diese Glieder werden manchmal regelrecht schwarz vor mangelhafter Durchblutung. Im Endstadium fangen die Gewebe an zu verfaulen, wenn sie kaum oder gar nicht mehr mit Blut, Sauerstoff und anderen Nährstoffen versorgt werden. Gerade in solchen Fällen hat sich oft eine so drastische wie zielgerichtete Entschlackung bewährt. Dieses muss mit großer Sorgfalt geschehen.

Dazu werden wenigstens 1½ Liter oder noch mehr Kräutertee pro Tag getrunken, dazu die gleiche Menge an Wasser. Zwangsläufig muss dann eine absolut überreichliche Versorgung mit Mineralstoffen und Spurenelementen aus geeigneten Nahrungsergänzungsmitteln erfolgen, um die gelösten Säuren, die als regelrechte Fluten aus den Schlackenhalden dieses Organismus hervorgehen, nach Möglichkeit gänzlich in ausscheidungsfähige Neutralsalze zu überführen. Diese können dann mit dem Urin ausgeschieden werden.

Möglicherweise gelingt das jedoch nicht ganz wegen der schon besprochenen Nierensprerre, die bei pH-Wert 4,4 bis 4 liegt. So helfen wir uns über den Tag mit bis zu sechs Fußbädern von immer wenigstens 30 Minuten Dauer und lassen noch ein Vollbad von nach Möglichkeit ein bis zwei Stunden Dauer pro Tag nehmen.

Nachts geht es mit den Basischen Strümpfen ins Bett. Dabei ist auf einen ganz bequemen Sitz zu achten! Diese Socken dürfen niemals spannen oder zu eng sitzen, und sie sollen vor dem Anziehen stramm ausgewrungen werden. Der „Schwarze Fuß" sollte in dieser Zeit der Entschlackung keinen unnötigen mechanischen Belastungen ausgesetzt werden. Also sollten dort beispielsweise Massagen unterbleiben. Der Körper hilft sich selbst. Man sollte nicht unbedingt gelöste Säuren in den Stoffwechsel schieben. Der ist schon belastet genug. Hier müssen Säuren und Schlacken über die Haut hinaus mit Fußbädern, Wickeln und Basischen Strümpfen!

Basische Strümpfe verwenden bei:

- Cellulite
- Fußpilz
- Nagelpilz
- Hautjucken (Säure)
- Fußschweiß
- Raucherbein
- schwarze Füße
- Durchblutungsstörungen
- Grippe
- Kopfschmerzen
- Migräne
- Verschlackungen
- Vergiftungen

Oft dauert eine derartige zielgerichtete Entschlackung 3 – 6 Wochen, und der ehemals amputationsgefährdete Fuß ist wieder weiß und voll durchblutet. Eine solche Entschlackung ist natürlich desto erfolgreicher, je früher sie durchgeführt wird. Die gleichzeitige Einnahme von Ginkgo-Präparaten und Zwiebelöl-Kapseln ist zu empfehlen, ebenso ein basischer Einlauf pro Woche.

Ganz offensichtlich ist die Haut in der Lage, Säuren direkt auszuscheiden, im Gegensatz zu den Nieren, die mit dem Urin vorwiegend ausscheidungsfähige Neutralsalze ausleiten.

Badedauer für Vollbäder

- ½ Stunde Minimum
- 1 Stunde besser
- 2 Stunden gut
- 3 Stunden optimal
- 9 Stunden erfolgreich erprobt

Die Juweliere können ein Lied davon singen, wie zerfressen ihnen manches Schmuckstück unter die Augen kommt. Ursächlich dafür können nur äußerst aggressive Säuren gewesen sein, z. B. Schwefel- und Salpetersäure!

Die chinesische Medizin weiß seit Jahrtausenden: „Was Niere und Blase nicht ausscheiden können, das muss der Darm ausscheiden. Was dieser nicht ausscheiden kann, das muss die Lunge tun. Wenn alle zusammen nicht genug Giftstoffe ausscheiden können, dann muss die Haut einspringen. Und was schließlich die Haut nicht mehr ausscheiden kann, das führt zum Tode."

Die Haut ist mithin ein hochqualifizierter Säure- und Schlackenausscheider, dessen Fähigkeit und Funktion wir uns unbedingt zunutze machen sollten! Setzen wir also in Zukunft wieder wie zu Großmutters Zeiten mehr Fußbäder und Wickel, mehr basische Strümpfe und beispielsweise auch Hand- und Armbäder bei den verschiedensten Verschlackungskrankheiten ein! Warum soll sich jemand mit einer Gichthand nicht mit einer Schüssel voll basischer Lauge vor den Fernseher setzen und seine unappetitlich dick geschwollene und verquollene Hand eine Stunde oder sogar zwei Stunden darin baden? Der Handschweiß lehrt uns, dass über die Innenflächen der Hand ähnlich ausgeschieden wird, wie der Fußschweiß über die Fußsohle.

Man muss schon etwas für seine Gesundheit tun, und wenn es drei oder vier basische Fußbäder pro Tag und basische Strümpfe über Nacht sind, wenn man beispielsweise endlich von seinem seit vielen Jahren therapieresistenten Fuß- oder Nagelpilz befreit werden will!

Wo wir schon im Badezimmer sind, werfen wir einen kurzen Blick auf die Zahnpflege. Bei dieser begegnet uns eine weitere sichtbare, steinharte Schlacke, der Zahnstein. Er bildet sich aus der Zahnplaque, die ununterbrochen, Tag wie Nacht, aus den Zahntaschen nach außen dringt und auch eine saure Müllentsorgung des Körpers darstellt. Diese Zahnplaque, zusammen mit der Essigsäure aus den Süßwaren, neutralisiert durch Kalzium des Zahnes oder aus dem Speisebrei, bildet Schicht für Schicht den immer stärker werdenden Zahnstein.

Dessen Zusammensetzung ist mit absoluter Sicherheit von Mensch zu Mensch so unterschiedlich, wie jeder Mensch sich anders ernährt oder anders verhält. Nur eines haben alle Zahnsteine gemeinsam. Sie sind chemisch sauer, d.h. aus Säuren unter-schiedlichster Herkunft unter Hinzuziehung von basenbildenden Spurenelementen und Mineralstoffen gebildet.

Hier hilft nur eines, die basische Mundpflege, wie sie beispielsweise die Inder mit dem Kauen der Bethelblätter praktizieren. Dabei streuen sie noch basischen Kalk auf die Blätter. Dieses Volk hat bekanntermaßen die besten Zähne aller Völker dieser Erde, wobei ihnen sicherlich ihre vegetarische Ernährung zusätzlich hilft. Wir praktizieren ein Gleiches, indem wir im Sommer Löwenzahnblätter kauen, oder indem wir unsere Zähne mit einem basischen Salzgemisch putzen und mit diesem danach noch ausgiebig den Mund- und Rachenraum ausgurgeln. Eine derartige Lösung kann man sogar zum eigenen, guten Wohlbefinden hinunterschlucken.

Das tun Kinder heute oft mit den im Augenblick in Gebrauch befindlichen Zahnpasten, die in aller Regel mit künstlichen Fruchtaromen ausgestattet sind. Der hohe Anteil an Schaumbildnern in diesen Cremes ist jedoch eine mittelschwere Katastrophe für den Verdauungsschlauch, der vom Mund bis zum After reicht!

Ein Basicum, ein basisches Salz also, auf der Zahnbürste oder besser noch auf dem angefeuchteten Zeigefinger, das ist die richtige Mundpflege, die jedem Zahnstein innerhalb von einigen Wochen den Garaus machen kann. Der Zahnstein hält den Spannungsunterschied zwischen dem eigenen pH-Wert von vier bis fünf und dem basischen pH-Wert des Putzsalzes von ca. pH 8,5 nicht aus. Er platzt ab und verkrümelt sich im wahrsten Sinne des Wortes.

Da bleibt dem Zahnarzt nur noch die Frage: „Wie haben Sie denn das gemacht?“ Ganz einfach. Er oder sie hat zielgerichtet, lokal und basisch entschlackt. Schon haben wir viele Möglichkeiten punktueller, zielgerichteter Entschlackung kennengelernt: Hand- und Armbäder, Fußbäder, Wickel, Spülungen und basische Strümpfe. Warum soll die gichtkranke westfälische Bäuerin nicht mit Salzhandschuhen zu Bett gehen?! Diese werden logischerweise ebenso zubereitet, wie wir das bei den Basischen Strümpfen gesehen haben.

Basische Waschungen sind eine großartige Wohltat für den Intimbereich, dort besonders im heißen Sommer. Da schwitzt man viel, läuft sich ggf. sogar wund. Aber das alles muss gar nicht sein! Vor Kurzem schrieb uns ein Heilpraktiker aus Holland, dass er unter Zuhilfenahme eines basischen Badesalzes einen „Wolf“ bei einem Mann in kurzer Zeit kuriert habe, was ihm zuvor in langwierigen Bemühungen nicht gelungen sei. Alles Cremen und Sprayen hatte über Jahre nichts gebracht. Regelmäßige Sitzbäder in dem basischen Bad mit anschließenden Sonnen- und Luftbädern brachten innerhalb von zwei Wochen die totale Abheilung aller wunden Stellen im Genital- und Analbereich.

Über die phänomenale Wirkung einer Lauge, die er sich regelmäßig zubereitet hatte, berichtete uns vor kurzem ein Kunde aus Crailsheim. Er meldet seinen wunderbaren Erfolg. Er ist 74 Jahre alt und litt seit etlichen Jahren unter Übergewicht. Sein Arzt hatte ihm geraten, wenigstens 6 – 10 kg abzunehmen. Er habe zu viel Wasser im Körper. Wie das Wasser jedoch hinauszuschaffen sei, das hatte ihm sein Arzt nicht gesagt. Er solle ABNEHMEN!!

Mit dem Abnehmen hatte es jedoch nicht geklappt. Das Wasser im Körper blieb ihm treu. Er konnte es auch nicht „abnehmen“. Er war, wie er im Nachhinein in Zusammenarbeit mit uns feststellte, einfach zu versauert und verschlackt und litt unter der ihm von uns genannten „Wasserretention zwecks Säureverdünnung“. Er war, wie wir formulieren, „wasserdick“.

Instinktiv hatte er dann folgendes gemacht und berichtete uns am Telefon: „Seit drei Wochen mache ich mir jeden Morgen einen halben Liter Wasser, auf welchen ich einen ganzen Teelöffel basisches Badesalz gebe. Diese Lauge trage ich mit einem Schwamm auf den nackten Körper auf, vom Haaransatz bis zu den Fersen und Fußspitzen. Dann ist der halbe Liter weg. Die Lauge lasse ich auftrocknen.

Mit dieser Methode habe ich innerhalb von drei Wochen drei Kilogramm abgenommen. Und es waren drei Liter Wasser, die ich via Urin ausgeschieden habe!! Der Doktor klopft mir jetzt auf die Schulter und sagt: „Machen Sie weiter so!“ Dabei weiß er gar nicht, was ich überhaupt mache. Und ich sage es ihm auch nicht! Was sagen Sie dazu?

Wir sagen dazu, dass es sich hier um einen klassischen Fall handelt, wie das Weltgesetz des Konzentrationsausgleichs so instinktsicher wie naturwissenschaftlich richtig angewendet worden ist. Die Schaffung eines drastischen Basenpolsters auf der Haut setzt den Körper für Stunden in die Lage, mit der auf der Haut aufgetrockneten Lauge im pH-Wert von ca. 8,5 Säuren und Schlacken auszuscheiden, bis auf der Haut der „normale“ pH-Wert von ca. 6,8 bis 7 erreicht ist.

Sind diese Säuren ausgeschieden, bedarf es der bisherigen Wasserzurückhaltung zwecks Säureverdünnung nicht mehr, und der Körper scheidet dieses jetzt nicht mehr benötigte Verdünnungswasser via Nieren mit dem Urin aus. Diese Beobachtung haben schon viele sog. „Wasserdicke“ während langer Vollbäder gemacht. Während dieser Bäder müssen sie manchmal ein- oder sogar zweimal zum Wasserlassen aus der Wanne. Aufgrund der starken Ausscheidung von Säuren und Schlacken ist Verdünnungswasser in den Geweben frei geworden und in die Blase geströmt.

Unser Gesprächspartner berichtete uns im weiteren Verlauf des Gespräches noch davon, dass er sich jeden Tag rundum wohler fühle und auch ein ganz anderes Hautgefühl bekommen habe. Er wolle noch hinzufügen, dass er selbstverständlich die mit dem Schwamm aufgetragene Lauge auftrocknen lasse und sie NICHT abfrottiere.

Wer meint, dass auch er möglicherweise an der jetzt beschriebenen „Wasserzurückhaltung zwecks Säureverdünnung" leidet, der macht einen einfachen Test, indem er morgens beim Aufstehen die Hände zu Fäusten ballt. Spannt das sehr, dann liegt hiermit sehr wahrscheinlich ein Zeichen für eine derartige Wasserzurückhaltung zwecks Säureverdünnung vor. Dann ist ein Vorgehen angezeigt, wie es unser Gesprächspartner praktiziert hat, natürlich auch wiederholte Handbäder, Vollbäder und Fußbäder. Ein Liter Wasser, täglich getrunken, wird auch von Nutzen sein!

Handbäder haben schon bei zahlreichen älteren Personen unappetitliche braune Altersflecken auf den Händen verschwinden lassen, wenn sie nur lange genug praktiziert wurden. Dabei ist in aller Regel zu beobachten, dass diese Flecken zuerst rot werden, dann rosa, bevor sie sich auflösen. Das geht logischerweise desto besser, je konsequenter auch innerlich entschlackt und remineralisiert wird.

Gehen wir die drei notwendigen Schritte einer jeden Entschlackung durch, so müssen wir uns als erstes dem seit ewigen Zeiten bewährten Kräutertee zuwenden. Den stellten früher im Mittelalter unsere Hexen, unsere ehemaligen Hegefrauen, zusammen. Diese klugen Frauen, welche zu verbrennen eine große Schande war, kannten sich mit den Menschen so gut aus wie mit den Pflanzen und Tieren. Sie hüteten das von Generation zu Generation überkommene Wissen unseres Volkes um die vielen Zusammenhänge im Naturreich. Das war ganz bestimmten herrschenden Kreisen der damaligen Zeit ein Dorn im Auge, und diese wertvollen Frauen starben zu Tausenden auf den Scheiterhaufen des Mittelalters. Wir für unsere Person entschuldigen uns noch heute für dieses schändliche Verhalten unserer männlichen Vorfahren.

Unsere Hexen, unsere Hegefrauen, wussten genau Bescheid, wann sie wo welches Kraut schneiden mussten. So gingen sie denn beispielsweise zum Sammeln bestimmter Kräuter nachts in den Wald und schnitten dort Heilkräuter auf Lichtungen bei Vollmond. Daran war überhaupt nichts Dummes! Vielmehr zeugte solches Tun von einem absolut tiefen Naturverständnis.

Auf der Waldlichtung herrschen ganz bestimmte energetische Verhältnisse. Deshalb wächst dort kein Baum, aber das Heilkraut. Und dieses entfaltet ganz besondere Kräfte bei Vollmond.

Wir haben versucht, an das Wissen dieser weisen Frauen anzuknüpfen und die notwendige Zusammensetzung eines Teegemisches erforscht, welches sämtliche Elemente enthält, aus denen auch unser menschlicher Organismus besteht. Es ist dafür Sorge getragen, dass auch in der Natur so selten vorkommende Elemente wie beispielsweise Osmium, Hafnium oder Cerium noch hinreichend oft vorkommen, damit ein solcher Tee zu einem wirklichen LEBENSMITTEL wird.

Das Vorhandensein aller am menschlichen Stoffwechsel beteiligten Elemente sorgt gleichzeitig für eine harmonische Ausgewogenheit der expansiv rechtsdrehenden und der impansiv linksdrehenden Energie. Diese entsprechen der Yang- bzw. Yin-Energie.

Ein derartiger Tee ist ein geeigneter Schlackenlöser. Nur müssen wir wissen, dass ein guter Schlackenlöser Säuren schafft, die mit Mineralstoffen neutralisiert und mit Wasser ausgeschwemmt sein wollen. Bevor wir uns diesen Stoffen zuwenden, verlieren wir noch einige Worte zur Zubereitung eines Kräutertees. Ein knapp gehäufter Esslöffel der trockenen Kräuter reicht für die Zubereitung eines ganzen Liters Tee. Dazu werden die getrockneten Kräuter mit kochendem Wasser überbrüht und ggf. kurz untergerührt. Dann lässt man 3–5 Minuten ziehen und gießt durch ein Sieb ab.

Wer will, kann einen zweiten, dann kalten Aufguss aus den im Topf verbliebenen Kräutern herstellen und diesen für seine Blumen in Haus und Garten verwenden. Sie werden es ihm danken.

Von einem derartigen Tee sollte man jeden Tag wenigstens einen ganzen oder auch zwei Liter trinken. Eine Tasse bringt wenig. Zwei Liter sind angezeigt während einer drastischen Entschlackung. Dazu wird immer wenigstens die gleiche Menge an Wasser zusätzlich getrunken. Nach uns vorliegenden Erfolgsberichten wird jedoch oft auf das gleichzeitige Trinken von Wasser verzichtet. Es gibt den ganzen Tag ausschließlich literweise Tee. Den größten Erfolg hat uns ein ehemals schwer Gichtkranker aus Jena gemeldet. Er hatte sich mit sage und schreibe 6 Litern Kräutertee pro Tag, begleitet von der Einnahme energiereicher Mineralstoffe und der Ausleitung mit basischen Bädern, innerhalb eines Jahres von allen Schmerzen und von seiner Gicht befreit.

Verwendung findet Kräutertee auch beim Einlauf. Für diesen verwenden wir einen Liter Tee, dem wir eine Prise basischen Salzes hinzufügen. Die Temperatur sollte etwas unterhalb der Körpertemperatur liegen, also bei etwa 37 °C.

Der Tee fließt innerhalb weniger Minuten in die Ampulla recti. Sofort breitet sich eine wohlige Wärme im unteren Bauchraum aus. Kaum ist der Tee eingelaufen, kneifen wir unsere rektale Muskulatur zusammen und gehen in die KERZE, wie wir das im Gymnastikunterricht unserer Schulzeit gelernt haben. Jetzt beherrschen wir sie zwar nicht mehr so senkrecht wie noch zu Pennälers Zeiten. Aber mit einiger Mühe bringen wir unser Gesäß doch in eine passable Schräglage.

Sofort fließt der Tee in Richtung Nabel. Da lacht der Dickdarm. Je länger wir die Kerze aushalten, desto besser. Wer schafft mehr als zehn Sekunden? Dann hat die Kerze erst einmal ausgesorgt, und wir gehen wieder in die Horizontale, in welcher wir uns einmal rechtsherum rollen. Das tun wir deshalb, weil die Anatomie des Darmes diese Drehung als erste erfordert.

Dann geht es wieder in die Kerze, dann zurück in die Horizontale und dann in die Linksrolle, dann wieder in die Kerze, dann in die Rechtsrolle usw. So fahren wir 3–5 Minuten fort. Dabei nehmen wir immer wieder dann leichte Pressuren und Massagen des Bauches vor, wenn wir im Liegen entspannen. Man kann vor dem Einlauf seinen Bauch mit Olivenöl einreiben. Hat man Probleme mit Blähungen, gibt man einige Tropfen ätherisches Kümmelöl dazu.

Angemerkt sei bei dieser Gelegenheit noch, dass man den Einlauf mit gutem Erfolg und sehr schnellem Einlaufen im Stehen praktizieren kann. Man hält dazu das Einlaufgerät hoch. Man begibt sich dazu in die Badewanne oder in die Dusche und hält, wie die Freiheitsstatue in New York, nicht die Fackel sondern sein gefülltes Einlaufgerät hoch.

Mit unweigerlicher Sicherheit naht bald der Zeitpunkt, an welchem sich ein immer stärkerer Druck auf die Schließmuskulatur bemerkbar macht. Jetzt wird es Zeit, mit dem Bodenturnen aufzuhören, um sich mit entblößtem Analbereich dem aufgeklappten Ort der Erlösung zu nähern. Das beglückende Erleben unerwartet vieler und wohltuend warmer Ergüsse ist kaum in Worte zu fassen. Die Pressuren und Massagen des Bauches werden bis zum Ende der Darmentleerungen fortgesetzt.

Kräutertee

- Schlackenlöser löst Schlacken
- Schlackenlöser ist erneute Schaffung „alter“ Säuren/Gifte
- Säuren schaffen Unbehagen oder Fastenkrisen
- Säuren sind verantwortlich für die sog. Erstverschlimmerung
- Erstverschlimmerung wird vermieden durch Säure- und Giftneutralisierung mit Mineralstoffen

Es gibt kein Kneifen und kein Brennen. Der Tee ist ja nichts, was der Darm wie den Pflaumensaft oder die Lösung von Bittersalz oder Glaubersalz mit Entsetzen abstößt. Es ist einfach das Volumen der eingeflossenen warmen Flüssigkeit, welche jetzt hinaus drückt. Dabei nimmt der Tee, unterstützt durch Kerzen, Rollen, Massagen und Pressuren einen Müll aus dem Darm mit, wie man ihn in dieser Menge sicher nicht für möglich gehalten hat.

Plötzlich ist der Bauch, der sich immer so hart angefühlt hat, was man immer auf eine intakte und durchtrainierte Bauchmuskulatur zurückführte, weich wie bei einem Baby. Es war gar nicht die Bauchmuskulatur, die den Unterleib so hart machte! Es war nichts als lange Zeit nicht abgesetzter, verhärteter Stuhl!

„Der Tod sitzt im Darm", sagen die Naturheilkundler. Spülen und drücken wir ihn einfach hinaus! Nehmen wir uns einen Tag im Monat oder wenigstens im Vierteljahr als Fasten- und Reinigungstag vor! Essen wir an diesem Tag weniger als normal! Essen wir an diesem Tag vegetarisch und trinken an diesem Tag 1 bis 1½ Liter Kräutertee und die gleiche Menge Wasser dazu. Und machen wir am Abend dieses Tages unseren Einlauf. Dann haben wir den ersten wichtigen Schritt zu einer Reform unserer Volksgesundheit und erst recht zu unserer eigenen getan. Dann haben wir bald die Wurzel unserer Gesundheit sauber und gesund, unseren Darm.

Eine weitere gute Möglichkeit, schnell und gut Entschlackungs- und Entsäuerungswirkungen zu erzielen, ist das SALZHEMD. Wir bereiten uns wieder eine Lauge aus einem Liter körperwarmen Wassers unter Hinzufügung von einem gestrichenen Teelöffel basischen Badesalzes. In die milchige Lauge geben wir einen Baumwollrolli, lassen ihn pitschnass werden und wringen ihn dann stramm aus. Jetzt wird er mit der Restfeuchte für die Nacht auf den Oberkörper gezogen.

Wir geben noch einen oder zwei trockene Pullis darauf, damit niemand friert oder sich erkältet. Mit diesem Salzhemd sind schon beeindruckende Erfolge bei Hautallergien, Neurodermitis, Schuppenflechte, Ekzemen, bei Akne und Furunkeln und allen möglichen negativen Erscheinungsbildern der Haut erzielt worden. Selbstverständlich ist dieses Salzhemd auch bei Problemen der Lunge und Leber, der Nieren und des Herzens angezeigt. Ein besserer und wirkungsvollerer Schlackenmagnet für den ganzen Oberkörper ist kaum denkbar als gerade dieses Salzhemd!

DIE BEDEUTUNG DER MINERALSTOFFE

Mineralstoffe neutralisieren Säuren. Mineralstoffe sind die Garanten unserer Gesundheit und unserer Schönheit. Diese blühen und dauern, solange wie unsere Mineralstoffdepots der Haut, der Haare, der Nägel und Knochen, der Sehnen und Kapseln und des Blutes gefüllt sind.

Zahlreiche anorganische und organische Säuren und Gifte zwingen unseren Stoffwechsel unablässig, Mineralstoffe zwecks Säure- und Giftneutralisierung zu opfern. Eine unserer wichtigsten chemischen Lebensaufgaben ist es, für einen ständigen basenbildenden Mineralstoffüberschuss aus der täglichen Nahrung zu sorgen, damit unsere Mineralstoffdepots möglichst lange unangetastet bleiben und damit unser Blut, unsere Lymphe und unsere Zellflüssigkeit basisch bleiben. Auf dieser Basis bleiben auch unsere Gesundheit und Schönheit lange erhalten.

Für den Stoffwechsel sind Mineralstoffe und Spurenelemente mindestens ebenso wichtig wie Vitamine. Auf keinem anderen Sektor der Ernährung kann man mit einem so geringen stofflichen Einsatz derartig positive Resultate für die Verbesserung der gesundheitlichen Verfassung erzielen wie mit dem Einsatz von Mineralstoffen und Spurenelementen.

Das hängt damit zusammen, dass diese Substanzen die Prozesse des Stoffwechsels in ihrer Eigenschaft als Coenzyme unmittelbar stimulieren. Spurenelemente wie Kupfer, Zink, Eisen, Mangan, Kobalt, Molybdän und Magnesium bewirken die Aktivierung von Enzymen, die ohne das Vorhandensein dieser Spurenelemente inaktiv blieben. Im Umkehrschluss verliert der Mensch sehr schnell an Vitalität, wenn wichtige Stoffe aus dem Mineralreich fehlen.

Was sind Spurenelemente? Ganz allgemein versteht man darunter Elemente aus dem chemischen Periodensystem, die weniger als 0,1% des menschlichen Körpergewichtes ausmachen. Von denen also nur Spuren im Körper vorhanden sind. Im Gegensatz dazu sprechen wir bei Elementen, von denen es im menschlichen Körper größere Mengen gibt, von sog. „Mengenelementen". Die Spurenelemente sind wichtig als Bestandteile von Enzymen. Denken wir an das Eisen im Blutfarbstoff Hämoglobin oder an Kobalt im biochemischen Gerüst von Vitamin B_{12}.

Lebensnotwendig für den Organismus sind offensichtlich folgende Spurenelemente: Zink, Eisen, Selen, Jod, Fluor, Chrom, Mangan, Kupfer, Kobalt und Molybdän. Daneben gibt es noch weitere Spurenelemente wie beispielsweise Lithium, Brom und Germanium, denen, ob in der Medizingeschichte oder in der Naturheilkunde, unterschiedliche Wirkungen zugeordnet werden. Beispielsweise soll in der Antike Lithium das Element der Intelligenz gewesen sein. Heute wird es mit Erfolg bei Depressionen eingesetzt. Germanium wird in weiten Kreisen der Naturheilkunde als krebsheilendes Element angesehen. Ganz sicher verdankt z. B. der Kohl seine Wunderwirkung als Krebstherapeutikum dem Vorhandensein von Germanium!

Spurenelemente gelten als regelrechte „Experten für Entgiftung und Entschlackung". Bei dieser Aufgabe des Abtransportes von Säuren und Giften durch die Nieren spielt beispielsweise das Zink eine hervorragende Rolle. Es gilt als besonders wichtiges Entgiftungsmineral, gleichzeitig als regelrechter Gegenspieler von Quecksilber und anderen Schwermetallen wie z. B. Blei. Die gleiche wichtige Funktion der Ausleitung kommt dem Selen, dem Silizium, dem Kupfer und dem Eisen zu. Wir erinnern einmal mehr an die Wichtigkeit einer lebenslangen mineralischen Versorgung der beiden Nieren zwecks Ausleitung von Säuren und Giften!

Von besonderer Wichtigkeit für unseren menschlichen Stoffwechsel ist die sog. Bioverfügbarkeit der Spurenelemente und der Mineralstoffe. Mit dem Begriff der Bioverfügbarkeit bezeichnet man die Ausbeute an werthaltigen, sprich energiereichen Substanzen der täglichen Nahrung, die nach erfolgter Verdauung im Körper verbleibt und damit für die ständig ablaufenden Aufbau- und Stoffwechselvorgänge wirksam werden kann. Logischerweise ist die Bioverfügbarkeit besonders hoch aus dem Genuss rohen oder gedünsteten Gemüses oder rohen Obstes oder aus getrockneten Pflanzen, die weder chemisch noch thermisch verändert worden sind und die wir heute in etlichen modernen omnimolekularen Lebensmitteln finden.

Heute glänzen viele Leistungssportler nicht nur mit körperlichen Höchstleistungen, sondern auch mit einer „hohen Stirn". Sie haben ihre Mineralstoffversorgung sträflich vernachlässigt und unwissend kontinuierlichen Mineralstoffraub aus dem Haarboden zwecks Neutralisierung der bei ihnen im Übermaß anfallenden Milchsäure betrieben. Dieser Mineralstoffraub zwecks Säureneutralisierung ist schuld an ihrem frühzeitigen Haarausfall.

Von diesem sind besonders Jogger, Bodybuilder, Fitness-Fans und Hochleistungssportler aller möglichen Sportarten betroffen. Besonders die Fußballer, Boxer, Radrennfahrer und die Langstreckenläufer!! Sie müssen bei ihrem hohen Anfall an Milchsäure aus starker anaerober Muskeltätigkeit große Mengen an Mineralstoffen und Spurenelementen zu sich nehmen, um die entstandene Milchsäure zu neutralisieren. Tun sie das nicht, greift der Organismus zwecks Säureneutralisierung die körpereigenen Bestände an. Das erfolgt leider beim Mann in erster Linie mit dem Zugriff auf die Mineralstoffe des Haarbodens. Die Folgen werden sehr schnell sichtbar.

Energiereiche Mineralstoffe

neutralisieren Säuren und Gifte und füllen geleerte Mineralstoffdepots auf:

- Haut
- Haare
- Nägel
- Zähne
- Knochen
- Knorpel
- Gefäße
- Kapseln

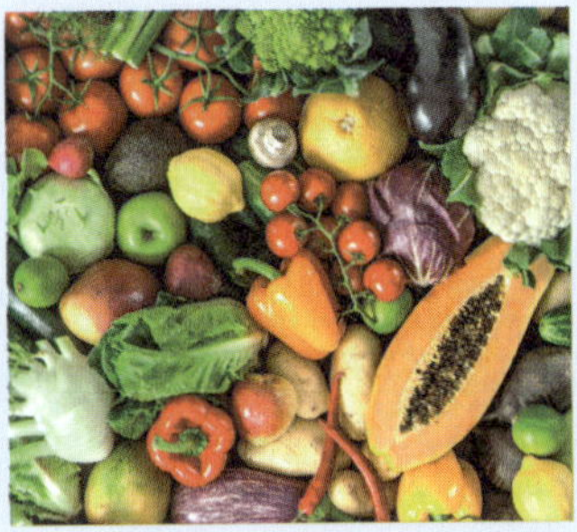

Bei besonders starken Vergiftungen des Organismus, wie wir es vor Zeiten in der Amalgam-Ära oder heute immer noch bei der Chemotherapie beobachten können, greift der Organismus in genau die eben aufgezählten Mineralstoffspeicher ein. So wie sich bei den amalgamvergifteten

Menschen kreisrunder Haarausfall ausprägte, so verliert der chemotherapierte Patient sein gesamtes Haupthaar, oder er bekommt Zahnfleischschwund, verliert Zehen- oder Fingernägel oder erleidet einen drastischen Kalziumverlust aus seinem Gefäßsystem, welchen der kluge Organismus schnell mit hochschießender Produktion von HDL-Cholesterin beantwortet.

Insofern sei vergifteten Menschen oder auch Patienten, die sich einer Chemotherapie unterziehen wollen, schon präventiv die Einnahme großer Mengen gut resorbierbarer und bioverfügbarer Mineralstoffe angeraten. Die gibt es mittlerweile reichlich auf dem Markt ob von Jentschura, Droste-Laux, Reich, Dr. Wolz und vielen anderen Anbietern. Wir selber haben das Produkt WurzelKraft rezeptiert, welches mittlerweile vielfach kopiert worden ist. Sie haben da eine große Auswahl.

Nach unseren Forschungsergebnissen sind für den Haarausfall der Männer vor allen Dingen folgende Säuren oder Stoffe verantwortlich: Harnsäure! Zucker! Nikotin! Acetylsalizylsäure! Milchsäure! Schwefelsäure! Essigsäure! Kaffee! Gerbsäure!

Mittlerweile können wir bestätigen, dass selbst dort wieder Haare zum Vorschein kommen, wo sich noch der Rest einer Wurzel regte, oder dass selbst aus jahrzehntelangen Glatzen erneut ein Haarflaum sprießen kann. Man muss seinen Haarboden nur lange genug konsequent entschlacken und im Übermaß den Organismus mit energiereichen Mineralstoffen versorgen. Eine derartige, zumindest ein bis zwei Jahre betriebene Mineralstoffkur bei gleichzeitiger Reduzierung jeglicher Säurebildung aus Fleischverzehr, Süßwarenkonsum, Rauchen und Kaffeetrinken und natürlich auch aus übertriebener Muskeltätigkeit regeneriert verlorengegangenen Haarwuchs manchmal bereits innerhalb von Monaten. In der Regel verläuft die Regenerierung in drei Zeitstufen von jeweils etwa sechs bis zwölf Monaten Dauer.

Eine solche Mineralstoffkur mit täglich einigen Teelöffeln energiereicher Nahrungsergänzungsmittel, noch besser omnimolekularer Lebensmittel, hilft sogar bei kreisrundem Haarausfall, so wurde uns mittlerweile berichtet. Bitte denken Sie bei lokalem, stellenweisem oder kreisrundem Haarausfall immer über möglicherweise ursächliche Vergiftungen nach, und stellen Sie diese ab!

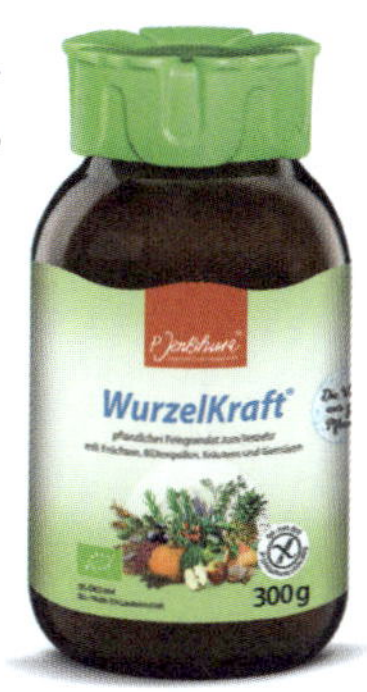

Das erste rein natürlich-pflanzliche und **omnimolekulare** Lebensmittel des Planeten Terra. **WurzelKraft** – ein bioverfügbares Feingranulat aus 103 Pflanzen.

In vielen fabrikmäßig hergestellten Mineralstoffpräparaten werden Mineralstoffe in Form von Zitraten, Carbonaten oder Laktaten angeboten. Sie kommen also in Form von Salzen in den Körper, sind selber „neutralisierte Säuren". Deshalb können sie wenig mineralisierende oder sogar neutralisierende Wirkungen entfalten, sind sie doch selbst bereits Salze, entweder der Milchsäure, der Kohlensäure oder der Zitronensäure.

Dieser Argumentation kann nur entgegengehalten werden, dass es im Körper starke Säuren gibt wie beispielsweise die Schwefelsäure, die Harnsäure oder die Oxalsäure, welche die relativ schwache Kohlensäure, Zitronensäure und Milchsäure aus den Salzen verdrängen, um sich der dann freien Mineralstoffe zu bemächtigen. Dadurch verbleiben jedoch logischerweise die jetzt frei werdenden Säurereste bzw. Säuren, ihrerseits Neutralisierung bzw. Verstoffwechselung suchend. Die energiereichsten Mineralstoffe liefern Natur und Küche mit frischen Kräutern, Samen, Gemüsen, Gewürzen und Obst oder aus diesen Gottesgaben hergestellte Nahrungsergänzungsmittel oder Lebensmittel, die keine chemische Veränderung erfahren haben.

Wir Menschen scheiden unsere Säuren, Gifte und Schadstoffe nach außen und im besonderen „nach vorne" aus. Der Thorax mit seinen lebens-

Wenn ein Mann die Wiederbelebung seines verlorenen Haarwuchses konsequent betreiben möchte, dann sei ihm folgendes geraten:

1. **Bestandsaufnahme:** Woher kommen die haarraubenden Säuren oder Gifte?
2. Die Vermeidung einer weiteren Versauerung und Vergiftung
3. Säureneutralisierung und absolut überreichliche Remineralisierung durch die Einnahme großer Mengen geeigneter und vor allen Dingen energiereicher Mineralstoffpräparate, gleichzeitig eine vitalstoffreiche, vegetarische Ernährung mit hohem Rohkostanteil und mit Gemüsesäften
4. Ausleitung und Neutralisierung gelöster Säuren und Schlacken durch basische Bäder, Duschen, Waschungen, Wickel und Spülungen, auch durch das Auftupfen von basischer Lösung auf die kahlen Stellen, Unterstützung der Ausleitung durch das Trinken von ca. 1 Liter Wasser pro Tag
5. Kopfreinigung in Ausscheidungsrichtung in elf Schritten, eine geniale Regenerierungsmaßnahme bei Haarwuchsproblemen oder zur Reinigung und Regenerierung von Haut, Gesicht, Hals und Dekolleté.
6. Regelmäßige basische Reinigung des Haarbodens, die sich auch bei Grippe und Kopfschmerzen bewährt haben.

wichtigen Organen und Funktionen entledigt sich ein Leben lang aller ihn schädigender Stoffe nach außen zu seiner Peripherie und zu seinen Ausscheidungsorganen und -regionen hin.

Das fängt mit der Stirn und möglicherweise der Stirnglatze an und setzt sich über die tränenden Augen und die triefende oder niesende Nase fort über Schleimabsonderungen aus den Mandeln oder über Plaque aus den Zahntaschen.

Selbstverständlich gehören zu diesen Ausscheidungen auch die Abgase, welche die Lunge über die Bronchien und die Nase nach vorne ausscheidet. Wir scheiden unter den Achselhöhlen nach vorne aus, schwitzen in der Leistengegend, und auch unser Urin wird „nach vorne" ausgeschieden.

Nach vorne gerichtete Ausscheidungen betreffen oder treffen unseren Haarwuchs, unsere Hände und unsere Füße. Auf dem Kopf ergrauen die Haare. Dann fallen sie aus. An den Händen leiden wir im Alter unter Gichtknoten und Altersflecken und an immer weniger attraktiven Nägeln. An den Füßen leiden wir im Alter unter Offenen Beinen, unter dem diabetischen Fuß, unter Gangrän bis zur Nekrose, unter Fußpilz, unter Rhagaden oder Fersensporn.

In besonderem Maße ist unsere Haut von der „Ausscheidung nach vorne" betroffen. Das sog. „Älterwerden der Haut" ist nichts anderes als die Folge von Säure- und Schadstoffansammlungen unter der Haut, welche die kollagenen Fasern und das Unterhautfettgewebe in Mitleidenschaft ziehen und dadurch zu immer schlechterer Durchblutung, zu unappetitlichen Ablagerungen, zu Falten, zu Tränensäcken, zur faltigen Elefantenhaut der Unterlider der Augen führen oder was andere unerfreuliche Erscheinungsbilder unserer Vorderfront auch sein mögen.

Im Alter treten „vorne" noch weitere Phänomene auf wie beispielsweise Zysten in der Brust der Frau, die man gescheiterweise zu den Achselhöhlen hin regelrecht wegstreicht, zusätzlich basisch badet oder mit basischen Wickeln oder mit weichgewalzten Kohlblättern behandelt. Oder es wachsen plötzlich Haare aus der Nase und aus den Ohren, während der Haarwuchs auf dem Kopf immer lichter wird.

Wir fangen mit der manuellen Reinigung von Gesicht, Hals und Dekolleté beim Gesicht an. Dessen Regenerierung starten wir mit einer so genialen wie einfachen und von jedem von uns durchzuführenden Reinigungsmaßnahme. Diese ist das morgendliche Hinausschieben von Säuren, Giften und Schadstoffen aus der Stirn, aus dem Gesicht, aus dem Hals und aus dem Dekolleté. Als Werkzeuge dienen uns eine zarte Gesichtsbürste, unsere beiden Handballen unterhalb des Daumens, die drei mittleren Finger oder deren Kuppen.

Schauen wir uns das lymphatische Abflusssystem unseres Oberkörpers an, dann sehen wir, dass dieses, Quellen gleich, oberhalb der Stirn entspringt und über Lymphknoten vor den Ohren den Hals hinunter und im oberen Brustbereich nach rechts und linksführend in die Achselhöhlen mündet. Dort werden die Schadstoffe, mehr oder weniger stark riechend, durch die Schweißdrüsen ausgeschieden.

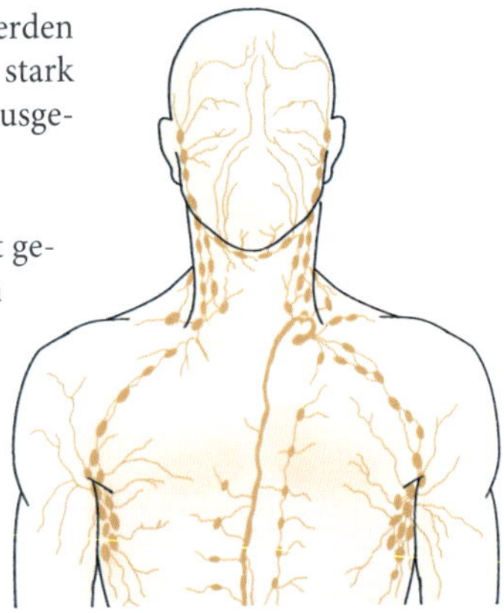

Diesen Weg gilt es, jeden Morgen mit geeigneten Massagen und Streichungen für einen Abfluss der in der Nacht nach vorne geschobenen Schadstoffe freizumachen. Das gilt gleichermaßen für Männer wie für Frauen. Von nichts anderem als von diesen Schadstoffen rühren der Haarverlust, das Älterwerden der Haut, die Falten, die Krähenfüße und natürlich auch die Pickel, die verschiedenen Formen der Akne, die roten Lidränder und die Säcke unter den Augen her. Schieben wir sie hinaus, den Weg des lymphatischen Abflusses hinunter zu den Achselhöhlen! Bei gesunder robuster Haut gehen wir folgendermaßen vor:

Die Streichungen können trocken mit einer weichen Gesichtsbürste durchgeführt werden. Ebenso gut kann diese wirkungsvolle Maßnahme mit den Händen oder mit den Fingern im basischen Badewasser durchgeführt werden. Diese Möglichkeit ist auch bei empfindlicher Haut sehr zu empfehlen.

Bei robusterer Haut beginnen wir mit einem Anfeuchten des Gesichtes. Wir nehmen eine Prise basisches Badesalz in die Hände, verreiben das Salz mit etwas Wasser, bis sich die letzten Körner aufgelöst haben und praktizieren dann unsere Streichungen. Ganz schnell regt die Alkalität des aufgelösten Badesalzes die Talgdrüsen zur Ausscheidung von Hautfett an, so dass sich in allerkürzester Zeit ein angenehmer Gleitfilm bildet, der dazu führt, dass wir unsere Streichungen mit Leichtigkeit durchführen können. Die Kopfreinigung umfasst elf Schritte, die anhand der nebenstehenden Bilder und des zugehörigen Textes dargestellt sind. Alle elf Streichungen werden nacheinander auf beiden Seiten je fünf- bis siebenmal ausgeführt.

Schritt 1: Wir beginnen mit einem Klopfen, Drücken und Streichen der Lymphknoten, die sich zwischen Schlüsselbein und Achselhöhle befinden, alles in Richtung Achselhöhlen

Schritt 2: Unser zweiter Schritt ist derjenige, dass wir den Hals hinunterstreichen über die Lymphknoten des Dekolletés zur Achselhöhle hin.

Schritt 3: Danach geht es von den Ohren hinab den Hals hinunter zu den Achselhöhlen hin.

Schritt 4: Jetzt folgen je 5 – 7 Streichungen von der Stirnmitte aus nach rechts und links, vor den Ohren hinab, den Hals hinunter bis zur Achselhöhle hin.

Schritt 5: Nun arbeiten wir aus der Mitte der Stirn heraus zuerst rechts, dann links an der Nase hinunter rechts, dann links über das Kinn und dann den Hals hinunter zur jeweiligen Achselhöhle hin.

Schritt 6: Es folgen 5 – 7 Streichungen von der Nasenwurzel aus nach rechts und dann nach links über das jeweilige Oberlid zu den Ohren hin, dann hinunter bis zu den Achselhöhlen.

Schritt 6: Es folgen 5 – 7 Streichungen von der Nasenwurzel aus nach rechts und dann nach links über das jeweilige Oberlid zu den Ohren hin, dann hinunter bis zu den Achselhöhlen.

Schritt 7: Die nächsten Streichungen nehmen wir von der Nasenwurzel aus nach rechts und Links zu den Ohren hinüber vor, fünfmal nach rechts und fünfmal nach links

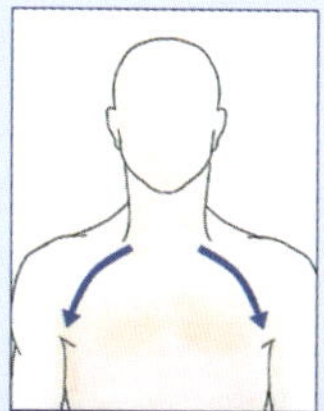
Schritt 1

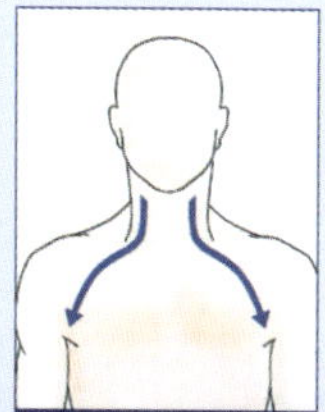
Schritt 2

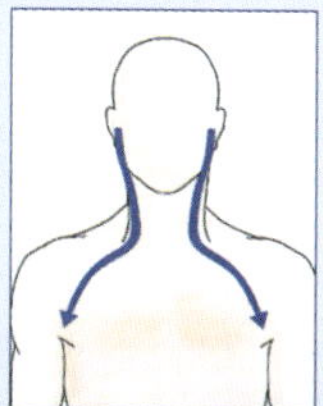
Schritt 3

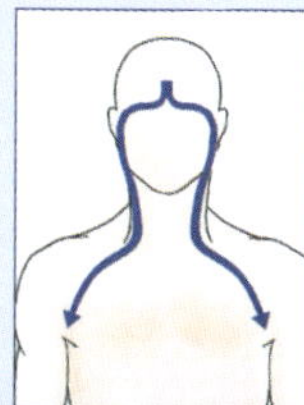
Schritt 4

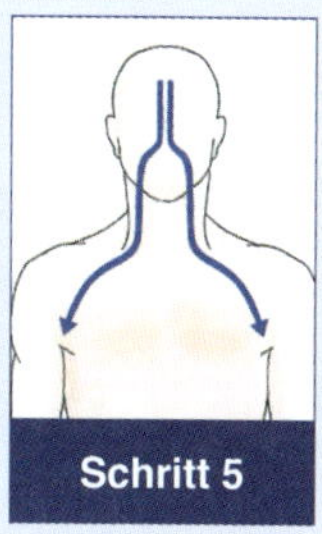
Schritt 5

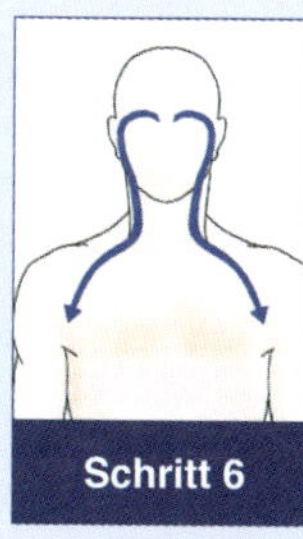
Schritt 6

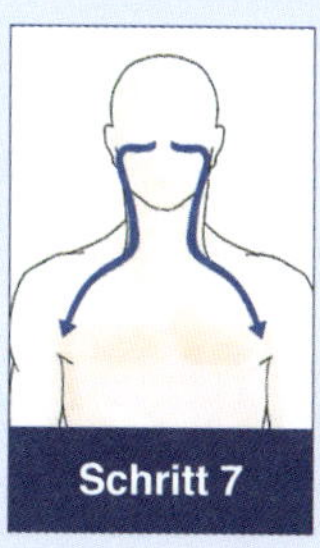
Schritt 7

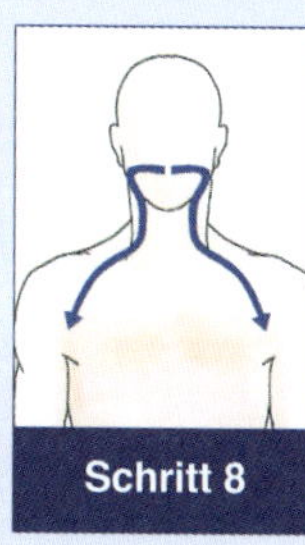
Schritt 8

immer von der Nase aus über das Jochbein zu den Ohren hin, von dort den Kopf hinunter abwärts, dann den Hals hinunter bis zur jeweiligen Achselhöhle hin.

Schritt 8: Wir beginnen unterhalb der Nase und streichen die Oberlippe, 5 – 7 mal nach rechts und nach links aus. Danach führt die Streichung bis unter das Ohr, dann von dort den Hals hinunter zur jeweiligen Achselhöhle hin.

Schritt 9: Wir führen wieder jeweils 5 – 7 Streichungen aus, diesmal von der Kinnmitte, unterhalb des Mundes, nach rechts zum Hals hinüber, dann bis zur Achselhöhle hinunter, immer 5 – 7 mal nach rechts und 5 – 7 mal nach links.

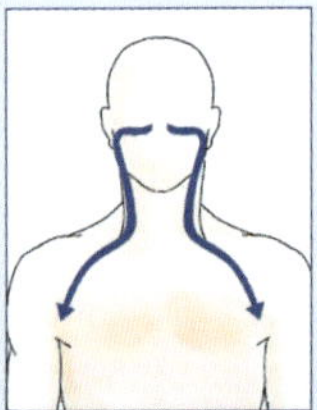

Schritt 7

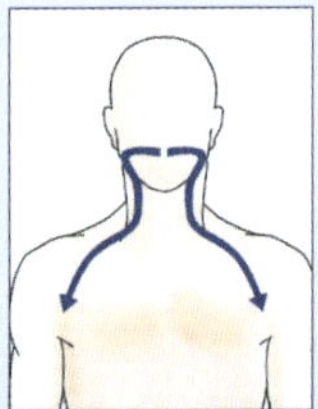

Schritt 8

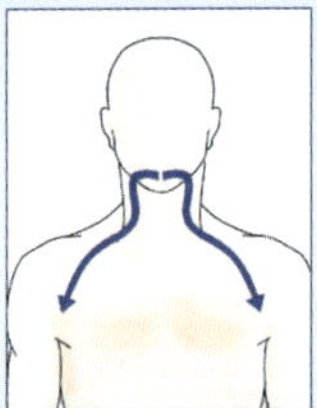

Schritt 9

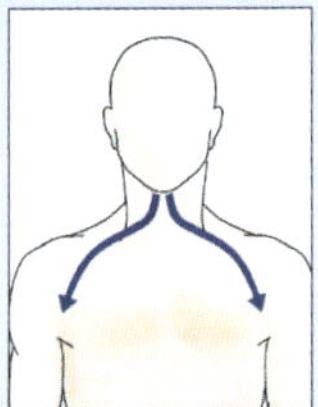

Schritt 10

Schritt 10: Jetzt setzen wir an der Kinnlade rechts an und streichen den Hals hinunter und weiter bis zur Achselhöhle. Dann folgen wieder 5 – 7 Streichungen, die an der linken Kinnlade beginnen, den Hals hinunter führen und dann weiter zur linken Achselhöhle hin.

Schritt 11: Für die Erhaltung oder Erzielung eines schönen Dekolletés streichen und schieben wir immer wieder aus der Mitte des Dekolletés hinaus zu den Achselhöhlen hin. Das geschieht in wenigstens drei Stufen. Wir beginnen am Halsansatz und enden mit der dritten Stufe immer mit 5 – 7 Streichungen nach rechts und links immer von der Körpermitte hinüber zu den Achselhöhlen beim Ansatz der Brüste.

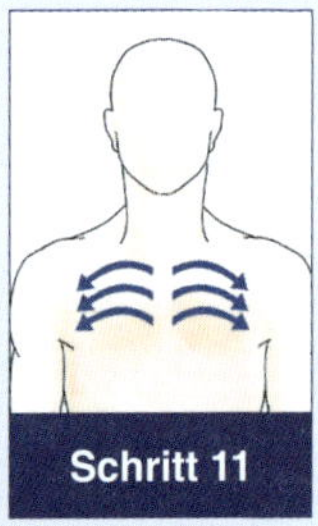

Schritt 11

Die Maßnahmen dieser Reinigung von Stirn, Gesicht, Hals und Dekolleté, am besten wenigstens zwei- bis dreimal pro Woche durchgeführt, haben sich vielfach bewährt zur verblüffend schnellen und effektiven Reinigung und Regenerierung dieser Hautbereiche und auch als effektive Hilfe zur Regenerierung von Haarwuchs als auch zur Befreiung von Hautunreinheiten.

Der guten Ordnung halber sei noch angefügt, dass eine angestrebte Regenerierung des Haarwuchses zwar sehr effektiv durch die jetzt beschriebenen Reinigungsmaßnahmen der Stirn und des Gesichtes unterstützt werden kann, dass jedoch parallel dazu die monatelange Übermineralisierung des Organismus durchzuführen ist, bei gleichzeitiger Meidung schädlicher Störungen wie übertriebene anaerobe Muskelbeanspruchung, das Trinken von viel Alkohol, übermäßiger Kochsalz- und Kaffeekonsum. Zur Pflege und zur Ausscheidung von Säuren und Schadstoffen empfiehlt sich die regelmäßige basische Entschlackung des Haarbodens mit basischen Gels wie Skalpuro, Ovimed o. a. Durch diese Kombination können möglichst viele Säuren und Schadstoffe aus dem Haarboden, aus dem Gesicht, auch aus Hals und Dekolleté, und aus der Kopfhaut ausgeschieden werden.

Bei fettiger Haut kann man auch einmal am Tag seine Stirn mit natürlicher Kernseife waschen, womit man auch einen guten Reinigungseffekt erzielt. Bei dünner, trockener oder empfindlicher Haut ist das Waschen mit Seife allerdings nicht zu übertreiben!

Die Bürstenmassage des Haarbodens

Wir empfehlen, dass Sie sich und somit Ihrer Kopfhaut täglich 3 – 5 Minuten etwas Gutes tun. Sie dürfen länger und auch mehrmals am Tag bürsten aber mindestens 1x am Tag. Hierdurch wird der Haarboden in seiner Funktion nachhaltig unterstützt.

1. Im Nacken beginnend wird zum Stirnansatz gebürstet.
2. Danach an den Seiten jeweils auf Ohr- und Schläfenhöhe bis zum Scheitel hochbürsten.
3. Abschließend wird der gesamte Haarboden von der Stirn zum Nacken hingebürstet.

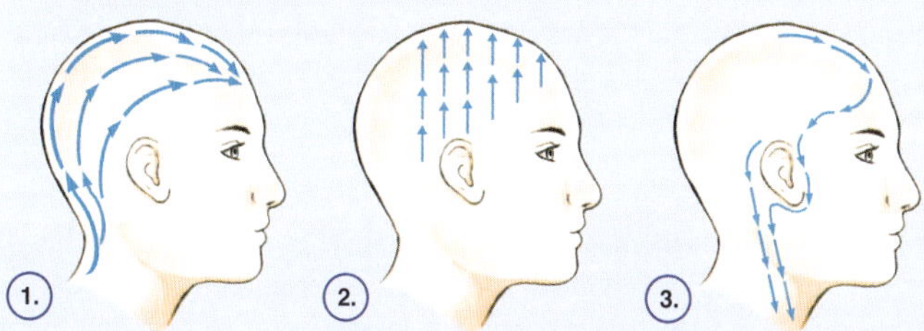

Am besten bürstet man Haar und Haarboden gleich nach dem Aufstehen, da über Nacht auf der Kopfhaut am meisten Stoffwechselendprodukte ausgeschieden werden (siehe S. 295/296 „11 Schritte der Kopfreinigung“).

Mittlerweile gibt es geeignete Massagegeräte, welche die Durchblutung des Haarbodens anregen und auch hilfreiche Haartinkturen und Energetica zur Wiederbelebung verlorenen Haarwuchses.

Von überragender Bedeutung ist jedoch von Anfang an die überreichliche Mineralstoffzufuhr! Sie muss nicht nur die Neutralisierung der täglich anfallenden Säuren gewährleisten, sondern auch die Wiederauffüllung des mineralstoffentleerten Haarbodens. Bei konsequenter und disziplinierter Durchführung der von uns entwickelten Haarkur regt sich erneuter Haarwuchs erfahrungsgemäß nach ca. sechs Monaten. Nach dieser Zeit tritt als erstes ein Haarflaum zutage wie bei einem Neugeborenen. Nach einem weiteren halben bis ganzen Jahr folgen feine, dünne Haare. Es dauert dann noch einmal monatelang, bis sich dieses feine Haar stärkt und festigt.

Nach einer solchen Kur fragte ein Arzt einen uns bekannten Schlossermeister aus Sinsheim, nachdem dieser innerhalb weniger Monate drastischer Remineralisierung sein längst verlorenes Haupthaar zurückgewonnen hatte: „Wo haben Sie sich denn diese Haare einpflanzen lassen?“ Nichts hatte er sich einpflanzen lassen. Er hatte sich nur ein halbes Jahr lang drastisch remineralisiert! Solche „schnellen Wunder“ sind aber leider nicht die Regel.

Sogar bei vorher absoluter Haarlosigkeit eines 25-jährigen jungen Mannes ist es ihm gelungen, innerhalb von 6 Monaten mit der gerade geschilderten Methode zuerst die Schamhaare, dann die Körperbehaarung, dann Augenbrauen und Wimpern und zum Schluss die Kopfbehaarung wieder zum Vorschein zu bringen.

Auch tonsurähnliche „Platten“ sind mit dieser Methode wieder zugewachsen. Disziplin und Ausdauer sind jedoch immer wichtige Begleiter. Selbstredend ist der haarlose Mann in aller Regel verschlackt. Deshalb beginnt er erst nach ein bis drei Monaten, schlackenlösenden Tee zu trinken, setzt dann natürlich die Remineralisierung mit größter Konsequenz fort. Das gilt auch für die basische Ableitung von Säuren und Schlacken über die Haut. Er hat zuerst die Säuren und Gifte zu neutralisieren und auszuscheiden, die in seinen Körperflüssigkeiten und Zellen schwimmen. Bis er mit der Schlackenlösung anfängt, trinkt er die ersten ein bis drei Monate seiner Kur gescheiterweise energetisiertes Leitungswasser und Gemüsesäfte. Diese lösen keine Schlacken, sind aber bei der Remineralisierung hilfreich. Das gilt zumindest für die Gemüsesäfte.

Der erneute Haarwuchs in Form eines ersten Flaumes wird bald seine Disziplin und seine Bemühungen belohnen. Dieser Lohn ist nicht nur ein optisch attraktives Erscheinungsbild, sondern auch eine ganz neue Lebensqualität. Das gilt gleichermaßen für Körper, Geist und Seele.

Trotzdem mag es eine verschwindend geringe Zahl von Männern geben, bei denen der frühzeitige Haarausfall erblich oder hormonell bedingt ist.

Ausnahmen haben schon immer die Regel bestätigt. Die Regel aber lautet uneingeschränkt, dass der Haarausfall des Mannes seine Ursache in einem frühzeitigen Mineralstoffverzehr hat.

Leider sind die Menschen heute äußerst verwöhnt und erwarten immer eine SOFORTWIRKUNG. Aber organische Entwicklungen in des Wortes doppelter Bedeutung benötigen ihre Zeit und, von Mensch zu Mensch verschieden, auch unterschiedlich große Mengen von Mineralstoffen für die angestrebte Remineralisierung und Regenerierung.

Bei dieser Gelegenheit sei noch einmal auf die Wichtigkeit der energetischen Ausstattung der verwendeten Spurenelemente und Mineralstoffe hingewiesen, wenn diese zur Wiedererweckung von Haarwuchs beitragen sollen. Diese Mineralstoffe müssen unbedingt aus dem Pflanzenreich stammen, wo sie mit wichtigen sichtbaren und unsichtbaren kosmischen Energien ausgestattet worden sind. Für den von uns immer wieder zitierten Energiereichtum von Mineralstoffen sorgt der Kosmos!

Mineralstoffe für:

· Säureneutralisierung
· Mineralisierung
· Remineralisierung
· Haarwuchs
· Potenz
· Prostata
· Wechseljahre
· Verdauung
· Chemotherapie
· Leistungssportler
· Jogger
· hyperaktive Kinder
· Sauna / Fitness
· Geriatricum
· Analgetikum

Sehen wir uns jetzt einige Bereiche an, wo eine reichliche Mineralstoffversorgung von besonderer Wichtigkeit ist. Da ist natürlich einmal der lebenslange Bedarf für die Säureneutralisierung im fließenden Stoffwechsel und für die Säureausscheidung über die beiden Nieren, dann derjenige für eine Remineralisierung geleerter Mineralstoffdepots. Das trifft für so viele Erscheinungsformen zu wie lockeres blutendes Zahnfleisch, verlorenen Haarwuchs, Krampfadern, Potenzschwäche, Osteoporose usw. Für die Frau ist eine verstärkte Mineralstoffversorgung sofort ab dem Beginn der Wechseljahre von größter Wichtigkeit. Das Gleiche gilt für Jogger und jede Art von Leistungssportlern.

Besonders wichtig ist eine hohe Mineralstoffversorgung auch vor Besuchen der finnischen Sauna oder des Dampfbades. Diese bringen sowohl Mineralstoffverluste als auch einen Milchsäureschub aus dort üblicher sportlicher Betätigung. Gleichzeitig einen Verlust wichtigen Zellwassers.

Sieht man sich z. B. einem steil ansteigenden Laktatspiegel, also einer regelrechten Milchsäureflut ausgesetzt, und das noch bei gleichzeitigem

Mineralstoffverzehr in der Sauna, dann werden ggf. die Zellen des Herzmuskels so sauer mit pH-Werten zwischen 6,4 oder sogar 6,2, dass dort das Kapillarblut stark angesäuert wird. Dadurch werden die Roten Blutkörperchen steif und steifer, bis sie regelrecht erstarren. Dann können ganz bestimmte Muskelpartien nicht mehr mit frischem Blut, also mit Sauerstoff und notwendigen Nährstoffen versorgt werden. Herzkrampf, Sauerstoffnot – der Herzinfarkt tritt möglicherweise ein.

Neuer Haarwuchs wie?

- Schluss mit Säuren und Giften
- Übermineralisierung
- Kopfmassage
- Entschlackung des Haarbodens
- Alkalisierung der Kopfhaut

Jetzt könnte eine erste und zwar basische Hilfe lebensrettend sein. Sie wird nur in den seltensten Fällen praktiziert, weil sie praktisch kaum jemand mehr kennt. Selbst ein halber Liter klares Wasser wäre hilfreich!

Die basische Erste Hilfe besteht aus einem Basentrunk, einer basischen Abreibung und einem nachfolgenden großflächigen basischen Wickel. Baseninfusionen werden als Erste Hilfe heute noch oder wieder in therapeutischen Praxen und in der Intensivmedizin angewandt.

Der vom Herzinfarkt Betroffene liegt in aller Regel in Todesangst auf einer Liege, und seine Pupillen sind klein wie Stecknadelköpfe. Er ist weiß wie die berühmte „Kalkwand", und seine Haut perlt von kaltem Angstschweiß.

Seine Gliedmaßen schlottern. Der ganze Mensch ist nur Todesangst und Todesnot. Bevor der Notarzt zur Stelle ist, bereiten wir in Windeseile eine Tasse oder ein Glas Wasser zu, worin wir einen halben Teelöffel Natron oder basisches Salz rühren. Diese Lauge wird flott getrunken. Der Mann wird gänzlich entkleidet und ebenso gänzlich mit einer Lauge abgerieben, wie er sie gerade getrunken hat.

Wir haben noch eine weitere Schüssel mit einer basischen Lauge zubereitet, indem wir zwei Liter körperwarmes Wasser genommen und einen ganzen Esslöffel Natron oder basisches Salz hineingegeben haben. Mit dieser Lauge bereiten wir jetzt einen großen Wickel, indem wir in diese Lauge beispielsweise ein großes Handtuch geben, dieses dann auswringen und damit den ganzen Thorax vorne abdecken. Dann wird warm zugedeckt.
Aus eigenem Erleben können wir berichten, dass diese Methode bei Herzanfällen und Herzinfarkten bereits innerhalb weniger Minuten einen durchschlagenden Erfolg bringen kann. Der Krankenwagen ist hier trotzdem gerufen worden, und man kann dann immer noch entscheiden, ob man mitfährt, wenn er endlich eingetroffen ist.

Wir haben einen Fall erleben dürfen, wo der mit der soeben beschriebenen basischen Ersten Hilfe behandelte Mann auf das Krankenhaus verzichtet hat. Seitdem hat er seine Ernährung generell geändert. Er hat sich wochen- und monatelang entschlackt und dabei 10 kg Gewicht verloren. Davon war das meiste zwecks Säureverdünnung zurückgehaltenes Wasser. Dieses hat er innerhalb von zwei Wochen über die Nieren ausgeschieden.

Derartige mögliche Säureattacken sind nicht nur der Herzinfarkt, sondern auch der Gichtanfall und die Migräne, natürlich auch sog. Rheumaschübe, auch Gehörsturz, Kopfschmerzen oder andere plötzlich auftretende Schmerzen, aber natürlich auch der Muskelkater und der Muskelkrampf.

Immer wieder sind der gleiche Weg und die gleichen Maßnahmen angezeigt, wie wir sie eben als basische Erste Hilfe beim Herzinfarkt beschrieben haben, immer begleitet von ca. einem halben Liter Wasser, schluckweise getrunken.

Derartige Erkenntnisse müssten sich noch viel mehr in weiten Teilen des Sportes durchsetzen. Für den Stoffwechsel des Sportlers mangelt es an zwei wichtigen Erkenntnissen. Er oder sie sorgt erstens nicht für eine hinreichend hohe präventive Mineralstoffzufuhr zwecks Neutralisierung der zu erwartenden Milchsäure. Die Körperpflege der Sportler ist zweitens auch nicht konsequent basisch, um die Säuren nach Wettkampf oder Training aus den mit Milchsäure überfrachteten Muskeln zu ziehen. Man schaue sich einmal die Schlussphasen von Radrennen an!

Da laufen die Betreuer oft neben den Rennfahrern her, nachdem diese die Ziellinie passiert haben. Wenn diese Männer aufhören zu treten, fallen sie oftmals stocksteif samt ihrem Fahrrad um und müssen von ihren Betreuern regelrecht aufgefangen werden. Leider erwischt auf langen Etappen der Muskelkrampf den oder die Radrennfahrer auch schon einmal, bevor sie ihr Ziel überhaupt erreichen. Sie wären niemals so stocksteif von ihrem drastischen Milchsäurekrampf, wenn sie sich präventiv vor dem Rennen stunden- und tagelang mit geeigneten Mineralstoffen überversorgt hätten. Der eingetretene Krampf wäre schnell vorbei, wenn man den armen Rennfahrer jetzt mit ganzen Fluten einer geeigneten basischen Lauge wiederholt abwaschen und abreiben oder in eine bereitstehende Badewanne ins Basenbad legen würde.

Bei Migräne, bei Kopfschmerzen und bei sonstigen undefinierbaren plötzlichen Schmerzen empfiehlt es sich, ein oder zwei Gläser Wasser mit einem Teelöffel Natron zu trinken und schnell ein warmes oder sogar ein heißes Fußbad zu machen, natürlich ein stark basisches. Dieses zieht schnell Säure aus dem Körper in die Füße. Diese polare Wechselwirkung

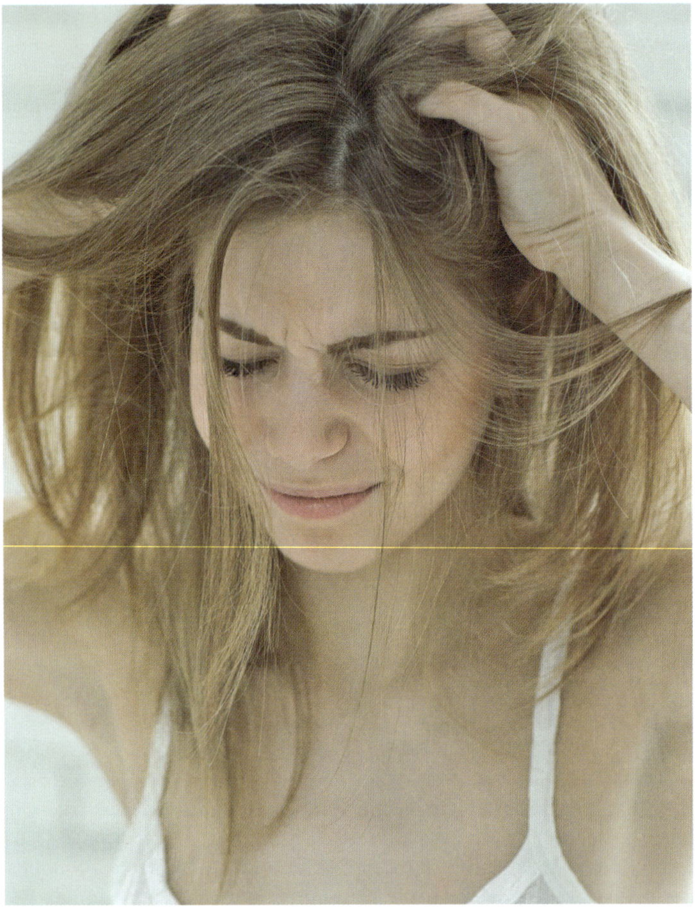

kennen wir von der Fußreflexzonenmassage. Gesetze, die in der Physik gelten, gelten analog auch in der Chemie. Materie ist ohnedies nur organisierte Energie, und so sind alle Grundgesetze dieses Universums identisch. Bei den Kindern gilt es, die Zähne zu erhalten und ihnen für das Leben zu einem stabilen Knochenbau zu verhelfen. Ohne reichliche und energiereiche Mineralstoffe ist das nicht möglich. In der ganzen Zeit des Wachstums ist also die Zufuhr energiereicher Mineralstoffe oberstes Gebot.

Im Übrigen sei auf die analgetische Wirkung bioverfügbarer Mineralstoffe hingewiesen. Die meisten Schmerzen sind von Säuren bedingt. Bioverfügbare Mineralstoffe neutralisieren diese Säuren und nehmen ihnen damit ihre Aggressivität und ihre schmerzauslösende Wirkung. Gleichzeitig ist ein kontinuierlicher hoher Pegel an Mineralstoffen im Organismus wichtig für dessen Widerstandskraft. Insofern hat eine gute Versorgung mit bioverfügbaren Mineralstoffen auch eine positive Wirkung bei Unverträglichkeiten und Allergien.

Stellen sich erste Hautunreinheiten mit Pickeln und Akne ein, darf in aller Regel auf Überfrachtung des kindlichen Organismus mit Säuren und Stoffwechselschlacken aus den vielen Genussmitteln unserer Zeit geschlossen werden. Auch hier hilft in aller Regel eine außerordentliche Mineralisierung. Durch eine Neutralisierung der ansonsten über die Pickel austretenden Säuren und Schlacken werden Akne und Hautunreinheiten überflüssig und verschwinden in aller Regel sehr bald.

Selbstredend ist eine hohe Mineralstoffversorgung besonders wichtig für den älteren Menschen. Speziell seine Mineralstoffdepots sind naturgemäß geringer ausgestattet als diejenigen jüngerer Menschen. Insofern ist eine reichliche Mineralstoffzufuhr eine gute Vorsorge für ein langes und möglichst beschwerdefreies Leben.

Besonders wichtig ist ein Schub energiereicher Mineralstoffe am Abend für die Stoffwechselprozesse und Neutralisierungsvorgänge, die nachts ablaufen. Denken Sie ein Leben lang an die tägliche Mineralstoffversorgung Ihrer Nieren zwecks kontinuierlicher Säureausscheidung!

Für die Ernährung über den Tag gilt folgende Binsenweisheit: Morgens sauer, mittags neutral, abends basisch-mineralisch. Wer also meint, auf seine Tasse Kaffee pro Tag nicht verzichten zu können, der trinkt sie am Morgen, quasi als „Säurepeitsche“. Damit sollte es dann gut sein. Der Tag bringt in der Regel noch Säuren genug. Wassertrinker starten statt mit Bohnenkaffee mit einem viertel bis zu einem halben Liter Wasser in den Tag und kommen dadurch bestens in Schwung.

Werden die angefallenen Säuren in der Nacht aus Mangel an energiereichen Mineralstoffen nicht neutralisiert, finden sie sich bei vielen Menschen morgens in regelrechten Wassersäcken, also mit Wasser verdünnt, unter den Augen. Man drücke diese Flüssigkeit durch die Tränenkanäle hinaus! Man leckt dazu außen über beide Daumen, speziell über das erste Gelenk, knickt beide Daumengelenke ab, ballt eine Faust und drückt mit den beiden abgewinkelten und angefeuchteten ersten Daumengelenken den Schlackensaft aus den Augensäcken. Dabei reibt man immer wieder von unten nach oben, bis man die Tränensäcke möglichst gänzlich entleert hat. Von dieser Möglichkeit der Entschlackung via Tränenkanal hat bislang kaum ein Therapeut gehört. Sie funktioniert trotzdem!

FASTENKRISE UND FASTENGAU

Dem Fastengau fallen jedes Jahr viele Männer zum Opfer. Beim Betreiben von Entschlackungs- und Entgiftungskuren oder beim Fasten werden Schlacken gelöst und die ursprünglichen, vormals neutralisierten Säuren und Gifte reaktiviert. Falsch verstandene sportliche Betätigung oder auch anaerobe Überanstrengung auf dem Ergometer führen zu einem hohen Anfall von Milchsäure.

Das Herz verkraftet die Säuremenge nicht mehr. Es verkrampft. Herzinfarkt und Tod treten ein, der Fastengau, der größte anzunehmende Fastenunfall.

Viele ältere Menschen, natürlich auch jüngere, bedienen sich heute zur möglichst langen Gesunderhaltung oder zur Rückgewinnung ihrer verlorengegangenen Gesundheit einer uralten Methode, die in sämtlichen Hochkulturen dieser Erde üblich war und ist. Sie fasten.

Wir haben am Beispiel unserer Stuttgarter Fastenleiterin gesehen, dass gerade beim Fasten relativ viele Fehler gemacht werden, was die Beachtung der körperchemischen Vorgänge angeht. Der „Dreisprung der Entschlackung" wird oftmals in den Fastengruppen nicht beachtet. Es werden mittels Trinken von Tee nur Schlacken gelöst, und der Organismus der Fastenden wird mit den Säuren aus dieser Schlackenlösung überschwemmt. Das kann alle möglichen unangenehmen Folgen haben, von Aggressivität, Depressionen und Passivität bis zu Eiterbeulen und Ekzemen, bis zu den schon beschriebenen Arthroseknien, bis zu allen möglichen Schmerzen, Ödemen und anderen missliebigen Erscheinungen.

Sogar der größte anzunehmende Fastenunfall, der von uns sog. FASTENGAU, ist möglich, der Herzinfarkt. Diesem sind in Fastenkuren sicherlich schon Hunderte, wenn nicht Tausende von Männern zum Opfer gefallen.

Wir sind dieser Sache durch den Verlust eines Bekannten auf die Spur gekommen. Es war vor etwa sechs Jahren, als wir uns gerade intensiv sowohl mit der Körperchemie als auch damit beschäftigten, wie wirkungsvolle Mineralstoffprodukte und basische Körperpflegemittel beschaffen sein müssten. Der Mann war damals 50 Jahre alt und ein sehr erfolgreicher Manager, der im Leben alles erreicht hatte, was sich ein Mann nur

Fastengau

(Gau: größter anzunehmender Unfall)
Der größte anzunehmende Fastenunfall ist der Herzinfarkt!

- Der normale Lebensrhythmus wird abrupt geändert.
- Es gibt nur noch Schlackenlöser zu trinken, nichts mehr zu essen.
- Aus Schlackenhalden werden Säurefluten gelöst.
- Ein Neutralisierungsangebot unterbleibt.
- Ein Ableitungsangebot unterbleibt.
- Starke Muskeltätigkeit bewirkt einen Milchsäureschub, der pH-Wert der Herzmuskulatur sinkt von 6,9 bis auf 6,4 / 6,2.
- Erythrozytenstarre tritt ein.
- Die Kapillargefäße der Herzmuskulatur werden nicht mehr durchblutet.
- Herzinfarkt = extremer Sauerstoffnotstand tritt ein.
- Die „basische Erste Hilfe" bei Herzinfarkt unterbleibt.
- Der Tod tritt ein.

wünschen kann: Eine wunderhübsche Frau und zwei Kinder, eine schöne Villa, zwei fesche Autos und eine Karriere bis zum Vorstand.

Aber auf ihn traf der Trivialspruch zu, dass er bis zu seinem 50. Lebensjahre mit seiner Gesundheit dem Geld hinterhergelaufen war und sich jetzt anschickte, mit dem verdienten Geld der verlorenen Gesundheit hinterherzulaufen. Er fuhr in eine Fastenklinik, um den ersten Schritt in ein neues Leben zu tun. Er fuhr in seinem weißen Mercedes hin und kam im schwarzen Mercedes zurück.

Was war geschehen? Sein normaler Lebensrhythmus war abrupt geändert worden. Keine Termine mehr und kein Hotelessen, kein Stress und kein gewohnter Tagesrhythmus mehr. Selbstverständlich auch kein Fleisch und kein Kaffee, kein Dessert und kein Cognac mehr, auch keine Zigaretten. Es gab nur noch schlackenlösenden Tee zu trinken und gar nichts mehr, zu essen. Körperchemisch wurden nun aus riesigen Schlackenhalden große Säurefluten gelöst, die den ohnehin schon mineralstoffverarmten Organismus durchströmten.

Der zweite Schritt des notwendigen „Dreisprunges der Entschlackung" unterblieb. Ein Neutralisierungsangebot aus der Verabfolgung von reichlich Mineralstoffen gab es nicht, keine zusätzlichen energiereichen Mineralstoffe zur Säureneutralisierung, auch keine vollwertig-vegetarische Kost und keine Gemüsesäfte, auch keine ein bis zwei Liter Wasser zum Ausschwemmen.

Gleichfalls gab es keine ununterbrochenen ableitenden basischen Bäder, Abreibungen und Wickel! Dafür gab es drastische Milchsäureschübe aus dem berühmt-berüchtigten Belastungs-EKG auf dem Ergometer. Wie viele Männer mögen dabei nicht schon schlapp gemacht haben, ohne dass die behandelnde Ärzteschaft durchschaute, was da körperchemisch vor sich ging?!

Die Erythrozytenstarre

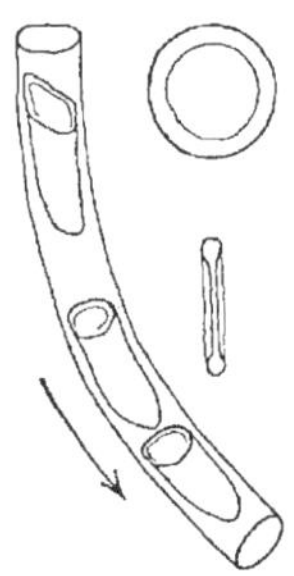

Bei pH-Werten von ca. 6,5 - 6,4 kommt es zur zunehmenden Versteifung der roten Blutkörperchen, bei pH 6,2 zur Starre. Der normale pH-Wert des Herzmuskels liegt bei pH 6,9.

Die Erste Hilfe ist BASISCH!

Bei derartig starker und ungewohnter Muskeltätigkeit bewirkt ein großer Milchsäureschub mit dem Absinken der Zellwerte bis auf Werte von unter pH 6,4 die Ansäuerung in den Kapillarbereichen, leider auch in der Herzmuskulatur. Die dadurch eintretende anfängliche Erythrozytensteife, dann Erythrozytenstarre, ist die Ursache für den Herzinfarkt.

Unser Kunde erlitt ihn auf einem Trimm-Trab, der ihm den sog. „Rest“ gab, den „finalen Milchsäureschuss“. Leider unterblieb die mögliche basische Erste Hilfe mit dem von uns bereits beschriebenen ganzkörperwirksamen Basentrunk, der basischen Abreibung und dem basischen Thoraxwickel. Exitus!

Dieser Mann wollte sicherlich nicht nur eine einmalige Kur machen! Sondern er wollte sicherlich seinen Lebensstil überhaupt ändern. Es ist mit einer einmaligen Kur auch nicht getan. Der ganze augenblickliche Lebensstil ist davon geprägt, dass wir zu viel essen, zu viel Genussmittel und Fleisch „genießen“, dass wir zu viel Stress, Ärger, Angst und Überanstrengung erleiden und dass viele wichtige Erleben zu kurz kommen, wie Bewegung in frischer Luft, ein fröhliches Lied oder ein harmonisches Zusammenleben.

Derartige Verhaltensweisen wie Urlaub im eigenen Lande, das Trinken von klarem Wasser, Wanderungen bei Wind und Wetter, – und dann noch mit einem fröhlichen Lied auf den Lippen, stehen z.Zt. nicht hoch im Kurs. Das tun sie ebenso wenig wie bescheiden und vegetarisch essen, wie Tee trinken oder sich basisch waschen, baden oder sonstwie basisch körperpflegen.

Erste (basische) Hilfe bei Säureattacken

- Basentrunk
- basische Abreibung
- basische Wickel

Mögliche Säureattacken

- Herzinfarkt
- Schlaganfall
- Migräne
- Muskelkater
- Muskelkrampf
- Rheumaschub / Gichtanfall
- Gehörsturz
- Kopfschmerzen
- plötzliche Schmerzen

Als Gesundheitsapostel mag man es bedauerlich und natürlich auch für falsch halten. Aber es ist Tatsache, dass die Mehrheit unserer Bevölkerung z.Zt. relativ unbeirrt auf dem sauren Genusswege marschiert, wiewohl tagtäglich mehr Menschen Einkehr halten und den Weg und die Verhaltensweisen der letzten Jahrzehnte als schädlich für Körper, Geist und Seele erkennen.

Nach so vielen Jahrzehnten der Irrwege nimmt es nicht Wunder, wenn trotz vieler guter Vorsätze auf dem nun als richtig erkannten Wege Fehler gemacht werden. Das lehrt uns die Stuttgarter Fastengeschichte, und das lehrt uns überhaupt beispielsweise die Existenz aller möglichen Fastenkrisen. Die dürfte es bei einem körperchemischen Verständnis dessen, was beim Fasten abläuft, überhaupt nicht geben.

Wörtlich schrieb uns im Jahre 1996 eine Dame aus Altenmedingen: „Ein weiteres Problem bei mir ist: Immer, wenn ich eine Entschlackung oder

Teefasten mache, scheiden meine Nieren weniger aus, als ich trinke, obwohl organisch alles in Ordnung ist." Ja, organisch ist sicherlich alles in Ordnung. Die „Chemie" war auch in Ordnung und der Vorgang logisch. Nur diese Logik konnte sich die Dame nicht erklären und sonst in ihrem Umfeld anscheinend auch niemand. Ganz sicher hatte sie sich schon anderweitig um die Klärung ihrer Frage bemüht.

Es war nichts als ein klarer Fall von ausschließlicher Schlackenlösung ohne ein mineralisches Neutralisierungsangebot zwecks Nierenstärkung und ohne ein basisches Ableitungsangebot und die tägliche Ausschwemmung mit ein bis zwei Litern reinem Wasser. Die ausschließliche Schlackenlösung überschwemmte den Organismus dieser Dame mit Säuren aus vormaligen Schlackendepots, und so sinnvoller- wie notwendigerweise hielt der Körper sofort Flüssigkeit zwecks Säureverdünnung zurück.

Wir werden immer wieder gefragt, wie lange denn eine Entschlackung zu dauern hat. Darauf haben wir immer die gleiche Antwort, und die lautet: „Eine Entschlackung hat immer wenigstens 10 % der Zeit zu dauern, die man sich verschlackt hat." Das können dann schon einmal 2–3 Jahre sein!

Oftmals wird jedoch eine Entschlackung so schnell abgebrochen, wie sie begonnen worden ist. Eine Entschlackungs- oder Fastenkrise stellt sich ein. Dem bis dahin noch Entschlackungswilligen geht es plötzlich subjektiv empfunden schlechter als vorher. Das hat er nun wirklich nicht gewollt.

Niemand sagt ihm, dass er sich jetzt zwar subjektiv schlechter fühle, es ihm aber objektiv besser gehe, was die Gesamtbilanz seiner Gesundheit angehe. Schlacken seien gelöst und auf dem Wege nach draußen, auch wenn sie dabei Kopfschmerzen, Migräne oder andere Unpässlichkeiten erzeugen sollten. Dabei müssen nicht einmal diese Heil- oder Fastenkrisen zwangsläufig eintreten. Auch nicht das, was man allgemein als Erstverschlimmerung bezeichnet. Alle diese als negativ empfundenen Begleiterscheinungen einer Entschlackung treten nur dann auf, wenn die zentralen Gesetzmäßigkeiten einer sinnvollen Entschlackung nicht beachtet werden. Denken wir zurück an unsere Stuttgarter Arthrosedamen!

Diese Gesetze einer sinnvollen Entschlackung haben sich noch längst nicht in allen Reha-, Fasten- und sonstigen Kliniken herumgesprochen. Logischerweise berichtete uns vor Kurzem eine ältere Dame aus München, wo wir vor über 500 Heilpraktikern referiert hatten, folgendes: Sie sei mit ihren 60 Jahren vor Zeiten in einer Fastenkurklinik gewesen. Nach zwei Tagen Teetrinken habe sie vor Schmerzen steif im Bett gelegen und sei erst nach einigen Tagen wieder auf die Beine gekommen. Auf ihre

Fragen, ob das alles seinen richtigen Gang nehme, habe man ihr bedeutet, dass sie doch sehe, dass ihr Körper reagiere! Derartige Erstverschlimmerungen oder Heilkrisen seien absolut „normal".

Fastenchemie

unsere Steuerungsinstrumente bei Entschlackung und Fastenkrise:

1. **Kräutertee**
   - desto mehr, desto mehr gelöste Säuren
   - desto weniger, desto weniger gelöste Säuren aus vormaligen Schlacken
2. **Mineralstoffe**
   - desto mehr, desto mehr Säuren und Gifte werden neutralisiert
   - desto weniger, desto weniger Säuren werden neutralisiert
3. **Wasser, energiereich, mineralstoffarm**
   - die eineinhalbfache Menge wie Kräutertee
4. **Basische Körperpflege**
   - desto mehr, desto mehr Säuren und Gifte werden ausgeschieden
   - desto weniger, desto weniger Säuren und Gifte werden ausgeschieden

Das sind sie in der Tat solange, wie man von den drei körperchemisch notwendigen Schritten jeder Entschlackung nur den ersten der Schlackenlösung praktiziert!

Es gilt jedoch die Gesetzmäßigkeit vom **„Dreisprung der Entschlackung"**. **Der erste Schritt** ist die Schlackenlösung mittels Teetrinken, wobei aus den alten Schlacken energetisch verbrauchte Mineralstoffe und wiedererweckte Säuren hervorgehen.

Der zweite Schritt ist die Neutralisierung der wieder virulent gewordenen Säuren mittels energiereicher Mineralstoffe und Spurenelemente aus geeigneten Nahrungsergänzungsmitteln und aus einer die Entschlackung begleitenden vegetarischen und mineralstoffreichen Kost. Die Ausleitung wird unterstützt durch die Ausschwemmung mit Wasser. Dazu wird die eineinhalbfache bis doppelte Menge des Kräutertees an Wasser getrunken.

Der dritte Schritt jeder Entschlackung hat eine konsequente Säure- und Schlackenausleitung mit den unzähligen Möglichkeiten einer sinnvollen basischen Körperpflege zu sein. Viele Fastengruppen und -institutionen verdeutlichen ihren Fastenden die besondere Wichtigkeit von Schlacken- und Säureableitung von Anfang der Fastenkur an. Bei jedem informativen Vortrag oder sonstigem Beisammensein haben die Fastenden ihre Füße im basischen Fußbad.

So werden Erstverschlimmerungen, Heilkrisen und Fastenkrisen vermieden. Sie sind absolut überflüssig und resultieren nur aus Unkenntnis körperchemischer Abläufe während der Entschlackung. Ohne Heil- und Fastenkrisen bricht in Zukunft niemand mehr eine Entschlackungskur ab.

Dann wird das Ziel jeglichen Fastens und jeglicher Entschlackung erreicht. Dann wird aus der ehemaligen Verdichtung von Schadstoffen in Zellen, Geweben und Membranen deren Lichtung. Dann wird aus der ehemaligen Vergiftung eine Entgiftung. Dann wird aus der ehemaligen Steifheit und Starre eine neue Elastizität. Dann können die Säfte und Sekrete wieder durch die Gefäße und die Zellen und Membranen zirkulieren. Dann zirkulieren erneut nicht nur schlackenfreie Säfte, sondern parallel zu diesen auch die alten Energien. Denken wir an unseren Satz zur Gesundheit: „Was ist Gesundheit? – Fröhlicher Fluss in sauberen Schläuchen!"

Dann blüht die Schönheit mit den wieder aufgefüllten Mineralstoffdepots erneut auf, und am Horizont erscheint die Möglichkeit eines langen und erfreulichen Lebens einer erwartungsdurstigen Seele in einem mineralstoffreichen, schönen Körper.

Die sog. Fastenkrisen werden allerdings erst dann der Vergangenheit angehören, wenn alle drei Steuerinstrumente des Fastens konsequent und richtig eingesetzt werden, die Schlacken-lösung mit Kräutertee, die Säure- und Giftneutralisierung mit Mineralstoffen, die Ausschwemmung mit Wasser und die Ableitung von Säuren, Giften und Schlacken mit einer basischen Körperpflege.

Fastenkrise

= Säurekrise durch Schlackenlösung
= Säureattacke OHNE Neutralisierung
= Säureattacke OHNE Ausleitungshilfe

Symptome:

- lokale Schwellungen
- Ekzeme
- Eiterbeulen
- Herzinfarkt
- Furunkel / Körpergeruch
- Aggressionen
- Depressionen
- Kopfschmerzen
- u. a. Schmerzen

DIE VORSICHTIGE ENTSCHLACKUNG

Die „vorsichtige Entschlackung" wird bei allen hochgradig verschlackten oder vergifteten Personen durchgeführt nach Schlaganfällen, Herzinfarkt, bei Polyarthritis, Polyneuropathie, Neurodermitis, Psoriasis, Allergien usw.

Der normale Dreisprung der Entschlackung: Schlackenlösung, Säureneutralisierung, Ausschwemmung und basische Ableitung wird umgekehrt!!

Die vorsichtige Entschlackung beginnt mit Säure- und Schlackenableitung über die Haut und mit Säureneutralisierung durch energiereiche Mineralstoffe. Der ansonsten erste Schritt einer normalen Entschlackung, die Schlackenlösung, kommt bei der vorsichtigen Entschlackung erst nach einigen Tagen oder Wochen als dritte und letzte Maßnahme zur Anwendung, oder man beginnt die Schlackenlösung vorsichtig mit höchstens ein bis zwei Tassen Kräutertee pro Tag. Dazu gehört gleichzeitig eine vegetarisch-vollwertige Ernährung und ein reichliches Angebot neutralisierungsfähiger Mineralstoffe, dazu ein Liter energiereiches, weiches Wasser.

Jetzt wird klar, dass wir und wie wir jede Entschlackung steuern können, um jede Fastenkrise zu vermeiden: Trinken wir mehr oder weniger geeigneten Tee, lösen wir mehr oder weniger Schlacken und schaffen logischerweise auch mehr oder weniger Säuren. Das zu wissen, ist besonders wichtig, wenn hochgradig verschlackte Personen entschlackt werden sollen. Bei denen wird nämlich gescheiterweise bzw. sogar zwingend die „vorsichtige Entschlackung" praktiziert.

Mit der größeren oder geringeren Gabe von Mineralstoffen können wir mehr oder weniger gelöste Säuren neutralisieren. Fallen viele Säuren an, oder sind schon viele Säuren und Schlacken vorhanden, muss naturgemäß die Mineralstoffgabe besonders hoch sein. Es wird immer die doppelte Menge Wasser wie schlackenlösender Tee getrunken. Gleichfalls muss die basische Ableitungskomponente besonders konsequent dann praktiziert werden, wenn viele Säuren gelöst werden oder aus Muskeltätigkeit angefallen sind.

Die eben zitierte „vorsichtige Entschlackung" wird besonders bei Herzinfarktgefährdeten oder bei Personen angewandt, bei denen ein Schlaganfall zu befürchten ist oder die gerade einen erlitten haben. Deren Säure- und Schlackenpegel ist nämlich so hoch, dass man zu Beginn einer Entschlackung keine weiteren Säuren aus Schlackendepots lösen soll.

Das oberste Gebot der Entschlackung

„Je verschlackter – desto vorsichtiger entschlacken!"

Beginnen mit:

1. Säureneutralisierung mit: Spurenelementen und Mineralstoffen
2. Säure- und Schlackenableitung über die Haut mit: basischen Bädern, Spülungen, Wickeln

nach ca. 14 Tagen beginnen mit:

3. Schlackenlösung mit ansteigenden Trinkmengen schlackenlösender Tees

Diese Personen bekommen am Beginn ihrer Entschlackungskur möglichst mineralstoffarmes Wasser zu trinken und dazu reichlich energiereiche Mineralstoffe zwecks Säureneu-tralisierung. Sinnvoll ist auch das Trinken von Gemüsesäften und von Pflanzenpresssäften. Von letzteren nimmt man immer einen bis zwei Esslöffel auf ein Glas und füllt dann mit stillem Mineralwasser auf. Besonders geeignet sind Säfte von Artischocke, Löwenzahn, Mariendistel und Brennessel. Gleichzeitig werden alle möglichen basischen Ableitungs-maßnahmen ergriffen, wie Vollbäder, Sitzbäder, Fußbäder, Kopf- bzw. Nasenspülungen, Körperwickel oder Salzhemd.

Nach 1 – 2 Wochen oder länger konsequenter Neutralisierung, Ausschwemmung und Ableitung kann man dann mit dem Lösen von Schlacken und mit dem Trinken von Kräutertee beginnen, zuerst 1 – 2 Tassen und dann über die Wochen und Monate steigernd bis zu 1 oder 1,5 Liter pro Tag.

Keine Säurefluten aus Schlackenhalden lösen!

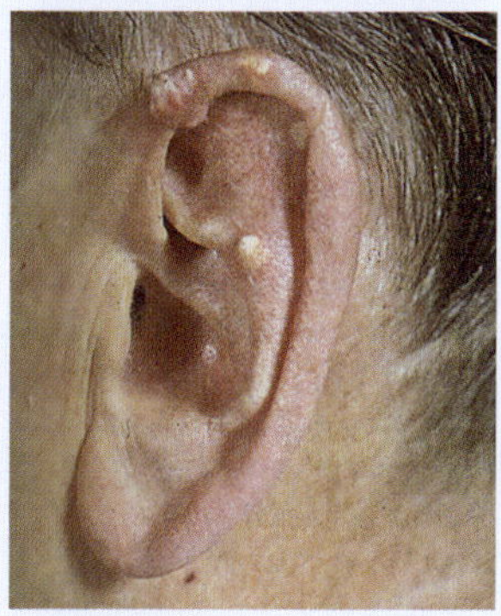

Zuerst neutralisieren dann ab- und ausleiten, dann erst lösen!

Selbstverständlich werden die Gabe von Mineralstoffen und die basische Ableitung konsequent weitergeführt, eher noch gesteigert. Das Gleiche gilt für die konsequente Ausschwemmung mit 1 – 2 Litern Wasser pro Tag.

Wir haben für diese „vorsichtige Entschlackung" das oberste Gebot der Entschlackung geprägt. Es lautet: **„Je verschlackter – desto vorsichtiger entschlacken!"**

Bei der vorsichtigen Entschlackung rückt der üblicherweise erste Schritt, die Schlackenlösung, an die letzte Stelle. Säureneutralisierung in Blut, Lymphe und Zellen und die basische Ableitung von Säuren und Schlacken über die Haut haben bei dieser Form der Entschlackung absoluten Vorrang!

Man sieht es den Menschen an, wie hochgradig verschlackt sie sind. Man merkt es in der Regel an einer Art Steifheit und Starre, die den ganzen Körper mit all seinen Reaktionen und Bewegungen befallen hat. Oftmals sind diese Personen aufgequollen oder aufgedunsen, unsere schon wiederholt angesprochene „Wasserzurückhaltung zwecks Säureverdünnung". Unwillkürlich sagt man sich nach einem Zusammentreffen mit einer derartigen Person: „Er / Sie hat mir diesmal gar nicht gefallen!"

Nach ein paar Tagen oder Wochen hört man dann, dass dieser bedauernswerte Mensch an einem Herzinfarkt oder Schlaganfall verstorben ist. Sprechen wir derartige Personen, die uns in aller Regel ja am Herzen liegen, doch an und raten ihnen zu einer so vorsichtigen wie konsequenten Entschlackung. Wir wissen jetzt, wie man so etwas macht!

Es gibt hochgradig verschlackte oder vergiftete Männer und Frauen, die können sich kaum noch bewegen, beispielsweise bei Polyarthritis deformans, MS, Morbus Bechterev o.ä. Oder sie leiden wie bei der Fibromyalgie an nicht endenden Schmerzen am ganzen Körper. Wer ihnen helfen möchte, der wickelt sie in den „Spanischen Mantel" ein, eine erweiterte Ableitungsform über das SALZHEMD hinaus.

Eine oder zwei warme wollene Decken werden auf das Bett gelegt, darauf ein Bettlaken, welches in unserer mittlerweile bekannten basischen Lauge gelegen hat und dann ausgewrungen worden ist. Auf dieses feuchte und warme Laken wird in einem angenehm warmen Zimmer unser Patient gelegt und vorsichtig ganz und gar bis auf den Kopf mit diesem Laken bedeckt. Er soll bequem liegen. Dann wird er mit den Decken solange zugedeckt, bis es ihm angenehm warm ist. Es soll ihm niemals vor Hitze und vor Schwitzen unangenehm werden. Er soll auch keinerlei Ängste bekommen.

Vorsicht!

Desolate Strukturen schonen!
Über intakte Strukturen ausleiten!
=
umleitende Entschlackung

Dieser „Spanische Mantel" ist eine wunderbare basische Ableitungshilfe und kann pro Tag für mehrere Stunden angewandt werden. Natürlich können derartige Männer und Frauen auch wiederholt mit einer basischen Lauge mit pH-Werten zwischen pH 7,5 und pH 8,5 abgerieben werden. Man kann hier auch basische Lauge auftrocknen lassen, wie wir das von unserem Schlossermeister aus Sinsheim kennengelernt haben.

Eine besondere Form der „vorsichtigen Entschlackung" haben wir für weit fortgeschrittene Stadien von z. B. Dekubitus und Offenem Bein, also von Ulcus cruris, entwickelt. Bei diesen beiden Krankheiten ist das betroffene Gewebe manchmal in einem derartig desolaten Zustand, dass man es nicht verantworten kann, weitere Gifte, Säuren und Schadstoffe durch diese aufgebrochenen Geschwüre auszuleiten. Es ist deshalb die Therapieform der „entlastenden Entschlackung" zu wählen.

Mit allen zur Verfügung stehenden Methoden basischer Wickel, basischer Einläufe, des Baunscheidtierens, mit Genitalspülungen, Schröpfen oder Aderlass, mit dem Ansetzen von Blutegeln, mit Hilfe von Sauerstofftherapien, der Colon-Hydro-Therapie, des Ölziehens usw. wird versucht, die bislang durch das Ulcus austretenden Schadstoffe umzuleiten und dort auszuleiten, wo das Gewebe ausleitungsfähig ist. Beim Fußbad bleibt also der vom Ulcus betroffene Fuß draußen. Das Gleiche gilt beim Vollbad.

Diese Methode bzw. Therapieform der „entlastenden Entschlackung" ist auch bei Hämor-rhoiden einzusetzen. Hier haben wir es mit einem Rückstau von Schadstoffen im Blut der Pfortader zu tun, der von der Leber bis hinab zum Anus reicht. Der Körper öffnet im Analbereich die Gefäße, um sich des vergifteten Blutes zu entledigen, zu dessen Verstoffwechselung die Leber entweder wegen der vorliegenden Giftmenge oder wegen einer bestehenden Schwäche nicht in der Lage ist. Insofern ist bei Hämorrhoiden als erstes die Leber mit dem Auflegen basischer Wickel zu stärken, aber auch mit der Einnahme von Mariendistelsamen, mit Hilfe von Löwenzahn- oder Artischockenpräparaten. Bei Vergiftungen ist die Mariendistel, auch ihre Samen, das Kraut der Wahl.

Der umgekehrte Dreisprung der vorsichtigen Entschlackung

1. Säure- und Giftneutralisierung durch energiereiche Mineralstoffe
2. Säure- und Schlackenausleitung mit Wasser und basischen:
   - Fußbädern
   - Voll- und Teilbädern
   - Strümpfen und Handschuhen
   - Wickeln
   - Spülungen
   - Ganzkörperwickeln
3. Schlackenlösung durch Kräutertee
   - weiter neutralisieren!
   - weiter ableiten!

Die zweite Maßnahme bei der Behandlung von Hämorrhoiden ist nächst der Leberstärkung die Vermeidung aller möglichen Säuren, Gifte und Schadstoffe. Das können ebenso Genussmittelgifte sein wie Umweltgifte, wie ein zu hoher Fleischkonsum, zu viel Gewürze o. a.

Die dritte hilfreiche Maßnahme zur Überwindung der Hämorrhoiden ist die ableitende Entschlackung, wie wir sie eben mit Fuß- und Vollbädern, mit Wickeln, Baunscheidtieren, Schröpfen usw. beschrieben haben. Mit Einläufen und mit der Colon-Hydro-Therapie wird man zu Anfang vorsichtig sein, kann sie jedoch zunehmend einsetzen, je nachdem wie sich die Situation im Analbereich verbessert.

Als äußerst erfolgreich und auch schnell wirksam bei Hämorrhoiden haben sich ausgiebige basische Vollbäder erwiesen. Diese können oder sollen vier bis sechs Stunden dauern. Nach etwa zwei bis drei Stunden sollte man einige Esslöffel basisches Badesalz zugeben, um erneut Pufferkapazität zur Neutralisierung ausgetretener Säuren zu schaffen. Man kann natürlich auch ein neues Bad ansetzen.

Zur äußerlichen Hilfe und Anwendung eignen sich Analbäder in einer Abkochung von Eichenrinde und das anschließende Eincremen mit Pappelknospensalbe.

Für die an Offenem Bein oder Hämorrhoiden erkrankten Personen ist es begleitend zu den jetzt geschilderten Therapien äußerst wichtig, sich vollwertig-vegetarisch zu ernähren und mit der Einnahme einer energiereichen Nahrungsergänzung das Neutralisierungspotential im gesamten Stoffwechsel drastisch zu erhöhen. Dadurch wird die Menge von Säuren und Giften stark reduziert, die sonst zu dem vielleicht schon desolaten Gewebe des Geschwüres strömen oder die sonst die „Staumenge" der Gifte und Säuren in der Pfortader unnötig vergrößern.

Mit diesen Maßnahmen einer verstärkten Stoffwechselhilfe durch geeignete Mineralstoffe, mit dem Verzicht auf die sauren Genüsse unserer Zeit als Verursacher von Säuren und Vergiftungen und mit der von uns entwickelten Therapie der Entlastungsentschlackung lassen sich sicherlich viele Verödungen von Hämorrhoiden vermeiden. Das Gleiche gilt sicherlich für die vielen zigtausend Amputationen, die jedes Jahr an Zehen und Füßen durchgeführt werden.

Da haben wir die zahlreichen Möglichkeiten basischer Körperpflege: Das basische Vollbad von nach Möglichkeit 60–120 Minuten Dauer oder länger sorgt nicht nur für eine wirkungsvolle Schlacken- und Säureausscheidung, sondern es regt auch in wunderbarer Art und Weise die Selbstfettung der Haut an. Diese wird heute im Übermaß und zur Unzeit schon bei Kleinkindern ununterbrochen mit Fetten und Ölen eingerieben, so dass die Talgdrüsen bald verkümmern.

Immer wieder wird uns davon berichtet, dass selbst Damen mit ehemals regelrechter Pergamenthaut innerhalb von Wochen und Monaten nach derartigen basischen Bädern „eine Haut bekommen haben wie ein Engel". So hat uns einmal eine Dame wörtlich und überaus glücklich berichtet.

In basischen Bädern schiebt der Körper Schlacken, Säuren und Gifte durch die Schweiß- und natürlich auch durch die Talgdrüsen nach aussen in das basische Milieu des Badewassers. Dabei wird die Talgdrüse zu sinnvollem Tun und ihrer eigentlichen Bestimmung, der Fettung der Haut, angeregt. Unwillkürlich meinen viele Personen, die sich in einem solchen Bade alle 5–10 Minuten mit einem griffigen Waschlappen oder einer Badebürste abreiben, dass in dem Badesalz doch irgendein Fett oder Öl versteckt sein müsse, so schön perlt das Wasser bald von der Haut. Dieses Abperlen wird immer augenfälliger, je länger das Bad währt. Nur zu verständlich, weil jetzt immer mehr ausgeschieden und gleichzeitig immer mehr Talg produziert wird!

Natürlich gibt es auch Dinge, die unter derartigen basischen Bädern oder unter der ganzen basischen Körperpflege extrem leiden. Das sind besonders alle Arten von Pilzen. Eine konsequente basische Körperpflege mit Vollbädern und regelmäßigen Fußbädern, und vor allen Dingen mit der regelmäßigen Anwendung von Basischen Strümpfen hält kein Fußpilz und auch kein ansonsten jahrelang therapieresistenter Nagelpilz aus. Nach einigen Wochen gibt er entnervt auf und verkrümelt sich im wahrsten Sinne des Wortes.

Ein weit verbreiteter Irrtum ist es zu glauben, dass von Pilzen befallene Personen nur äußerlich betroffen sind. Leider erstrecken sich jedoch die Pilzgeflechte oftmals durch den ganzen Körper, bis in die Blut- und Lymphsysteme, selbst bis in das Gehirn. Deshalb ist besonders bei Mykosen der Basentrunk und das Trinken von bis zu 1,5 Liter energiereichen Wassers so wichtig. Der Basentrunk erreicht jede Körperzelle und erst recht alle Körpersäfte. Auf ein Wasserglas nehmen wir eine Messerspitze der im Markt befindlichen Basensalze wie z. B. Kaiser Natron, MeineBase oder Bullrich Vital.

Der Ehemann einer Frau aus dem münsterländischen Ort Greven wusste uns folgendes zu berichten: Er kam eigentlich, um sich bei uns dafür zu bedanken, dass es einer Ärztin mit Therapiebegleitung durch die von uns entwickelte basisch-mineralische Körperpflege gelungen sei, dass seine Ehefrau nach 35 Jahren so chronischer wie latenter Krankheit endgültig wieder gesund geworden sei.

Die Ärztin habe sich auf die Darmreinigung mit der Colon-Hydro-Therapie spezialisiert. Zu Hause habe der Patient nach ihrer Anweisung Tee zu trinken, mineralstoffüberschüssig und energiereich zu essen und möglichst oft und lange basisch zu baden. Die Darmreinigung würde immer dann durchgeführt, wenn Bauchschmerzen anzeigten, dass der Darm als quasi Mülldeponie wieder voll sei. Das sei in den letzten zwei Jahren fast zwölfmal bei seiner Frau der Fall gewesen. Jetzt sei ein letztes Stadium von Körperreinigung erreicht.

Seine Frau könne merken, wie sich letzte Pilzgeflechte im Kopf lösten und sich von dort in Richtung Darm bewegten. Er selbst habe im Schauglas während der letzten Darmspülung diese ausgewaschenen Pilzgeflechte vorbeischwimmen gesehen. Dieses Erleben widerlegt die offiziell vertretene These, dass Verpilzungen der inneren Organe nur durch, wenn auch wegen ihrer Nebenwirkungen bedenkliche, systemische Antimykotika eliminiert werden können.

Jetzt wisse er, dass seine Frau während 35 Jahren nie richtig krank gewesen sei, sondern nur an einer immer weiter fortschreitenden Versauerung, Verschlackung und an allen möglichen Vergiftungen und natürlich auch Verpilzungen gelitten habe.

Diese Frau war bzw. ist ein Ablagerungstyp. Andere Menschen scheiden Schadstoffe durch die Haut aus. Das sieht zwar optisch nicht attraktiv aus, ist aber für die Körperchemie bzw. den Stoffwechsel natürlich sinnvoll und vorteilhaft.

Bliebe anzumerken, dass die intensivste Verpilzung durch quasi alle Körperregionen und -funktionen bei AIDS zu beobachten ist. Logischerweise gehört bei dieser Krankheit die „vorsichtige Entschlackung" praktiziert!! Der Aidskranke ist in aller Regel so geschwächt, versauert und verpilzt, dass man seine Gesundheit arg gefährden würde, würde man ihm ein ausschließliches Teefasten verordnen. Er gehört vorrangig mit einer vegetarisch-vollwertigen Kost gestärkt, auch mit energiereichen Mineralstoffen überreichlich versorgt und von Giften entlastet. Für den Aidskranken ist auch eine hohe Sauerstoffversorgung von großer Wichtigkeit.

Einer unserer Kunden, ein Drogist aus Westfalen, hat eine Drei-Monats-Entschlackung entwickelt (siehe blauer Kasten, rechts), die sich nach seinen Angaben besonders bei Neurodermitis, Schuppenflechte, bei Allergien, Polyarthritis und vielen anderen Zivilisationskrankheiten bewährt hat.

In aller Regel steigen Allergiker und Neurodermitiker hochzufrieden, und ohne dass ihnen die Haut juckt, aus einem basischen Bade. Aber auch hier bestätigt die Ausnahme die Regel. Bei jeder tausendsten Person juckt es möglicherweise noch viel schlimmer als vorher. Diese Körper sind dermaßen vergiftet und verschlackt, möglicherweise noch mit dem in ihnen abgeladenen Körpermüll von Vater und Mutter belastet, dass soviel Säure und Gift nach draußen dringen, dass diese am Ende des Bades regelrecht in der Oberhaut steckenbleiben. Jetzt hilft erprobterweise die „saure Schlussspülung".

Diese bereitet man aus einer Mischung von Apfelessig, Obstessig oder KANNE Brottrunk und Kräutertee.

Dazu nimmt man einige Liter Wasser oder Kräutertee, denen man einige Esslöffel Obstessig oder Brottrunk hinzufügt. Dieses „saure Spülwasser" lässt man sich über den Körper laufen. Bald hört das Jucken auf.

Die Spülung hat die mit sauren pH-Werten von pH 3 – 6 juckenden Säuren mit eigenen pH-Werten zwischen pH 2 und pH 3 aus der Oberhaut vertrieben. Man muss die körperchemischen Tricks nur kennen!

Es gibt noch eine weitere bewährte Hilfe für besonders empfindliche Neurodermitiker oder an Schuppenflechte Erkrankte. Sie fügen ihrem basischen Vollbad 2 Liter Tee bei, den sie aus zwei gehäuften Esslöffeln Kraut von Stiefmütterchen, Zinnkraut oder Walnussblättern zubereitet haben.

Als hilfreich zur Hautpflege hat sich ein Hautöl erwiesen, welches man aus fünfzig Milliliter Weizenkeimöl zubereitet, welchem man zwanzig Tropfen Cajeputöl und einen Tropfen Vitamin E beifügt.

Die Drei-Monats-Entschlackung:

1. 14 Tage Teefasten-Kur mit einem täglichen basischen Vollbad von einer Stunde Dauer, dazu je ein Teelöffel omnimolekulare Mineralstoffe zu jeder Mahlzeit
2. Wöchentlich zwei basische Vollbäder mit 60 – 120 Minuten Dauer und länger während der nächsten acht Wochen
3. Von der 3. bis zur 10. Woche einschließlich wird basisch-vegetarische Vollwertkost gegessen
4. In der 11. und 12. Woche wird wiederum eine abschließende 14-tägige Teefasten-Kur wie unter Punkt 1 gemacht.
5. Zufuhr von reichlich Vitalstoffen, Mineralstoffen und Spurenelementen während der drei Monate zwecks Neutralisierung der gelösten Schlacken und zur Organstärkung
6. 1,5 Liter Wasser pro Tag
7. Verzicht auf Süßwaren und Weißmehlprodukte, auf Alkohol, auf Nikotin und Kaffee, Milch, Milchprodukte und Fleisch, nach Möglichkeit auch auf verzichtbare Medikamente, vor allen Dingen auf Schmerzmittel

MALABSORPTION VS. BELABSORPTION

Schulmediziner, Heilpraktiker und andere therapierende Fakultäten kennen den Begriff der Malabsorption und fürchten die schädlichen Auswirkungen dieses Phänomens. Der Patient erhält genau die ihm fehlenden Substanzen, sei es ein Vitamin, eine Aminosäure, seien es Eisen, Chrom, Selen oder ein Medikament. Die fehlenden Stoffe werden jedoch nicht resorbiert, und die Gesundheit des Patienten macht nicht die erhofften Fortschritte. Was geschieht, oder was geschieht hier nicht?

Mit intelligenten Maßnahmen kann der heilungsbedürftige Organismus aus der Malabsorption in die Belabsorption geführt werden.

Es unterbleiben die gewünschte Resorption und der erwünschte und erhoffte Einbau in die geschwächten Strukturen und Organe oder Gewebe, womit auch die erhoffte Funktionsstärkung dieser Organe oder Gewebe ausbleibt.

Schauen wir uns einmal an, wo wir überhaupt wichtige Stoffe aufnehmen. Das ist in erster Linie die Lunge, über welche wir die Elemente der Luft, also Kohlenstoff und Sauerstoff, Wasserstoff und Stickstoff, aber auch die Edelgase aufnehmen. Sicherlich ist der wichtigste Stoff der wachen Phasen unseres Lebens der Sauerstoff, der eigentliche Motor, oder wenn Sie wollen, die Mutter unseres körperlichen Lebens.

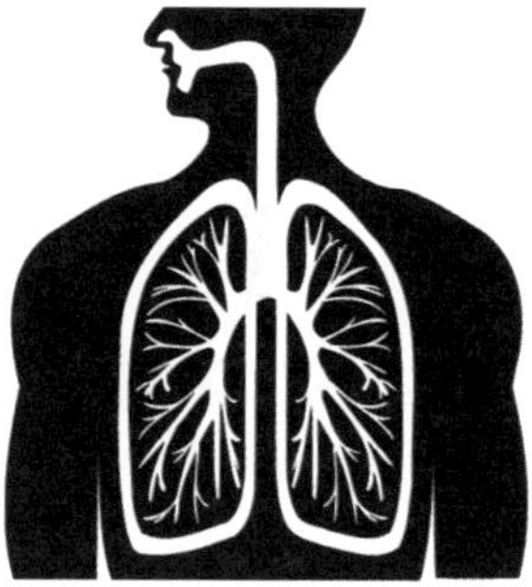

Die Rede ist von dem Sauerstoffatom, dem O_1. Dieses weiblich-negative Element der Liebe und des Lebens vereinnahmt gern per Oxidation jedes männlich-positive chemische Element, jeden positiv geladenen Mineralstoff und jedes positiv geladene Spurenelement. Es oxidiert sogar den Wasserstoff und bildet mit ihm Wasserstoffoxid, das HO-Ion des Wassers. Aus dieser Oxidierungsfähigkeit des O_1 ist alles Leben auf unserem Planeten entstanden, ob das Leben der kleinsten Einzeller des Mikrokosmos oder das Leben von Pflanze und Tier bis zum Leben von uns Menschen.

Übrigens besteht unser Organismus zu 95 % aus den vier Atemgasen unserer Luft, aus 56 % Sauerstoff, 28 % Stickstoff, 9 % Kohlenstoff und 2 % Wasserstoff. Der fünfprozentige Rest verteilt sich auf Kalzium, Eisen, Kupfer, Chlor u. a. Elemente.

Schauen wir uns einmal an, wie unterschiedlich wichtig die ununterbrochene Versorgung unseres Organismus mit Sauerstoff, mit Wasser und mit festen Stoffen ist: Wir überleben wochenlang ohne die Aufnahme fester Nahrung, tagelang ohne Wasseraufnahme, aber nur wenige Minuten ohne die Aufnahme von Sauerstoff.

Lassen Sie sich an dieser Stelle mit meiner Hypothese konfrontieren, dass wir möglicherweise in den Augenblicken des Einschlafens von der oxidativen Sauerstoffatmung des Tages auf eine nitrodative Stickstoffatmung umschalten, um damit während der Nacht unsere Eiweißstrukturen zu regenerieren.

Über den Tag ist der Sauerstoff unser oxidativer, oxidierender und phagozytierender Motor des Lebens, der sowohl Stoffe aufnimmt, via Erythrozyten Stoffe auf seinem arteriellen Weg zu den Zellen transportiert und auf seinem venösen Rückweg Schadstoffe wie z. B. Kohlenstoffdioxid abtransportiert. Wir haben mithin als erstes eine Resorption wichtigster Stoffe über Lunge und Blut zu beobachten.

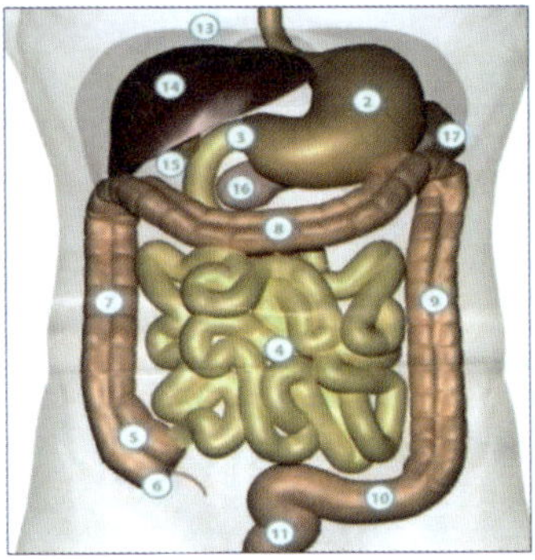

Die bekannteste Resorptionsstelle in unserem Organismus ist jedoch das Ende des Dünndarms vor der Ileozäkalklappe, wo mit Hilfe von Sauerstoff wichtige Vitalstoffe resorbiert werden. Die Mehrzahl der bis in kleinste Fraktale aufgespaltenen Nähr- und Vitalstoffe wird via Pfortader zur Leber transportiert und dort neu zu Stoffen zusammengesetzt, die der Organismus irgendwo benötigt.

Es gibt jedoch, speziell bezogen auf den Dünndarm, einen nicht zu unterschätzenden Resorptionsbehinderer, das ist die Milch. Das sind überhaupt Milchprodukte. Im Übermaß genossen, verschleimen sie den Dünndarm und behindern damit die Resorption wichtiger Vitalstoffe. Schauen wir also in unseren Beratungs- und Therapiegesprächen nach übermäßigem Konsum von Milch und Milchprodukten bei Personen, bei denen wir mit unseren Regenerierungsbemühungen nicht recht vorankommen.

Schauen wir aber auch auf Resorptionsbehinderer, welche, bezogen auf das Blut, resorptionsbehindernd wirken. Das sind hauptsächlich die beiden Elemente Chlor und Fluor und deren Derivate. Insofern sollten Patienten, denen wir Haut und Haare oder sogar Gehirnstrukturen, wie beispielsweise bei Parkinson, Alzheimer und Demenz, regenerieren wollen, nicht in chloriertem Badewasser schwimmen gehen. Sie sollten sich auch nicht mit fluoridierter Zahncreme die Zähne putzen oder sich Fluorlack auf die Zähne reiben lassen.

Chlor und Fluor sind gleichermaßen negativ-weibliche Elemente, wie das auch für den Sauerstoff gilt. Im Gegensatz zu diesem sind die beiden einwertigen Elemente Chlor und Fluor jedoch ganz entschieden reaktionsaktiver, um nicht zu sagen reaktionsaggressiver als der Mutterstoff unseres Körpers, der Sauerstoff.

Dieses Element bleibt im Wettbewerb um die lebenswichtigen Mineralstoffe und Spurenelemente immer zweiter Sieger gegenüber seinen beiden ärgsten Antagonisten Chlor und Fluor. Diese beiden regelrecht nym-

Malabsorption der Vitalstoffe durch Resorptionsbehinderer:

- im Blut durch:
  - Chlor
  - Fluor
  - Säuren
- im Dünndarm durch:
  - Schleim von Milch und Milchprodukten
  - Antibiotika

Meiden Sie diese Stoffe präventiv ein Leben lang, aber besonders bei degenerativen Symptomen und Krankheiten!

phomanen Elemente bemächtigen sich dieser Vitalstoffe nicht nur aus dem täglichen Nahrungsangebot, sondern sie entnehmen diese sogar aus unseren Geweben, aus der Haut und natürlich auch aus unseren Knochen.

Diese lebenslange Entnahme geschieht überhaupt durch alle säurebildenden Halogene, die zusammen mit den Mineralstoffen Salze bilden. Diese lagern sich meistens als sog. Schlacken in den Fett- und Bindegeweben des Organismus ab, wenn der Organismus nicht in der Lage ist, sie auszuscheiden.

Als weitere Resorptionsbehinderer seien noch sämtliche Fluor- und Chlorderivate zu nennen. In gewisser Weise zählen auch Antibiotika und ein übermäßiger Konsum von Kochsalz zu den Resorptionsbehinderern. Kochsalz ist Natriumchlorid, also NaCl. Unsere beiden Nieren vertragen davon ca. 5 g pro Tag. Der tägliche Konsum liegt jedoch z. Z. bei ca. 20 g. Wir chlorieren also unseren Organismus täglich mit Kochsalz. Oftmals wird unser Trinkwasser chloriert. Man denke aber auch an das Kochsalz in Brot und Brötchen.

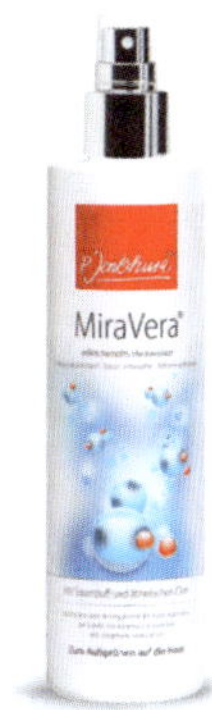

Aber Chlor ist der größte Antagonist des Elementes Sauerstoff. Sauerstoff jedoch ist die Mutter unseres Lebens! Kochsalz mit dem darin enthaltenen Chlor ist, in zu großen Mengen genossen, als Resorptionsbehinderer zu betrachten, sogar als Mineralstoff- und Vitalstoffverzehrer, obendrein als Dehydrierer unseres gesamten Organismus.

Antibiotika stören mehr oder weniger erheblich und lange, bis zu zwei Jahren nämlich, unsere Darmflora und wirken deshalb resorptionsbehindernd.

Lässt man all diese Resoprtionsbehinderer weg, geht viel an die frische Luft, atmet dort tief ein, am besten natürlich in Feld, Wald und Wiese, dann hat man schon viel für den Umstieg aus der Malabsorption in die Belabsorption getan. In den letzten Jahren sind auch Hautsprays entwickeln worden, die reinen energiereichen Sauerstoff enthalten. Dieser diffundiert durch die Haut hindurch bis in die blutführenden Schichten und steht bald als O_1 dem Blut und seinen Erythrozyten resorptionsverbessernd zur Verfügung.

Bald werden die Zeiten der gefürchteten Malabsorption der Vergangenheit angehören, und wir werden in der Lage sein, vielen Menschen und Kunden mit einer regelrechten Hochgeschwindigkeitsresorption zu helfen.

Für diese Qualität habe ich den Begriff der Belabsorption geprägt. Diese sollte begleitet sein von einer vollwertig-vegetarischen Ernährung. Wenn diese Ernährung möglichst alle Elemente unseres Planeten enthält, wie wir es von der täglichen Küche verlangen sollten, dann steht auf der Basis der erzielten Belabsorption einem langen Erhalt unserer Gesundheit und Schönheit und auch einer verblüffend schnellen Regenerierung degenerierter Strukturen und verminderter Funktionen nichts mehr im Wege.

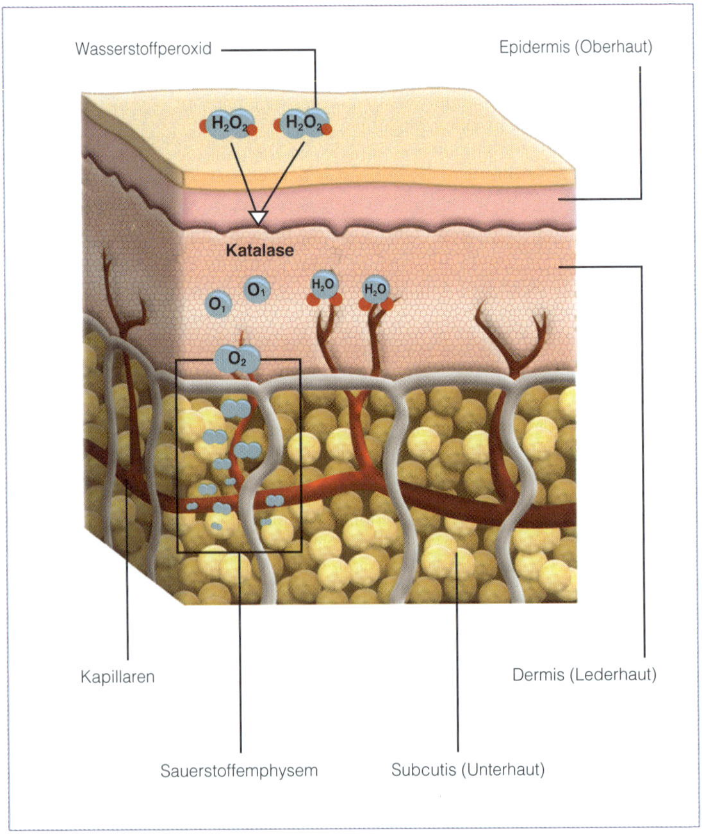

KRANKHEITSVORBEUGUNG UND GESUNDHEITSVORSORGE

In unserem Land und in unserer Zeit gibt es keine vom Staat oder von den Krankenkassen betriebene Gesundheitsvorsorge oder Krankheitsvorbeugung. Beide Aufgaben müssen wir deshalb selbst in die eigenen Hände nehmen!

Wichtige Maßnahmen sind die Vermeidung stofflicher Über- oder Unterversorgungen und gleichzeitig die Vermeidung energetischer Verzehre oder Belästigungen. Wichtige Maßnahmen zur Krankheitsvorbeugung und Gesundheitsvorsorge sind gleichfalls die Vermeidung von Genussmitteln und von Verhaltensweisen, die zu Säuren und später zu Verschlackungen führen.

Jegliche Übertreibungen und Unterlassungen sind ebenso zu vermeiden, wie maßvolle Bewegung und der Genuss von Sonne, Luft und Wasser zu fördern sind.

Wir vergegenwärtigen uns noch einmal unsere wichtigsten chemischen Lebensaufgaben. Es sind dies als erstes eine mineralstoffüberschüssige Ernährung, damit wir jeden Tag in der Lage sind, die anfallenden Säuren und Gifte zu neutralisieren und zu verstoffwechseln.

Die erfolgreiche Lösung dieser chemischen Lebensaufgabe bedeutet die Verhinderung der Entmineralisierung der Schatzkammern unseres Lebens, der Zähne und Knochen, des Haarbodens, der Knorpel, Gefäße und Organe. Entmineralisierung erfolgt zwecks Säure- und Giftneutralisierung. Entmineralisierung ist gleichbedeutend mit Säureneutralisierung und Schlackenbildung.

Die nächste wichtige chemische Lebensaufgabe ist eine kontinuierliche Schlackenlösung und -ausscheidung aus allen möglichen Depots in den Fett- und Bindegeweben, in den Muskeln und Organen, in den Gelenken, Knorpeln und Kapseln.

Achten wir darauf, dass wir immer in der Lage sind, anfallende Säuren und Gifte schnell innerchemisch zu neutralisieren oder über die Haut und die Nieren auszuleiten! Deshalb müssen wir alle in Zukunft täglich mehr Wasser trinken als bisher. Ein oder eineinhalb Liter gutes, weiches Leitungswasser oder mineralstoffarmes Heilwasser sollten unsere Tagesration sein.

Es muss uns ein Herzensanliegen sein, geleerte oder geräuberte Mineralstoffdepots durch die Zufuhr von energiereichen Mineralstoffen und Spurenelementen wieder aufzufüllen.

Zum guten Schluss haben wir darauf zu achten, dass wir durch moderate aerobe Bewegung an frischer Luft und im schönen Sonnenlicht reichlich Sauerstoff zu uns nehmen und so unseren gesamten Körper mit seinen Zellen, Geweben und Membranen, seinen Gefäßen und Organen sauber und von Parasiten freihalten. Dabei ist neben Gewürzen der Sauerstoff unser wichtigster Helfer!

Noch eine große Bitte liegt uns am Herzen: Übertreiben Sie nichts! Wenn Sie zu den Menschen gehören sollten, die jetzt jahrzehntelang den Konsum all der in diesem Buch besprochenen und beklagten sauren Genüsse übertrieben haben sollten, dann setzen Sie diese Verhaltensweise des Übertreibens nicht mit der exzessiven Praktizierung von Schlackenlösung, Sauerstoffkonsum, übertriebener Muskelbeanspruchung usw. fort!

Alles will in Maßen durchgeführt werden, auch vorsichtig dosiert und lieber über einen langen Zeitraum. Es gilt uneingeschränkt die Einsicht, dass oft „weniger mehr ist“.

Was ist Gesundheitsvorsorge?

- Vermeidung von Säuren / Giften
- Lösung der vergiftenden Schlacken
- Ausscheidung und Ausschwemmung der gelösten Säuren und Gifte
- Schonung und Wiederauffüllung der Mineralstoffdepots

Machen Sie sich nichts daraus, dass man dann längere Zeit gebraucht, um zu dem erwünschten Ziele zu gelangen. Aber man kommt dann wenigstens und vor allen Dingen sicher an!

Denken und akzeptieren Sie bitte immer, dass es auf dem gesundheitlichen Felde kaum allgemeinverbindliche Gesetze gibt. Jeder von uns ist ein selbständiges Individuum, mit eigenen Gegebenheiten des Stoffwechsels, mit eigenen Notlagen, Wünschen, Fähigkeiten, Möglichkeiten usw. Was für die Ehefrau ein Wundermittel ist, das bringt dem Ehemann eventuell gar nichts. Sie kann beispielsweise eine drastische Entschlackung mühelos vertragen. Er muss den Weg der „vorsichtigen Entschlackung" wählen usw.

Übernehmen Sie niemals ungeprüft irgendwelche Ratschläge aus der Verwandtschaft oder Bekanntschaft, von Kunden, Freunden usw! Es kann dem Kegelfreund geholfen haben und für Sie genau das Falsche sein. Wenn Sie es probieren, dann ganz vorsichtig und langsam. Ebenso gut kann es für Sie die allerhöchste Zeit sein, diesen Tipp umzusetzen. Möglicherweise müssen Sie es noch schneller und drastischer als Ihr Ratgeber tun. Alles ist von Fall zu Fall und immer individuell zu überlegen und zu tun.

Diese Betrachtung mündet in unsere Forderung, dass sich jeder selbst in hoher Verantwortung und auch mit einem Höchstmaß an Überlegung um seine eigene Gesundheit kümmern muss. Das darf jedoch nicht dazu führen, dass wir uns nur noch mit unserer Gesundheit oder Krankheit beschäftigen. Daran würde sogar derjenige krank, der sich bislang einer guten Gesundheit erfreut hat.

In einem Gemeinwesen, welches sich von Geburt an um die Gesundheit seiner Bürger kümmerte, ist oder wäre eine derartige Beschäftigung überhaupt nicht nötig. Dann wären wir alle gesund und könnten uns mit einem sinnvollen Erleben und vielen beglückenden Erlebnissen unserer Inkarnation widmen. Stattdessen werden wir zur Zeit über die Genussversprechen ausgebeutet und haben uns jetzt mit den gesundheitlichen Folgen herumzuplagen.

Versuchen Sie also, möglichst innerhalb von ein paar Monaten oder längstens Jahren gesund, rein und schlackenfrei zu werden, Ihre Mineralstoffdepots wieder aufzufüllen und dann lange beschwerdefrei zu leben. Wir wünschen es Ihnen.

Ganz sicher haben Sie in dem jetzt von Ihnen gelesenen Buch Erkenntnisse und Hypothesen kennengelernt, die Ihnen vorher noch nicht begegnet sind. Seien Sie sicher, dass wir nichts geschrieben haben, wovon wir uns nicht in jahre- und jahrzehntelanger Forschungsarbeit überzeugt hätten oder was wir in der Praxis bestätigt gefunden haben. Obwohl es nicht das Thema dieses Buches ist, haben wir uns Gedanken über eine sinnvolle Gesundheitsvorsorge und wirkungsvolle Krankheitsvorbeugung gemacht.

Was gehört nach unserer Meinung zu einer sinnvollen Krankheitsvorbeugung und Gesundheitsvorsorge?

1. Vermeidung oder Reduktion krank machender Genussmittelgifte wie Alkohol, Kaffee, Kochsalz, Zigaretten, Rauschgifte, Zucker und sonstige Süßwaren
2. Vermeidung von Suchtmitteln, Drogen und auch Vermeidung von übermäßigem Arzneimittelkonsum
3. Vermeidung möglicher Gefährdungen wie kranke Sexualpartner, krank machend Stoffe wie Asbest, Chlor, Fluor, Lösungsmittel usw.
4. Vermeidung von verschiedenen Fehlverhalten, Übertreibungen, Weglassungen, Einseitigkeiten und daraus resultierender Mängel oder Überfrachtungen. Als Beispiele mögen dienen: Zu viel Sport, zu viel Fleisch, zu wenig oder zu viel Fett o. Ä.
5. Bewusstes Gesundheitsverhalten mit viel moderater Bewegung in frischer Luft, vielfältige und abwechslungsreiche, möglichst vegetarische Kost, bescheidene Ernährung, ausgeglichene Psyche, ausgeglichene Sexualität
6. Präventive Stärkung von Kondition und Konstitution im Säuglingsalter, in Kindheit und Jugend, in den Wechseljahren und im Alter
7. Präventive Befriedigung vorhersehbarer Bedarfe, z. B. für das Wachstum und die Schwangerschaft, für Erkältungskrankheiten, Alterungsprozesse usw.
8. Ergreifen von wirksamen Maßnahmen, um die normalerweise im Lebenszyklus zu erwartenden Krankheiten und Schwächungen zu vermeiden, solche der Kindheit, der Schwangerschaft, der Wechseljahre und des Alters
9. Stärkung der körperlichen Gesundheit durch Ernährung mit möglichst naturbelassenen Lebensmitteln bei gleichzeitiger Vermeidung denaturierter und gentechnisch veränderter Nahrungsmittel

10. Möglichst weitgehende Vermeidung schädlicher Umwelteinflüsse wie Elektrosmog, Erdstrahlen, belastetes Trinkwasser, vergiftete Atemluft, nukleare Zehrung, Handystrahlung, Mikrowelle
11. Vermeidung der sogenannten Reizüberflutung durch Fernsehen, Illustrierte, Kinofilme, Videos, Computerspiele usw.
12. Kontinuierliche Entschlackung und Entgiftung durch Schlackenlösung, Säure- und Giftneutralisierung, Ausschwemmung mit ein oder mehr Litern Kräutertee, mit ein bis zwei Litern Wasser und mit basischer Körperpflege

Vorbeugung macht nur einen guten Sinn und Erfolg in vorsichtiger wie wohldosierter Handhabung. Gut gemeinte Übertreibungen können ebenso schaden wie nachlässige Unterlassungen. Das gilt für Felder wie den Sport oder beispielsweise auch für die Versorgung mit Vitaminen, Rohkost usw.

Die wichtigsten chemischen Lebensaufgaben

1. Verhinderung der Entmineralisierung durch mineralstoffüberschüssige und damit basenbildende Ernährung. Entmineralisierung ist Entzug von Mineralstoffen und Spurenelementen zwecks Säure- und Giftneutralisierung

   = Salzbildung mit der möglichen Folge von
   = Schlackenbildung
2. Schlackenlösung und -ausscheidung
3. Säure- und Giftneutralisierung
4. Remineralisierung

   = Wiederauffüllung der geleerten Mineralstoffdepots

Wir stellen fest, dass es zurzeit keine Krankheitsvorbeugung und keine Gesundheitsvorsorge in unserem Lande gibt, sondern dass ganz im Gegenteil von Kindesbeinen an vieles getan wird, was uns alle miteinander krank, süchtig und schwach werden lässt. Das geht beim Impfen los, wo selbst viele Schulmediziner mittlerweile zu der Meinung gekommen sind, dass hier mehr Schaden als Nutzen angerichtet wird. Das setzt sich über den unmäßigen Süßwarenkonsum der Kinder fort bis zu den Raucherzimmern und den Cola-Automaten in den deutschen Schulen, bis zu unzähligen Zigarettenautomaten, Getränkeshops usw.

Mittlerweile stehen wir mit Hunderten von Heilpraktikern und auch mit Ärzten und Kliniken in Kontakt, welche unsere Sicht von Körperchemie bestätigen und uns mit vielen Ergänzungen weiterhelfen, in die Materie noch tiefer einzudringen. Ihnen allen sei an dieser Stelle ganz herzlich gedankt.

Es ist an der Zeit, dass die Eigenverantwortung von Mann, Frau und Kind für die Erhaltung der eigenen Gesundheit gestärkt und gefördert wird. Dabei könnte ein Merksatz eine erste Hilfe sein. Diesen Satz haben wir aus dem zentralen Spruch der Frauenbewegung: „Mein Bauch gehört mir!" abgeleitet. Er heißt: „Mein Körper gehört mir!"

Beherzigen Sie bitte die **drei**
leicht zu merkenden **Gebote gesunden Lebens**:

Meide Schädliches!
Iss, trink, tue Nützliches!
Scheide Schädliches aus!

A

B

C

H

I

K

L

M

N

O

P

R

S

T

U

V

W

Z

zivilisatoselos leben
Dr. h. c. Jentschura/J. Lohkämper
Verlag Peter Jentschura

Millionen könnten geheilt werden
Dr. Karl-Otto Heede/
M.-L. Schicht
Verlag Peter Jentschura

Die Leisenkur
K. Vanselow-Feist
Turm Verlag

Durch Entsäuerung zu seelischer und körperlicher Gesundheit
Beck/Oetinger
Buchdienst Oetinger, Öhringen
Tel.: 0 79 48 – 755

Der Säure-Basen-Haushalt
Friedrich F. Sander
Hippokrates Verlag

Saure Nahrung macht krank
Fred Koch
Vier Flamingos Verlag Rheine

Die Bombe unter der Achselhöhle
Dr. Walter Mauch
Bettendorf Verlag

Basische Kost
Doris Wroblewski
Mein Buch Verlag

Die Praxis des Säure-Basen-Haushalts
Dr. Michael Worlitschek
Haug Verlag

Das Wasserstoffsuperoxid
Josef Pies
VAK Verlag

H_2O_2 –Wasserstoffperoxid – das vergessene Heilmittel
Dr. habil. Jochen Gartz
Mobiwell Verlag

Einfach Basenfasten
Sabine Wacker
Trias Verlag

Die Säure des Lebens
Uwe Karstädt
Verlag Weltenwandel

Verjüngende Atemübungen
Inka Jochum
Nymphenburger Verlag

Mehr Beweglichkeit
Inka Jochum
Nymphenburger Verlag

Basisches Baden
Andrea Hofmann
and buch Verlag
Tel.: 0 30 – 28 45 98 57

Herzlich willkommen zu „Jentschura's Regenata"!

Liebe Leserin,
lieber Leser,

wir alle leben heute in der Regel säureüberschüssig, weil wir uns manchmal falsch verhalten und zu viele Genussmittel konsumieren. Säuren und Gifte verzehren unsere körperliche Substanz. Sie bilden Schlacken, die sich in den verschiedenen Geweben, Gelenken und Organen unseres Körpers ablagern. Während die Säure den Körper verzehrt, bewahrt und schützt ihn die Base, also die Alkalität. Deshalb habe ich den Satz geprägt: „Die Base erhält. Die Säure verzehrt." Auf dieser Erkenntnis bietet Ihnen die von mir entwickelte Kur eine Fülle wirkungsvoller Anwendungen basischer Körperreinigung und basenbildender Ernährung und Regenerierung.

Während der Regenata Kur wird der Gast von der liebevollen Begrüßung und Führung durch das Haus bis zu seiner Verabschiedung qualifiziert und sorgfältig betreut. Speziell geschulte Behandler und Berater stehen sowohl für die manuelle Behandlung als auch für persönliche Gespräche zur Verfügung.

Die Regenata Kur wird nur in ausgewählten und so qualifizierten wie sympathischen Kurbetrieben angeboten. Die Inhaber identifizieren sich mit dem Ziel und Verlauf der Kur, haben sich selbst intensiv mit dem Kurgeschehen und seinem theoretischen Hintergrund beschäftigt und ihre betreuenden Mitarbeiter/innen intensiv schulen lassen.

Seien Sie ganz herzlich willkommen, damit Sie sich bald fühlen wie neugeboren.

Ihr Dr. h. c. Peter Jentschura

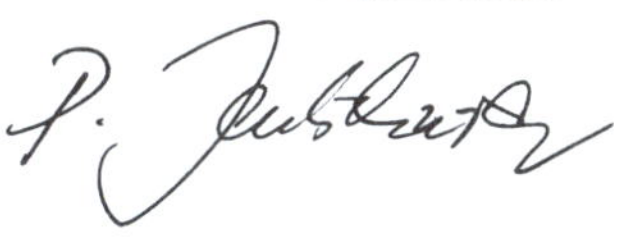

Hinweis: Weitere Informationen zur „Regenata" finden Sie unter **www.regenata.de** oder **www.jentschura.com**. Sie erreichen die Regenata Zentrale telefonisch unter 0 25 34 - 97 44 - 0 und den Verlag Peter Jentschura unter 0 25 34 - 9 73 35 - 0.

Die Regenata Kur- und Wellnesshotels

1 Hotel Whitman
D-24326 Ascheberg
Tel : +49 (0) 45 26 - 3 39 00
www.seehotel-dreiklang de

2 Biokurhaus im Leben
D-07973 Greiz - Vogtland
Tel : +49 (0) 36 61 - 61 06 60
www.biokurhaus-greiz de

3 Landhotel Sonnenhalde
Familie Jens-Michael Geiger
D-73087 Bad Boll
Tel : +49 (0) 716 4 - 94 03-0
www.landhotel-sonnenhalde de

4 Hotel Berlins KroneLamm
D-75385 Bad Teinach-Zavelstein
Tel : +49 (0) 70 53 - 9 29 40
www.berlins-hotel de

5 Vier Jahreszeiten am Schluchsee
D-79859 Schluchsee
Tel : +49 (0) 76 56 - 70-0
www.vjz de

6 Hotel-Gasthof Mauthäusl
D-83458 Schneizlreuth
Tel : +49 (0) 86 65 - 9 86 00
www.hotel-mauthaeusl de

7 Yoga & Ayurveda Hotel Bayernwinkel
D-86825 Bad Wörishofen
Tel : +49 (0) 82 47 - 30 57-0
www.bayernwinkel de

8 Steinhausers Hotel Hochbühl
D-87534 Oberstaufen
Tel : +49 (0) 83 86 - 93 54-0
www.hochbuehl de

9 Kneipp- & Vital-Hotel Röther
D-88662 Überlingen - Bodensee
Tel : +49 (0) 75 51 - 9 22 40
www.bodenseekur de

10 Bio-Thermalhotel Falkenhof
D-94072 Bad Füssing
Tel : +49 (0) 85 31 - 97 43
www.hotel-falkenhof de

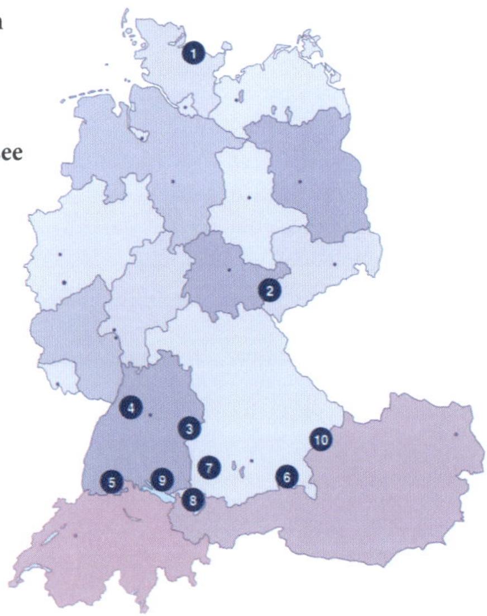

Das Buch **„Gesundheit durch Entschlackung“** ist bereits in folgenden Sprachen erschienen.

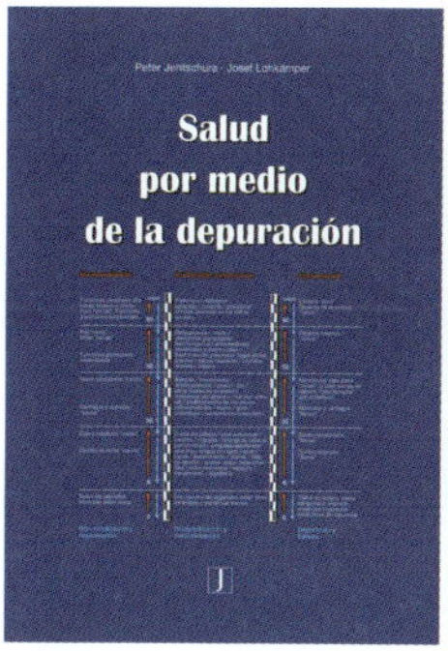

Spanisch
ISBN: 978-3-933-874-11-5

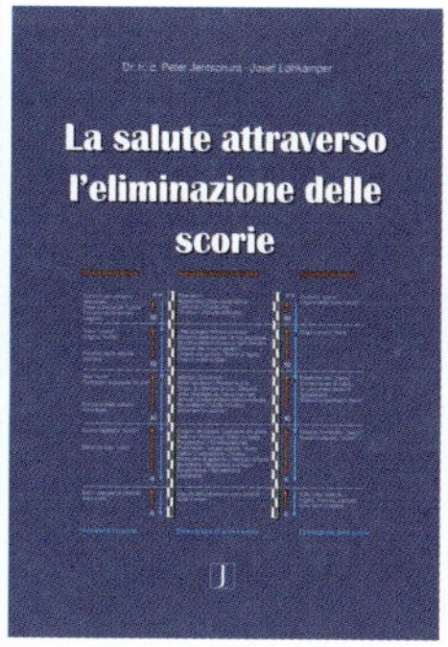

Italienisch
ISBN: 978-3-933-874-12-2

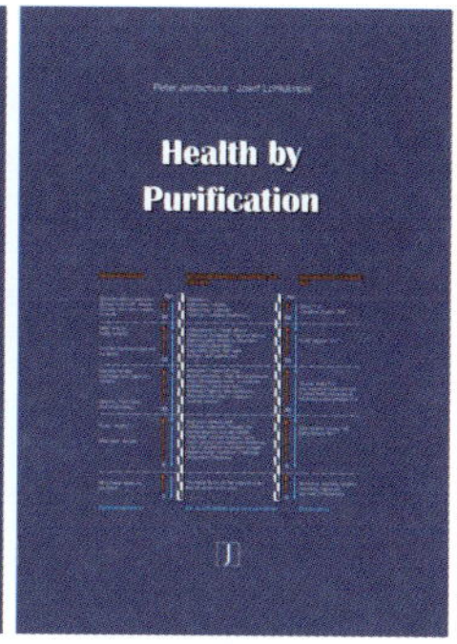

Englisch
ISBN: 978-3-933-874-16-0

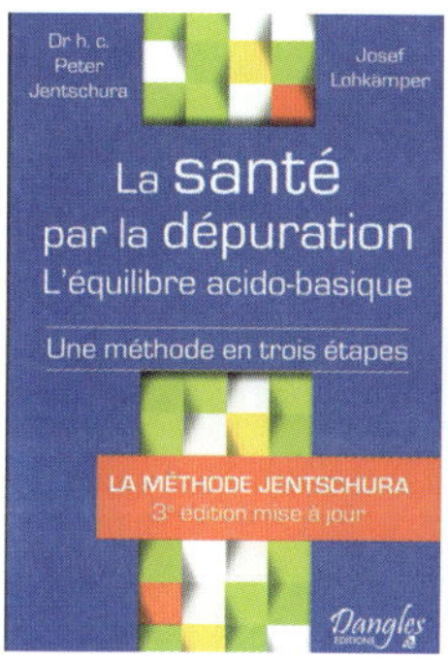

Französisch
ISBN: 978-2-7033-0824-9
© PiKtos Verlag · Frankreich

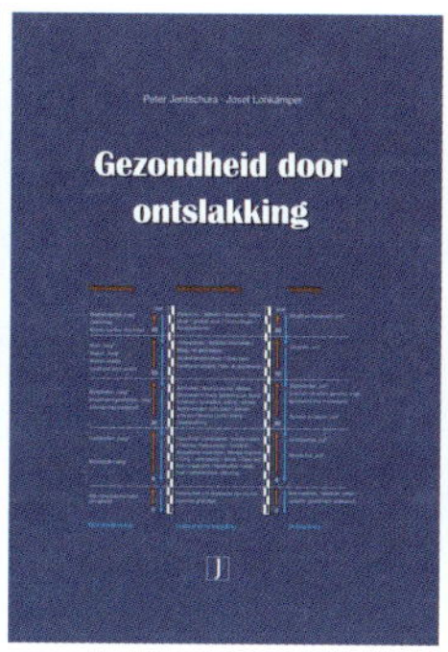

Niederländisch
ISBN: 978-3-933-874-15-3

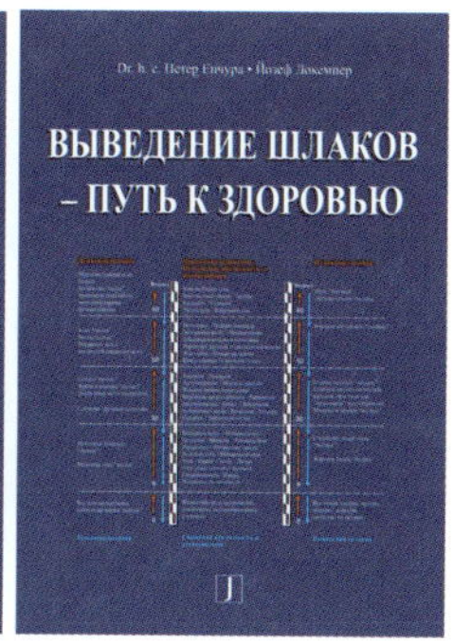

Russisch
ISBN-10: 5-98254-061-7

Dr. h. c. Peter Jentschura · Josef Lohkämper

zivilisatoselos

leben – frei von den Zivilisationskrankheiten unserer Zeit

Die modernen Zivilisationskrankheiten gelten z. Zt. als unheilbar. Geht es jedoch nach den Autoren dieses Buches, gibt es sehr wohl Möglichkeiten zu ihrer Vermeidung als auch zu ihrer Überwindung. Zivilisatose, so haben Peter Jentschura und Josef Lohkämper diese Krankheiten getauft und sie in drei große Gruppen eingeteilt: die Ausscheidungen, die Ablagerungen und die Strukturschäden. Mit dieser Darstellung bringen die Autoren Übersichtlichkeit und Verständnis in das Dickicht der mittlerweile nach Tausenden zählenden Zivilisationskrankheiten.

Am Beispiel der z. Zt. am häufigsten auftretenden 60 Krankheiten erklären die beiden Autoren logisch und verständlich deren Ursachen und weisen gleichzeitig anhand verblüffender Erkenntnisse und Erfolge der Naturheilkunde den Weg aus dem Irrgarten der Zivilisatose. In diesen Irrgarten werden wir hineingeboren. Wir verbleiben in ihm, an Allergien, Neurodermitis, Schuppenflechte, Asthma, Diabetes o. ä. leidend, bis wir viel zu früh an Parkinson, Alzheimer oder Demenz erkranken und an Krebs, Herzinfarkt, Schlaganfall o. ä. sterben.

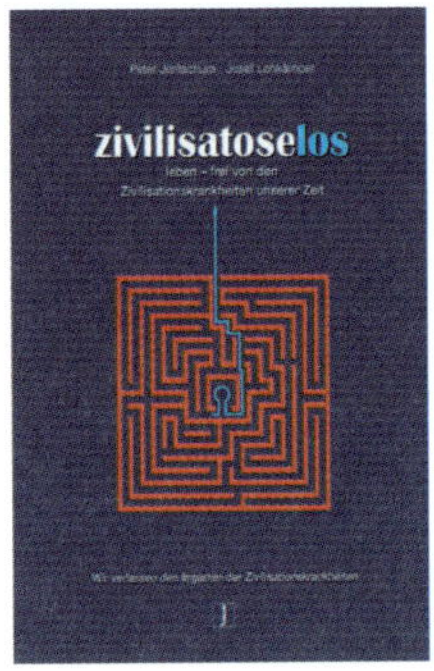

Dr. h. c. Peter Jentschura
Josef Lohkämper
zivilisatoselos
390 Seiten, Fadenheftung, fester Einband
€ 39,50 | sfr 59.90
ISBN: 978-3-933874-30-6

Dieses Buch erklärt die Zusammenhänge zwischen den schädlichen Zivilisationseinflüssen und deren krankmachenden Wirkungen auf den menschlichen Organismus. Es hilft Ihnen, die Zusammenhänge zwischen Lebensweise, Umwelteinflüssen, Krankheit und Gesundheit zu verstehen und in Zukunft eigenständige Entscheidungen für Ihre Gesundheit zu treffen und Schritt für Schritt den Irrgarten der Zivilisationskrankheiten zu verlassen.

Die Gesundheitsreformation

In Deutschland gibt es zu Beginn des dritten Jahrtausends kein Gesundheitssystem mehr, sondern ein perfektes Krankheitssystem. Es gibt seit Jahrzehnten keine einzige Gesundheitsreform, sondern jedes Jahr eine neue Krankheitsfinanzierungsreform. Am Ende des industriellen Zeitalters hat sich die Menschheit im Irrgarten der modernen Zivilisationskrankheiten verlaufen. Mann, Frau und Kind befinden sich nicht auf einem Höchststand körperlicher Gesundheit, sondern auf einem Höchststand von volkswirtschaftlich gerade noch vertretbarem Krankheitszustand. „Wir verlassen den Irrgarten der Zivilisationskrankheiten", verkünden die beiden Autoren Dr. h. c. Peter Jentschura und Josef Lohkämper mit frohem Mut und ihrer Erfahrung aus jahrzehntelanger Gesundheitsberatung. Sie beschreiben dem staunenden Leser, wie sie oder er in eigener Verantwortung diesen Weg in eine Zukunft dauerhafter Gesundheit und wachsenden Wohlstandes gehen kann: „Meiden Sie Schädliches! Essen, tun und trinken Sie Nützliches! Scheiden Sie Schädliches aus! Sorgen Sie für die Reinheit und Reinhaltung Ihres Körpers! Bemühen Sie sich um seine Reinigung! Dann ist Ihnen der Erfolg von Erhaltung und Regenerierung Ihrer Schönheit und Gesundheit sicher." Nehmen Sie Ihre Gesundheit in Ihre eigenen Hände! Es ist einfacher und erfolgreicher als Sie glauben. Nach der Lektüre des Buches wird Ihnen die Entscheidung, in Zukunft einen eigenverantwortlichen Weg zur Gesundheit zu gehen, leicht fallen.

Dr. Karl-Otto Heede · Marie-Luise Schicht

Millionen könnten geheilt werden

Dieses Buch mit dem vielversprechenden Titel zeigt den Weg zur heilenden Medizin der Zukunft, die den Kranken nicht mehr gefährdet, sondern ihn auf natürliche Weise von seinen Leiden befreit. Vorsorge und Vorbeugung sind nach Meinung der Autoren die besten Garanten für lebenslange Gesundheit. ‚Millionen könnten geheilt werden' ist kein billiges Schlagwort, sondern vielmehr die rettende Alternative, der Ausweg aus dem Gesundheitsverfall unserer Tage.

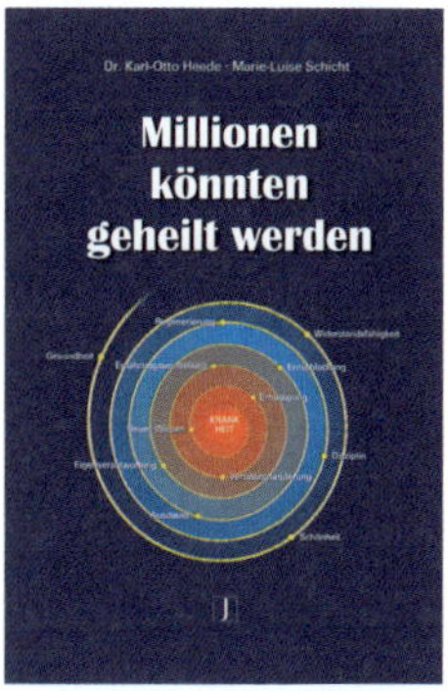

Dr. Karl-Otto Heede und Marie-Luise Schicht geben in ihrem Buch eine Schatztruhe an natürlicher Heilkunst preis, von der Patienten und Behandler nur profitieren können.

Dr. Karl-Otto Heede
Marie-Luise Schicht
Millionen könnten geheilt werden
270 Seiten, Fadenheftung, fester Einband
€ 26,50 | sfr 44.50

ISBN: 978-3-933874-77-1

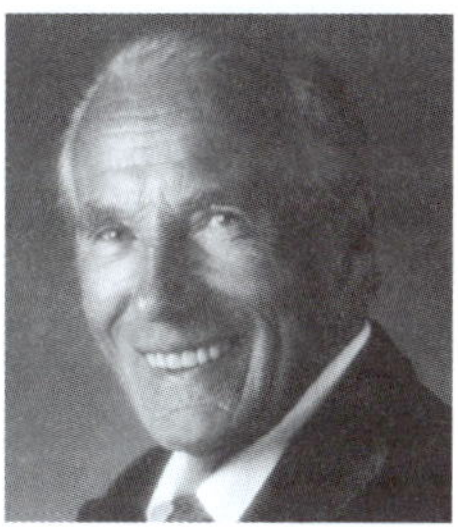

Dr. Karl-Otto Heede wurde 1913 in Köln-Mülheim geboren. Er studierte von 1936 – 1939 an der Heilpraktikerschule in München. Im zweiten Weltkrieg wurde er als Arzt an die russische Front berufen und erlitt dort eine schwere Schussverletzung. Nach seiner Rekonvaleszenz konnte er sein Studium fortsetzen. 1947 erhielt er seine Approbation und arbeitete erfolgreich als Arzt und Heilpraktiker in seiner Göttinger Praxis. Seit 1977 arbeitete er zusammen mit Marie-Luise Schicht an biologischen Krebstherapien und hielt Vorträge in Kanada, Amerika, der Schweiz und Italien. 1979 wechselte er nach Spanien und führte dort eine Finca für biologische Landwirtschaft und eine Praxis für Naturheilverfahren. Dr. Karl-Otto Heede starb 1984 an den Folgen seiner schweren Kriegsverletzungen.

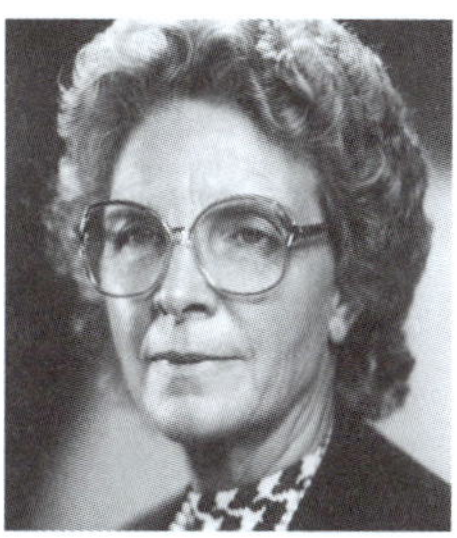

Marie-Luise Schicht wurde 1928 in Amsterdam geboren. Sie studierte Diätlehre und Naturopathie in Frankreich und in der Schweiz, lebte sieben Jahre in Argentinien und arbeitete im Spital für die „Villas Miserias", die Ärmsten der Armen.1977 lernte Sie Dr. Karl-Otto Heede kennen und arbeitete in seiner Praxis und später in Spanien mit ihm zusammen. Nach seinem Tode reiste sie um die ganze Welt, hielt Vorträge und arbeitete in einer Klinik für Naturheilkunde. Sie starb im Sommer 2012 in der Schweiz.

Dipl. Psych. Ulrich Kramer

Lebenserfolg visionär organisiert

Management für mein Leben, meine Familie, mein Unternehmen, unsere Zukunft

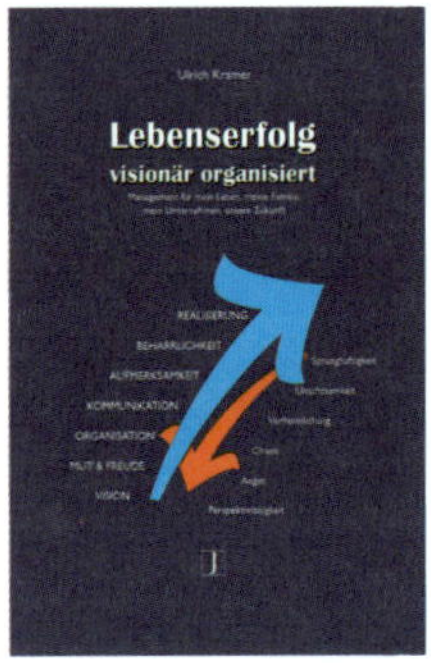

Ulrich Kramer
Lebenserfolg
visionär organisiert
240 Seiten, Fadenheftung,
fester Einband
€ 24,50 | sfr 39.50

ISBN: 978-3-933874-42-9

Lebenserfolg - selbst geschmiedet -

„Jeder ist seines Glückes eigener Schmied", heißt ein altes Sprichwort. Wie wahr! Leider wird das Schmieden des eigenen Lebensglückes an keinem Gymnasium und an keiner Volkshochschule, auch an keiner Universität gelehrt. Deshalb gibt es so viele scheiternde Familien und Unternehmen. Deshalb gibt es so viele arbeitslose und so viele unzufriedene, so viele unglückliche und perspektivlose Menschen.

Sie stehen hilflos vor den entscheidenden Fragen ihres Lebens: Was soll ich machen? Wie soll ich meine Familie oder meinen Betrieb organisieren? Wieso ist mir meine Karriere, wieso mein Leben entgleist? Soll ich kommunizieren oder lieber schweigen? Soll ich beharrlich meinen bisherigen Weg weiter verfolgen, oder soll ich jetzt „etwas anderes machen"? Warum gelingt mir die Realisierung meiner Wünsche, Träume oder Visionen nicht?

Ulrich Kramer bringt Menschen und Familien, Karrieren und Unternehmen auf den Weg zu dieser Realisierung. Er weist ihn für jedermann nachvollziehbar von dem visualisierten Traum, von der „eingebildeten" Vorstellung, von der Vision her, zum Ziel, zur Realisierung.

„Lebenserfolg" ist ein für den einzelnen Menschen wie für die Familien- oder Unternehmensführung einsetzbarer Leitfaden, der immer wieder zielsichere Entscheidungen treffen lässt, zielsicher auf dem Wege von der Vision zur Realisierung.

Dieser Leitfaden führt heraus aus der Sackgasse der Perspektivlosigkeit. Er sorgt für die Vermeidung sträflicher Lebensfehler und chaotischer Organisation. Er überwindet schädliche Verheimlichung und unangebrachte Angst. Starten Sie mit Ulrich Kramers Erfolgsgesetzen. Visualisieren Sie mutig die Vision Ihres Lebens. Sie haben jetzt das Werkzeug in der Hand, sie Wirklichkeit werden zu lassen.

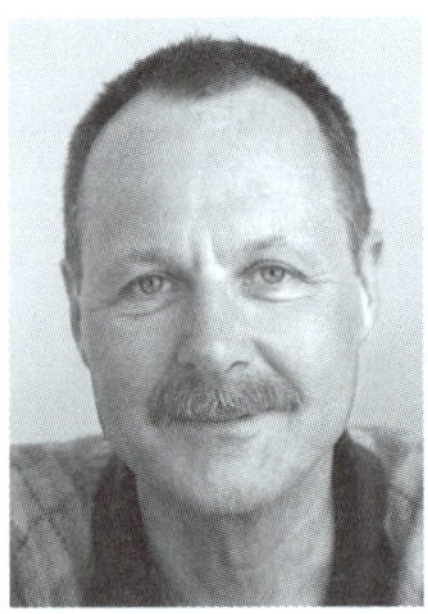

Ulrich Kramer, Jahrgang 1948, Dipl.-Psychologe, ist seit 1985 mit Einzelsitzungen, Coachings und Seminaren in den Bereichen Persönlichkeits- und Unternehmenentwicklung tätig. Zur Unternehmensentwicklung erschien 1994 das Buch „Der schmale Pfad – Handbuch für gutes Management".

Zu seiner Persönlichkeitsentwicklungsmethode „Mind-Walking" kamen 2003 zwei Titel heraus: „Im Internet der Seelen" und „Aus fernen Welten". Weitere Informationen stehen im Internet unter www.mindwalking.de zur Verfügung.

Dipl. Psych. Ulrich Kramer

MindWalking

Unbelastet in die Zukunft

MindWalking® ist eine geniale Methode zur Persönlichkeitsentwicklung. Geistige Wachheit ist das Ziel. Aufmerksamkeit ist der Weg.

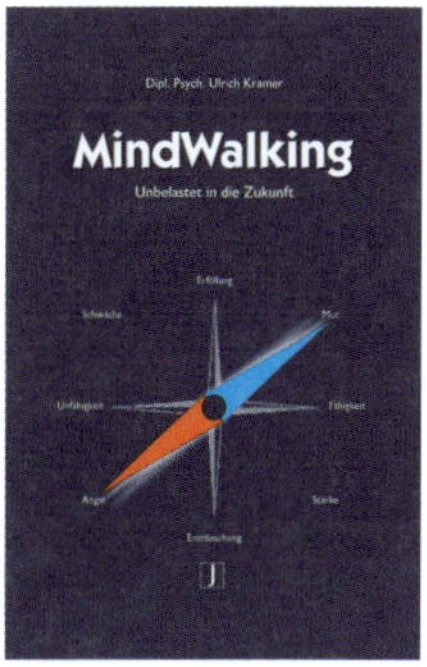

Ulrich Kramer
MindWalking
Unbelastet in die Zukunft
400 Seiten, Fadenheftung, fester Einband
€ 36,50 | SFR 55.50

ISBN: 978-3-933874-55-9

Ohne Hypnose oder andere Hilfsmittel gelingt es ganz normalen Menschen, die Pforte zu ihrer Innenwelt zu durchschreiten. Zu ihrer eigenen Verblüffung gelangen sie dabei zu persönlichen Einsichten, die weit über die Grenzen von Schulweisheit und herkömmlicher Psychologie hinausgehen.

Mit MindWalking gelingt es uns, vergessene Schlüsselerlebnisse ins Bewusstsein zu rufen und ihre Nachwirkungen aufzuarbeiten. Die Kindheit wird berührt, die vorgeburtlichen Monate, frühere Leben und manchmal sogar astrale und kosmische Bereiche. Was dabei ans Tageslicht kommt, ist bahnbrechend – sowohl für die Praxis der transpersonalen Psychologie als auch zur Erweiterung unseres Selbstverständnisses.

Beim Lösen tief sitzender Lebensnöte steigen verdrängte Erinnerungen an vergangene Inkarnationen auf, telepathische Vernetzungen mit Personen aus Vergangenheit und Gegenwart werden bewusst. So werden rätselhafte Blockaden aufgelöst, und man gewinnt Klarheit über die eigene Identität und Lebensaufgabe.

In Dutzenden spannender Falldarstellungen erlebt der Leser „live", wie gestandene Frauen und Männer während ihrer MindWalking-Sitzungen trotz aller Skepsis ihr gewohntes Weltbild durchbrechen. Viele sehen sich mit der Perspektive konfrontiert, dass ihr gegenwärtiges Leben nicht das einzige ist und nicht das letzte bleiben wird.

Die präsentierten Erlebnisberichte eröffnen faszinierende Dimensionen der menschlichen Psyche und vermitteln ein vertieftes Verständnis von Körper, Geist und Seele.